医療工学研究の最前線
～近未来のバイオ医用機器，生体材料，創薬科学～

The Forefront of Biomedical Engineering Research : Future Sciences in Biodevices, Biomaterials, and Drug Discovery

監修：三林浩二，影近弘之，岸田晶夫
Supervisors : Kohji MITSUBAYASHI, Hiroyuki KAGECHIKA, Akio KISHIDA

シーエムシー出版

刊行にあたって

　近年，新型コロナウイルス（COVID-19）等の新興感染症の出現に伴い，早期の診断および治療が求められ，また iPS 細胞による再生医療の臨床応用が世界的に進められており，先導的な医療を可能とする科学技術の高度化と社会展開が活発に行われている。このような背景のもと，世界の医療産業の市場は 2024 年には市場規模が約 5,422 億 1,000 万米ドルに達し，2032 年までに年平均成長率（CAGR）6.3％の成長率が見込まれており，2032 年までに 8,868 億米ドルに達するものと予想されている。一方，日本のみならず世界の高齢化は急速に進展すると予測され，世界の総人口に占める 65 歳以上の割合が 2024 年に約 10％（日本：29％）に達し，2040 年には 15％以上（日本：35％）となることが見込まれており，「健康な社会生活へのシフト」や「高齢者を対象とする医療サービスの充実」とともに，「医療技術のさらなる発展」も求められている。今後，特に医療および健康に関わる情報機器や医用ロボティクス，バイオマテリアル，創薬科学の分野での革新が必要とされている。

　例えば，先進医療においては疾病の罹患する前も対象として，「如何に身体の異常（病気）を早期に発見（診断）するか」が重要となり，健康診断や人間ドックなどの高度な医療計測技術が必要とされている。さらに，既存の心電計などのウエアラブルセンサに留まらず，今後は医療検査項目を対象としたウエアラブル・バイオ計測へと進展することで，先進的な予防医療を実現できるものと考えられる。一方，外科治療の領域においても近年，手術ロボットやスマート治療が普及しており，ロボット手術中の鉗子に「患部の触覚情報」を捉えるセンサ機能が付加されるなど，外科ロボットの性能および操作性が改善し，治療精度も向上している。これら新たな医療計測や外科ロボット，スマート治療のための機器開発や支援技術などの発展が期待されている。

　また高度な治療および再生医療において，バイオマテリアルは重要な役割を果たしており，金属材料，セラミックス，高分子のそれぞれの領域で先導的な研究が進められている。例えば，高強度で生体適合性のある先進医療用セラミックスは，人工関節や歯科インプラントなどに利用され，長寿命化と機能向上に寄与し，金属バイオマテリアルでは 3 次元積層造形技術による金属インプラント製造の個別化による治療効果の向上が期待されている。高分子バイオマテリアルでは再生医療や組織工学での幹細胞培養技術や 3D バイオプリンティングのインク材料のみならず，薬物送達や診断治療などの機能化が可能な材料として先導的な研究開発が進められている。

　現在の創薬科学では，創薬モダリティの多様化が進み，バイオ医薬品が隆盛を極めるなか，相補的に利用できる低分子医薬品の開発に向け，最先端の基礎研究成果を基盤としたアカデミア創薬の取り組みが不可欠となっている。核酸医薬は，遺伝子発現を介さずに直接生体に作用することから，高い特異性を持ち，mRNA や non-coding RNA などの細胞内標的分子をターゲットにできることから，希少疾患や遺伝性疾患などの治療が期待されている。また CRISPR-Cas9 な

どによる特定の遺伝子配列を改変するゲノム編集技術は，病気の原因となる遺伝子を修正することから，創薬プロセスを大幅に短縮し，個別化医療の実現に寄与し，難治性疾患や希少疾患の治療に役立つものと考えられる。低分子創薬研究では，AI 創薬の取り組みが進んでいる一方で，医薬品を構成する新たな構造要素の追求による効果的な治療薬の開発が進んでいる。ケミカルバイオロジー等における様々な技術革新もめざましく，創薬科学は効果的な治療法の創出により今後の医療技術の中心となるものと期待される。

　本書では，今後求められる医療および健康科学の領域における医用機器およびバイオマテリアル，創薬科学の発展を見据え，第一編では近未来の医療工学を先導する検査・計測やロボティクスなどの医療デバイス・医用機器について，第二編では高度な治療および臓器科学に不可欠なバイオマテリアルと材料応用のための先端研究に関して，第三編では先進的な核酸化学，ケミカルバイオロジー，低分子医薬などの化学と生物に基づく創薬科学に関して，各領域にて活躍されている第一線の研究者に最新の研究と世界の動向を概説していただき，関連する技術の発展の一助になることを願うものである。

2024 年 11 月

東京科学大学　総合研究院　生体材料工学研究所

三林浩二，影近弘之，岸田晶夫

執筆者一覧（執筆順）

三　林　浩　二　東京科学大学［旧 TMDU］　総合研究院　生体材料工学研究所　教授

影　近　弘　之　東京科学大学［旧 TMDU］　総合研究院　生体材料工学研究所
　　　　　　　　教授／所長

岸　田　晶　夫　東京科学大学［旧 TMDU］　総合研究院　生体材料工学研究所　教授

飯　谷　健　太　東京科学大学［旧 TMDU］　総合研究院　生体材料工学研究所　講師

市　川　健　太　東京科学大学［旧 TMDU］　総合研究院　生体材料工学研究所　助教

只　野　耕太郎　東京科学大学［旧 Tokyo Tech］　科学技術創成研究院　准教授；
　　　　　　　　リバーフィールド㈱　代表取締役

川　嶋　健　嗣　東京大学　大学院情報理工学系研究科　システム情報学専攻　教授

中　島　義　和　東京科学大学［旧 TMDU］　総合研究院　生体材料工学研究所　教授

土　方　　　亘　東京科学大学［旧 Tokyo Tech］　工学院　機械系　准教授

梶　　　弘　和　東京科学大学［旧 TMDU］　総合研究院　生体材料工学研究所　教授

中　村　幸　誠　東京科学大学［旧 TMDU］　総合研究院　生体材料工学研究所；
　　　　　　　　アステラス製薬㈱　製剤研究所　包装・デバイス研究室

芳　賀　洋　一　東北大学　大学院医工学研究科／大学院工学研究科　教授

鶴　岡　典　子　東北大学　大学院工学研究科　助教

池　内　真　志　東京科学大学［旧 TMDU］　総合研究院　生体材料工学研究所　教授

小　泉　彩　芽　東京大学　大学院情報理工学系研究科　システム情報学専攻

田　代　洋　行　九州大学大学院　医学研究院　保健学部門　講師；
　　　　　　　　奈良先端科学技術大学院大学　先端科学技術研究科　物質創成科学領域
　　　　　　　　客員准教授

寺　澤　靖　雄　㈱ニデック　研究開発本部　研究開発センター　主席研究員；
　　　　　　　　奈良先端科学技術大学院大学　研究推進機構
　　　　　　　　次世代生体医工学研究室　客員教授

太　田　　　淳　奈良先端科学技術大学院大学　研究推進機構
　　　　　　　　次世代生体医工学研究室　特定教授

松　元　　　亮　東京科学大学［旧 TMDU］　総合研究院　生体材料工学研究所　教授；
　　　　　　　　東京大学　大学院工学系研究科　マテリアル工学専攻　特定客員教授

鳴　瀧　彩　絵　東京科学大学［旧 TMDU］　総合研究院　生体材料工学研究所　教授

横　井　太　史　東京科学大学［旧 TMDU］　総合研究院　生体材料工学研究所　准教授

川 下 将 一	東京科学大学[旧 TMDU]　総合研究院　生体材料工学研究所　教授	
野 﨑 浩 佑	東京科学大学[旧 TMDU]　大学院医歯学総合研究科 生体補綴歯科学分野　講師	
島 袋 将 弥	東京科学大学[旧 TMDU]　総合研究院　生体材料工学研究所　助教	
野 村 直 之	東北大学　大学院工学研究科　材料システム工学専攻　教授	
董 　 明 琪	東北大学　大学院工学研究科　材料システム工学専攻 日本学術振興会特別研究員（PD）	
周 　 振 興	東北大学　大学院工学研究科　材料システム工学専攻　学術研究員	
周 　 偉 偉	東北大学　大学院工学研究科　材料システム工学専攻　准教授	
鈴 木 美 加	東京科学大学[旧 TMDU]　総合研究院　生体材料工学研究所	
中 村 奈 緒 子	芝浦工業大学　システム理工学部　生命科学科　准教授	
木 村 　 剛	東洋大学　生命科学部　生体医工学科　教授	
橋 本 良 秀	東京科学大学[旧 TMDU]　総合研究院　生体材料工学研究所　助教	
中 西 秀 之	東京科学大学[旧 TMDU]　総合研究院　生体材料工学研究所　助教； 大阪大学　感染症総合教育研究拠点　招へい教員	
位 髙 啓 史	東京科学大学[旧 TMDU]　総合研究院　生体材料工学研究所　教授； 大阪大学　感染症総合教育研究拠点　教授	
馬 　 　 悦	東京科学大学[旧 TMDU]　リサーチインフラマネジメント機構 バイオサイエンスセンター　助教	
長 澤 和 夫	東京農工大学　大学院工学研究院　生命工学専攻／産業技術専攻　教授	
野 村 　 渉	広島大学　大学院医系科学研究科／薬学部　教授	
棚 谷 　 綾	お茶の水女子大学　基幹研究院自然科学系　教授	
石 川 　 稔	東北大学　大学院生命科学研究科　活性分子動態分野　教授	
友 重 秀 介	東北大学　大学院生命科学研究科　活性分子動態分野　助教	
辻 　 耕 平	東京科学大学[旧 TMDU]　総合研究院　生体材料工学研究所　准教授	
小 早 川 拓 也	東京科学大学[旧 TMDU]　総合研究院　生体材料工学研究所　所内講師	
玉 村 啓 和	東京科学大学[旧 TMDU]　総合研究院　生体材料工学研究所　教授	
坂 田 優 希	工学院大学　先進工学部　生命化学科　助教	
細 谷 孝 充	東京科学大学[旧 TMDU]　総合研究院　生体材料工学研究所　教授	
平 野 智 也	大阪医科薬科大学　薬学部　医薬分子化学研究室　教授	

目　　次

【第1編：バイオデバイスおよび医用機器】

第1章　血液由来の呼気・皮膚ガス成分の高感度バイオ計測＆イメージング
飯谷健太，市川健太，三林浩二

1　はじめに……………………………… 3

2　酵素反応を用いたガス成分の計測方法
………………………………………… 5

3　光ファイバー型バイオ蛍光式ガスセンサ
「バイオスニファ」…………………… 6

　3.1　アルコール脱水素酵素の触媒反応（酸化・還元）を用いたバイオスニファ
………………………………………… 7

　3.2　二級アルコール脱水素酵素の触媒反応（酸化・還元）を用いたバイオスニファ…………………………………… 9

4　バイオ蛍光法に基づくガスイメージング装置「探嗅カメラ」………………… 13

　4.1　アルコール脱水素酵素を用いた探嗅カメラ ……………………………… 14

　4.2　探嗅カメラによる経皮ガスイメージング ……………………………… 15

5　ウェアラブル型経皮ガスセンサ …… 17

6　おわりに……………………………… 18

第2章　空気圧の直接駆動を用いた低侵襲な外科手術を支援するロボット
只野耕太郎，川嶋健嗣

1　はじめに……………………………… 21

2　把持力提示機能を有する手術ロボット
………………………………………… 21

3　遠隔手術実験 ………………………… 25

4　一部手技の自動化 …………………… 26

5　おわりに……………………………… 27

第3章　可変剛性材料の構造デザインと臓器把持デバイスへの応用
中島義和

1　はじめに……………………………… 29

2　可変剛性構造材料の原理…………… 31

3　梁材の形状最適化 …………………… 32

4　可変剛性構造材料の医用デバイスへの実装 ………………………………… 34

5　まとめ………………………………… 37

I

第4章　血液ポンプと人工心臓

土方　亘

1　はじめに …………………………… 39

2　分類 ………………………………… 39

3　動圧浮上型ポンプ ………………… 42

4　磁気浮上型ポンプ ………………… 43

5　磁気浮上型ポンプの多機能化技術 ……44

6　おわりに …………………………… 46

第5章　体内埋込型ドラッグデリバリーデバイス

梶　弘和, 中村幸誠

1　はじめに …………………………… 48

2　後眼部疾患用ドラッグデリバリーデバイス ……………………………………… 48

2.1　カプセル型デバイス ………… 49

2.2　シート型デバイス …………… 51

2.3　網膜下への細胞デリバリーシステム ……………………………………… 52

3　口腔粘膜疾患用ドラッグデリバリーデバイス ……………………………………… 54

4　おわりに …………………………… 54

第6章　微細加工技術を用いた低侵襲医療機器の高機能化・多機能化

芳賀洋一, 鶴岡典子

1　はじめに …………………………… 56

2　高機能化・多機能化が求められる背景と制約 ……………………………………… 56

3　高機能化・多機能化の試み ……… 57

3.1　運動機構 …………………… 57

3.2　センサと小型部品 ………… 59

4　一括作製技術 ……………………… 62

4.1　フォトファブリケーション ……… 62

4.2　微小部品の実装と非平面基板 …… 63

4.3　積層技術と実装技術の組み合わせ ……………………………………… 64

5　おわりに …………………………… 66

第7章　マイクロデバイスによる心筋メカノバイオロジーの探求

池内真志, 小泉彩芽

1　はじめに …………………………… 67

2　心拍の位相 ………………………… 68

3　伸展刺激システム ………………… 68

3.1　システム構成 ……………… 68

3.2　細胞培養部 ………………… 69

3.3　自律拍動の検出と応答 ……… 70

4　順位相伸展刺激によるメカノストレス応答評価 ……………………………… 71

5　逆位相伸展刺激による異常拍動の誘発 … 73

6　結言 ………………………………… 74

第8章　人工視覚

田代洋行，寺澤靖雄，太田　淳

1　はじめに ……………………… 76
2　人工視覚の原理 ……………… 77
3　人工網膜 ……………………… 78
4　人工視覚の研究・開発動向 …… 79
4.1　網膜刺激型 ………………… 79
4.2　脳刺激型 …………………… 81
5　今後の展望 …………………… 82

第9章　医療・健康科学のための窩腔デバイス

市川健太，飯谷健太，三林浩二

1　はじめに ……………………… 85
2　窩腔でのヘルスモニタリング …… 86
3　眼窩デバイス ………………… 87
3.1　グルコース測定用バイオセンサ … 87
3.2　コンタクトレンズ型涙液グルコース
　　　センサ …………………… 88
4　口腔デバイス ………………… 89
4.1　マウスガード型唾液グルコースセン
　　　サ ………………………… 89
4.2　マウスガード型口腔温センサ …… 92
4.3　マウスガード型唾液濁度センサ … 93
5　おわりに ……………………… 95

【第2編：医療工学のための生体材料】

第1章　ボロン酸科学による診断・治療技術

松元　亮

1　はじめに ……………………… 99
2　シアル酸認識によるがん診断や治療 … 99
3　ボロン酸ゲルを応用した完全合成型人工
　　すい臓デバイス ……………… 103
4　最近の注目すべき事例について ……… 107
5　おわりに ……………………… 107

第2章　自己集合性デザイナータンパク質が拓くバイオマテリアル

鳴瀧彩絵

1　はじめに ……………………… 109
2　エラスチンおよびエラスチン類似ポリペ
　　プチド ………………………… 109
3　ナノファイバー形成能を持つエラスチン
　　類似ポリペプチド …………… 110
4　おわりに ……………………… 114

第3章　先進医療用セラミックス

横井太史，川下将一

1　はじめに ……………………………116
2　次世代骨修復用リン酸カルシウム系材料
　 ……………………………………116
　2.1　カルボン酸含有 OCP の合成と結晶
　　　 学的性質 ………………………117
　2.2　カルボン酸含有 OCP のバイオメ
　　　 ディカル応用 …………………118
3　チタン表面への光触媒抗菌性 TiO_2 層の
　 形成 ………………………………119

　3.1　チタン表面への窒素ドープ TiO_2 層の
　　　 形成 ……………………………119
　3.2　チタン表面への銅ドープ TiO_2 層の形
　　　 成 ………………………………120
4　がん治療に貢献するセラミックス ……121
　4.1　磁気温熱療法用セラミックス ……121
　4.2　放射線療法用セラミックス ………122
5　おわりに ……………………………123

第4章　新規歯科治療用セラミクス

野﨑浩佑

1　緒言 …………………………………125
2　結晶成長制御によるチタニアナノ粒子の
　 高機能化 ……………………………126
　2.1　緒言 ………………………………126
　2.2　材料と方法 ………………………127
　2.3　結果 ………………………………128
　2.4　考察 ………………………………129

3　双極子モーメント制御によるチタニアナ
　 ノシートの高機能化 ………………130
　3.1　緒言 ………………………………130
　3.2　材料と方法 ………………………130
　3.3　結果 ………………………………132
　3.4　考察 ………………………………133
4　結論 …………………………………133

第5章　骨組織再建・感染予防のためのハードバイオマテリアル

島袋将弥

1　はじめに ……………………………135
2　代表的な骨組織再建用ハードバイオマテ
　 リアル ………………………………135
3　骨組織再建用ハードバイオマテリアルの
　 課題―細菌感染― …………………136

4　チタン表面への抗菌性付与 …………138
5　抗菌性炭酸アパタイト ………………140
6　おわりに ……………………………142

第6章　3次元積層造形による金属バイオマテリアルの高機能化

野村直之, 董　明琪, 周　振興, 周　偉偉

1　はじめに……………………144
2　L-PBF を用いた軽元素添加チタン基生体材料開発………………145
2.1　炭素添加 β 型チタン合金………145
2.2　酸素添加 α′型チタン合金………148
3　おわりに……………………152

第7章　生物由来材料の医療応用

鈴木美加, 中村奈緒子, 木村　剛

1　はじめに……………………153
2　脱細胞化組織の調製…………154
3　脱細胞組織の特性の評価方法………156
4　脱細胞組織の応用……………159
5　おわりに……………………161

第8章　人工臓器とバイオマテリアルの未来

岸田晶夫, 木村　剛, 橋本良秀

1　はじめに……………………163
2　現行の人工臓器・バイオマテリアルの問題点……………………164
3　DU 人工臓器・バイオマテリアル開発の設計指針について……………165
3.1　現状について……………165
3.2　*in situ* tissue regeneration と DU と脱細胞化組織………………166
4　脱細胞化生体組織研究から得られた知見から導かれる指導原理について……169
5　人工臓器とバイオマテリアルの未来…171
6　おわりに……………………171

【第3編：化学・生物を基盤とする創薬科学】

第1章　mRNA 医薬・ワクチンの作製から臨床応用まで

中西秀之, 位高啓史

1　mRNA 医薬・ワクチンとはどのようなものか……………………175
2　効果的な mRNA 医薬・ワクチンを作製するにはどのような点に注意が必要か…177
3　mRNA 医薬・ワクチンをどのようにして体内の細胞に送達するか…………179
4　mRNA 医薬・ワクチンはどのような疾患の治療や予防に使われるか………179
5　mRNA 医薬の課題を解決するための新技術……………………182

第2章　核酸高次構造に対する分子標的創薬

馬　悦，長澤和夫

1　はじめに……………………………186
2　グアニン四重鎖…………………………187
　2.1　グアニン四重鎖の構造的特徴……187
　2.2　グアニン四重鎖の創薬標的としての
　　　可能性………………………………187
3　特定のG4のみを認識／誘起するG4リ
　ガンド……………………………………188
4　抗腫瘍効果を示すG4リガンド………191

4.1　TMPyP4………………………………191
4.2　CX-3543（Quarfloxin），CX-5461
　　　（Pidnarulex）…………………………192
4.3　S2T1-6OTD……………………………192
4.4　Y2H2-6M(4)OTDとケージド化
　　　……………………………………………193
4.5　CM03，SOP1812（QN-302）………195
5　最後に……………………………………196

第3章　ゲノム編集分野におけるケミカルバイオロジー

野村　渉

1　はじめに……………………………198
2　ゲノム編集技術の変遷………………199
3　ケミカルツールを用いたゲノム編集活性
　の制御……………………………………200
4　光化学によりプログラムできるゲノム編
　集・遺伝子制御…………………………202
5　ゲノム編集のための効率的なタンパク質
　送達手法の開発…………………………203

6　EpiEffectorsを用いたDNAやタンパク
　質の修飾によるエピゲノム編集………204
7　開発が加速している次世代ゲノム編集
　ツール……………………………………205
8　Anti-CRISPRを用いたCasヌクレアー
　ゼ活性制御………………………………207
9　まとめと今後の展望……………………208

第4章　核内受容体の医薬化学―新たな構造を追求した低分子創薬研究―

影近弘之，棚谷　綾

1　はじめに……………………………211
2　核内受容体の構造と機能………………211
3　レチノイド核内受容体とレチノイドの創
　薬研究……………………………………212
4　カルボキシル基の代替構造：新しい生物
　学的等価性基……………………………215

5　新たな疎水性ファーマコフォアの探索
　……………………………………………216
　5.1　ケイ素の特性を活用した構造展開
　　　……………………………………………216
　5.2　カルボランをコア構造として用いた
　　　核内受容体リガンドの創製………217

5.3 六配位フッ化硫黄構造を用いた構造
展開 ……………………219

6 おわりに ……………………220

第5章　タンパク質分解薬
石川　稔, 友重秀介

1 はじめに ……………………221

2 標的タンパク質分解薬 PROTAC……221

3 cIAP1 を利用した低分子 PROTAC の創
製 ……………………222

4 標的タンパク質選択的な分解薬の創製と
IAP パンアンタゴニスト利用による分解
活性向上 ……………………225

5 動物モデルで有効性を示す低分子
PROTAC の報告 ……………………226

6 神経変性タンパク質を分解する低分子
PROTAC の創製 ……………………228

7 脳内移行性を示す神経変性タンパク質分
解薬の創製 ……………………229

8 おわりに ……………………231

第6章　リン酸化ペプチドおよびその等価体と創薬
辻　耕平, 小早川拓也, 玉村啓和

1 はじめに ……………………233

2 Polo-like kinase 1 ……………………234

3 Plk1 PBD 結合性ペプチドの発見と高親
和性リン酸化ペプチドの開発 ………235

4 Plk1 PBD 高親和性ペプチド PLH*SpT
の誘導体展開 ……………………236

　4.1　環状 PLH*SpT 誘導体の開発 ……236

　4.2　二価型阻害剤 ……………………238

5 おわりに ……………………241

第7章　新規創薬標的探索のための光親和性標識プローブの開発
坂田優希, 細谷孝充

1 光親和性標識法 ……………………243

　1.1　光親和性標識法に利用される光反応
性官能基 ……………………244

　1.2　クリック反応による検出用官能基の
導入 ……………………245

2 ジアジドプローブ法 ……………………246

3 ジアジドビルディングブロックの簡便合
成 ……………………248

4 ジアジドビルディングブロックを用いた
分子連結手法の開発 ……………………249

VII

第8章　光機能分子

平野智也

1　はじめに……………………253
2　蛍光物質と蛍光センサー……………253
3　光分解性保護基と Caged 化合物……257

4　光増感剤と光線力学療法………………258
5　おわりに………………………258

第1編

バイオデバイスおよび医用機器

第1章 血液由来の呼気・皮膚ガス成分の
高感度バイオ計測&イメージング

飯谷健太[*1]，市川健太[*2]，三林浩二[*3]

1 はじめに

　我々の身体は，代謝過程を通じて絶えず様々な化合物を生成・分解している。食事や薬，環境要因により体内に摂取される物質の組成や量が変化しており，その代謝の状態は個人により異なる。つまり，体内に存在する化学物質を調べ，状態を評価しプロセスを解明することは，健康状態を把握する上で有効である。健康診断や人間ドックにおいて血液分析は主要な検査項目である。血液中には，外部から取り込まれた化学物質，代謝の過程で生じた中間体，代謝産物など，さまざまな物質が含まれている。しかし，医療機関で行われる侵襲的な血液検査は日常的なモニタリングや病気の早期発見には必ずしも適さず，非観血的な生体サンプルが注目されている。例えば，呼気や経皮ガス中に存在するヒト由来揮発性有機化合物（H-VOCs，human volatile organic compounds）を計測し，代謝の評価や疾患のスクリーニングを行うことは，従来の血液検査の補完的アプローチとして有望であると考えられる。表1は，代謝や疾患のバイオマーカーとして報告されている H-VOCs の例である。

　上記の H-VOCs は，肺でのガス交換により血液から呼気中に放出される。さらに，H-VOCs は皮膚からも経皮ガスとして放出されることがわかっている。H-VOCs の放出には，主に3つの経路があると考えられている（Fig. 1）。(I)間質液を介した皮膚毛細血管からの経皮放出，(II)汗としての体表面への放出，(III)体表面に存在する常在細菌による産生。これらを総合して皮膚ガスと呼んでいる。

　生体ガス研究では，ガスクロマトグラフィー(GC)-質量分析計（MS）[3]や陽子移動反応(PTR)-MS[4]，選択イオンフローチューブ(SIFT)-MS[5]などの大型分析装置が用いられることが多い。これらの装置には，高い信頼性，堅牢なガス分離能力，卓越した感度，大きな設置面積，高い初期コストと運用コスト，効果的に運用するための専門知識の必要性といった共通の特徴が

---

* 1　Kenta IITANI　東京科学大学[旧 TMDU]　総合研究院　生体材料工学研究所
　　　　センサ医工学分野　講師

* 2　Kenta ICHIKAWA　東京科学大学[旧 TMDU]　総合研究院　生体材料工学研究所
　　　　センサ医工学分野　助教

* 3　Kohji MITSUBAYASHI　東京科学大学[旧 TMDU]　総合研究院　生体材料工学研究所
　　　　センサ医工学分野　教授

表1 疾患と H-VOCs の関連の一例[1]

diseases	volatile biomarkers
diabetes	acetone
asthma	nitric oxide
cystic fibrosis	hydrogen cyanide
lung cancer	VOCs pattern
chronic kidney disease	trimethyl amine
colorectal cancer	methane
myocardial infarction	pentane
obstructive sleep apnea	pentane and nitric oxide
renal failure	ammonia

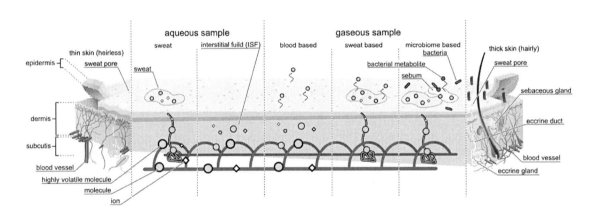

Fig. 1 血液中揮発成分の経皮的な放出経路のイメージ図[2]（Elsevier の許諾に基づき再掲載）

ある．しかしながら，日常でのパーソナルユースには適さない．他方，小型かつ簡便に扱うことの可能なガス計測用センサとして，半導体式ガスセンサ，電気化学式ガスセンサ，接触燃焼式ガスセンサ，物理吸着型ガスセンサなどの化学センサや，生物の嗅覚機能を利用した各種バイオセンサが開発されている[6]．

なお，医療応用を目指す生体ガス用センサでは特にガス選択性に留意する必要がある．生体ガス中には数千種類の VOCs が含まれると報告されているが[7]，選択性の低いガスセンサでは，測定対象以外の成分に反応してしまい，混合成分から干渉を受けて誤った結果を導くこととなる．また，これらの VOCs 濃度は非常に低いためにセンサ感度も犠牲にすることができない．上記の課題をふまえて筆者らは，酵素反応に基づくバイオセンサをガス計測へと応用している．酵素は特定の基質にのみ触媒反応を示す基質特異性を有することから選択的なガス計測に適する．また，酵素反応のなかには光により反応状況をモニタリングできるものがあり，近年の光センサの著しい高感度化と組み合わせることで高い選択性と感度を両立できる．本節では，筆者らがこれ

第1章 血液由来の呼気・皮膚ガス成分の高感度バイオ計測&イメージング

までに開発を進めた生化学式ガスセンサおよびガスイメージングシステムおよび，これを用いた医療計測への応用例を紹介する。

2 酵素反応を用いたガス成分の計測方法

　表2は筆者らのグループがこれまでに発表した酵素反応を用いた気相成分用バイオセンサについて，検出方法および検出対象VOCで分類し表示している。検出メカニズムは，酵素反応の形式および検出方法により異なる。例えば，①，②および③はFig. 2Aのような共通形を有する酸化還元反応により消費される酸素や生成される過酸化水素を電気化学的，あるいは光化学的に検出する方法である。次節以降では，この中でも特に感度に優れ，測定対象VOCの幅も広い④のnicotinamide adenine dinucleotide（NAD）依存性脱水素酵素を用い，自家蛍光を有する還元型NAD（NADH）を蛍光検出（励起340 nm，蛍光490 nm）するバイオ蛍光計測（Fig. 2B）について紹介する。

表2　酵素を用いた気相成分用バイオセンサの例

検出メカニズム	検出対象VOC	Ref.
①酵素反応により消費した酸素量を電気化学式酸素センサにより測定し，基質濃度を定量	ethanol	8，9)
	trimethylamine	10〜13)
	ammonia	14〜16)
	methyl mercaptan	17〜19)
	dimethyl sulfide	20)
	H_2O_2	21，22)
	nicotine	23)
	choline	24)
	toluene	25)
②酵素反応により消費した酸素量をルテニウム錯体により蛍光測定し，基質濃度を定量	ethanol	26，27)
	methyl mercaptan	28)
	dimethyl sulfide	29)
③酵素反応に応じて生成される過酸化水素を電気化学的に測定し，基質濃度を定量	ethanol	30〜32)
	acetaldehyde	31〜33)
	formaldehyde	34〜36)
④酵素反応により生じたNADH濃度を自家蛍光の強度から測定し，基質濃度を定量	ethanol	37〜40)
	methanol	41)
	2-propanol	42〜45)
	acetaldehyde	46，47)
	formaldehyde	48〜51)
	acetone	43，45，52)
	2-nonenal	53)

5

医療工学研究の最前線

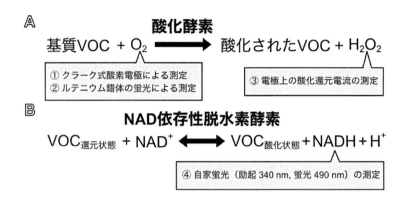

Fig. 2　(A)酸化酵素および(B)NAD依存性脱水素酵素を用いたVOCの測定方法

3　光ファイバー型バイオ蛍光式ガスセンサ「バイオスニファ」

バイオスニファは，測定対象VOCに適切なNADH依存性脱水素酵素を不溶性担体に固定化し，液相と気相の隔膜としてフローセル中に配置することで気相中VOCの連続的計測を行う。Fig. 3Aにバイオスニファの基本的な構成を，Fig. 3Bに酵素固定化膜の作製方法の一例を示す。Fig. 2Aにも示した通り，VOC還元状態の酸化をNAD依存性脱水素酵素が触媒する際，補酵素であ

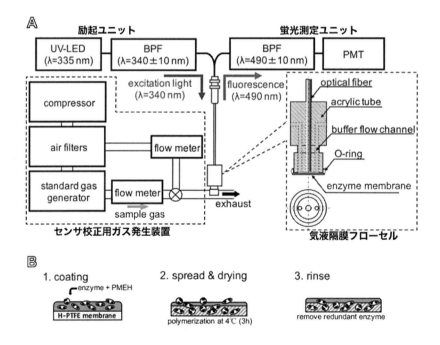

Fig. 3　(A)バイオスニファの基本的な構成部品およびその配置図。(B)気液隔膜としての酵素固定化膜の作製方法の一例[47] (American Chemical Society の許諾に基づき一部を改変して再掲載)

6

第 1 章　血液由来の呼気・皮膚ガス成分の高感度バイオ計測＆イメージング

る酸化型 NAD（NAD$^+$）は還元され NADH が生成される。このとき，NADH は波長 340 nm の UV を吸収し，波長 490 nm の蛍光を放出する特性を有する。また，この蛍光強度は生成される NADH 量に応じて増加することから基質量を NADH 蛍光強度より定量可能となる。また，一部の NAD 依存性脱水素酵素は VOC$_{酸化状態}$の還元を触媒することが可能である。その場合では，NADH が消費されて NAD$^+$が生成されることとなるが，前記と同様に NADH 蛍光強度の変化量から基質の定量が可能である。

　上記の検出原理に基づきセンサ化するため，Fig. 3A に示すように NADH 励起用の波長 340 nm UV-LED およびバンドパスフィルタ（BPF）を組み合わせた「励起ユニット」と光電子増倍管（PMT）および波長 490 nm の BPF を組み合わせた「蛍光測定ユニット」および，酵素反応が進行する酵素固定化膜を組み込んだ「気液隔膜フローセル」を装着した光ファイバプローブを二分岐光ファイバーにて接続して構築した。気液隔膜フローセルは，酵素膜を隔膜として補酵素溶液と被験気体が流れる構造で，酵素膜には反応に必要な補酵素が常に供給される。被験気体に含まれる VOC の一部は湿潤した酵素膜中に拡散し，このとき，被験気体中に測定対象 VOC が含まれる場合には固定化酵素の働きにより NADH が生成または消費される。フローセル中の NADH はフローセルに挿入された光ファイバーにより励起でき，生じた蛍光は同ファイバーから取り込まれ，PMT にて検出できる。この蛍光強度変化をモニタリングすることで被験ガス中の VOC 濃度を連続計測することが可能である。なお，多孔質の親水性ポリテトラフルオロエチレン膜を担持膜として，生体適合性の高い PMEH(poly{2-methacryloyloxyethyl phosphorylcholine [MPC]-co-2-ethylhexyl methacrylate［EHMA］}）にて NAD 依存性酵素を固定化（Fig. 3B）することで，良好な応答性と感度，そして耐久性を有するセンサの作製が可能となっている。

3.1　アルコール脱水素酵素の触媒反応（酸化・還元）を用いたバイオスニファ

　ヒトがエタノールを含む飲料を経口摂取すると，そのエタノールの 30％程度が胃で，60％程度が腸で吸収され，血中に溶解して体内を循環する。体内のエタノールは主として肝臓内にて，アルコール脱水素酵素（ADH）およびアルデヒド脱水素酵素（ALDH）によりアセトアルデヒドを介して酢酸へと分解される。肝臓中でのアルコール代謝は逐次進行し，血中エタノールおよびアセトアルデヒド濃度動態はエタノール飲料の摂取速度，胃や腸での吸収速度，肝臓での代謝速度等の要因により定まる。血中エタノールおよびアセトアルデヒドの一部は，呼気や皮膚ガス，汗や尿として体外に排出される。肺でのガス交換において，血中と呼気中の分配係数はエタノールについて 2100：1，アセトアルデヒドについて 110：1 程度であると報告されており，呼気計測にて血中濃度の推定が可能となる。東アジアに多いモンゴロイドではアルコール代謝に用いられる ALDH2 活性に差異が大きく 40％程度は ALDH2 活性が低い低活性型，10％程度は ALDH2 活性がない非活性型である。ALDH2 活性が低い場合，DNA と付加体を形成するアセトアルデヒド濃度が高い状態となる場合が多く，発がんリスク上昇に関連する。

　筆者らはアルコール代謝に利用される ADH（ただしセンサに用いる ADH は酵母由来）を用

7

医療工学研究の最前線

$$\text{ethanol} + \text{NAD}^+ \underset{\text{酸性}}{\overset{\text{塩基性}}{\underset{\text{ADH}}{\rightleftarrows}}} \text{acetaldehyde} + \text{NADH} + \text{H}^+$$

Fig. 4 エタノールおよびアセトアルデヒド検出用のADH反応系

いて，呼気中エタノールおよびアセトアルデヒドを選択的に測定するバイオスニファを開発している。Fig. 4はADHの酸化還元反応を示したもので，フローセルに送液する緩衝液のpHと補酵素（NAD^+ or NADH）の選択により反応方向を制御し，エタノール用またはアセトアルデヒド用の高選択性バイオスニファを作製することができる。

3.1.1 ADH酸化反応に基づくエタノール用バイオスニファ

Fig. 5Aに示すように，開発したバイオスニファに標準エタノールガスを負荷すると蛍光強度変化（増加）が生じ，速やかに定常値へと収束した。また，エタノールガス負荷を停止するとセンサ出力は速やかに初期値へと回復した。各濃度における蛍光強度の定常値をもとに検量線を作成したところ（Fig. 5B），その定量範囲は25 ppb-vから128 ppm-vであった。この範囲には飲酒後の呼気中エタノール濃度（飲酒運転閾値は約78 ppm-v）および経皮エタノールガス濃度（73.9〜121.1 ppb-v/cm^2）が含まれる。さらに，安静時（非飲酒時）の呼気中エタノール濃度定量も可能である。生体ガス計測に求められるガス選択性についても，生体ガス中の主要な成分について同濃度に調製して調べた。その結果として，ADHの基質特異性に基づく出力値が観察された（Fig. 5C）。1-propanolでは，エタノールの約1/3程度の出力が観察されているが，呼気中1-propanol濃度は8.1 ppb-vであるのに対して，呼気中エタノールは飲酒後には100 ppm-v程度に増加することからアルコール代謝評価には影響はないと考えられる。

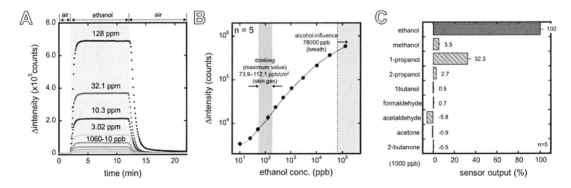

Fig. 5 エタノール用バイオスニファの(A)応答性，(B)定量性および(C)選択性[38] (Elsevierの許諾に基づき一部を改変して再掲載)

第1章 血液由来の呼気・皮膚ガス成分の高感度バイオ計測&イメージング

3.1.2 ADH還元反応に基づくアセトアルデヒド用バイオスニファ

Fig. 6AはADHの酸化還元触媒の活性について，エタノールおよびアセトアルデヒドを基質としてそれぞれ異なるpHのNAD⁺またはNADH溶液を用いて評価した結果である。図に示すようにpHおよび補酵素種を調整することでADHを用いたアセトアルデヒド検出が可能となる。この特性に基づいて開発したアセトアルデヒド用バイオスニファを用いて呼気計測を行った結果をFig. 6Bに示す。この実験では，アセトアルデヒドを酢酸へと酸化させるALDH2の活性が通常の被験者（ALDH2[+]）と低い被験者（ALDH2[-]）の飲酒後アセトアルデヒド濃度の時間変化を調べた。実験の結果，飲酒後30分程度で呼気中アセトアルデヒド濃度はピークに達し，その後，漸次減少する様子が観察された。また，ALDH2[-]の被験者では呼気中アセトアルデヒド濃度はALDH2[+]の被験者に比して約3.5倍ほど高くなった。これらの結果は既報値と一致するもので，本システムの呼気計測への有効性を示すものである。

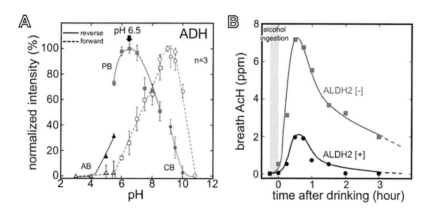

Fig. 6 （A）ADHの酸化還元触媒の活性に対するpHの影響，グラフ中のforward（破線）およびreverse（実線）はそれぞれエタノール酸化およびアセトアルデヒド還元反応を示す。（B）異なるALDH2活性を有する被験者における飲酒後呼気中アセトアルデヒド濃度の経時変化の比較実験の結果。（●：ALDH2[+]被験者，■：ALDH2[-]）[47,54]（American Chemical Societyの許諾に基づき再掲載）

3.2 二級アルコール脱水素酵素の触媒反応（酸化・還元）を用いたバイオスニファ

体内の主なエネルギー源であるグルコースが不足すると，代替として脂肪酸のβ酸化による分解が進み，アセチルCoAが生成される。アセチルCoAが過剰に生成すると，ケトン体（アセト酢酸，β-ヒドロキシ酪酸，アセトン）へと変換される。ケトン体を生じる脂質代謝は，飢餓の他にも糖質制限食や運動でも生じる。また，インスリン障害により糖をエネルギー源として利用できない糖尿病の患者では，血中ケトン体の濃度が増加しやすい。ケトン体の中でも揮発性の高いアセトンは呼気や皮膚ガスとして体外に放出されることが知られており，血中濃度と呼気中濃度の分配比は約330：1であると報告されている。すなわち，呼気や皮膚ガス中に放出されているアセトン濃度の変動を調べることで脂質代謝の状態を評価することができる。さらに長期間

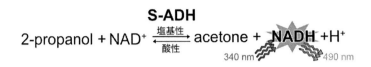

Fig. 7　2-プロパノールおよびアセトン検出用の S-ADH 反応系

アセトン濃度の変動をモニタリングすると，脂質代謝能の長期変動を理解できる。糖尿病の中でも 2 型糖尿病では徐々にインスリン分泌低下やインスリン抵抗性が生じて糖代謝が滞るケースが多い。今後，巨視的に脂質代謝能の変化を評価することで，二型糖尿病の早期スクリーニングも期待される。

筆者らは二級アルコール脱水素酵素（S-ADH）の触媒反応（Fig. 7）に基づき，呼気中アセトンを選択的に連続計測するバイオスニファを開発した。なお，S-ADH は ADH と同様に可逆的な触媒反応が可能であるため，本酵素を利用して 2-プロパノールを測定することも可能である。

3. 2. 1　S-ADH の還元反応に基づくアセトン用バイオスニファ

アセトン用バイオスニファは上述のアセトアルデヒド用センサと同様に，NADH 蛍光強度の減少量よりアセトン濃度の定量が可能である。Fig. 8A にアセトン用バイオスニファに 2 ppb-v 〜20 ppm-v の標準アセトンガスを負荷した際の応答を示す。ガス負荷開始から 35〜70 秒後に濃度に応じた定常値が観察され，健常者（200〜600 ppb-v）および糖尿病患者（＞900 ppb-v）の呼気中アセトン濃度を含む範囲（20 ppb-v〜5 ppm-v）にて定量が可能な検量線が得られた（Fig. 8B）。また，アセトン用バイオスニファは呼気中に多く含まれる成分種のなかでも，アセトンにのみ大きな応答を示すことから，呼気中アセトン計測に十分な感度および選択性

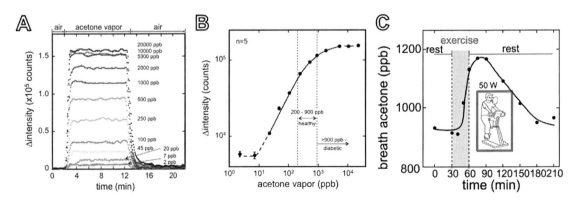

Fig. 8　(A) 各種濃度のアセトンガスに対するアセトン用バイオスニファの出力応答，出力値は減少量が正の値となるように初期値との差分を表示。(B) アセトン用バイオスニファの定量特性，(C) 空腹状態の被験者に強度 50 W のエルゴバイク運動を 30 分課した際の呼気アセトン濃度の経時変化[52]（Elsevier の許諾に基づき再掲載）

第1章　血液由来の呼気・皮膚ガス成分の高感度バイオ計測&イメージング

を併せ持つことを確認した。Fig. 8Cは，最後の食事より16時間以上経過した健常被験者に対して30分の運動負荷（強度50 W，エルゴバイク）を与えた際の呼気中アセトン濃度の経時変化である。被験者の呼気は，終末呼気採取法にてサンプリングバッグに回収し，ダイヤフラムポンプを用いてアセトン用バイオスニファに負荷した。実験の結果，運動負荷を開始してから20分後より脂質代謝に伴う呼気中アセトン濃度の上昇が観察され，さらに運動負荷を停止し，安静状態に移行すると初期値へとアセトン濃度が漸次減少していく様子が観察できた。以上の結果より，開発したシステムを用いた呼気計測による，脂質代謝動態の非侵襲評価の可能性が示唆された。

3. 2. 2　バイオスニファによる健常者および糖尿病患者での呼気計測

開発したセンサの医療応用を目的に，成人健常者と糖尿病患者の呼気中アセトンおよび2-プロパノール濃度の比較実験を東京医科歯科大学医学部および歯学部との共同研究により行った。Fig. 9はアセトンおよび2-プロパノール用バイオスニファを用い，55名の成人健常者，25名の糖尿病患者（うち，4名の1型糖尿病患者，21名の2型糖尿病患者）の呼気中サンプル中のアセトンおよび2-プロパノールを濃度定量し，比較した結果である。アセトン濃度および2-プロパノール濃度について，成人健常者と糖尿病患者の間に有意差が観察された（Fig. 9Aおよび

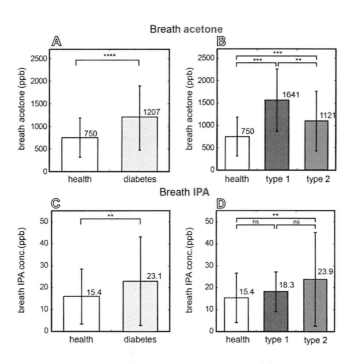

Fig. 9　(A)非糖尿病患者と糖尿病患者の呼気中アセトン濃度の比較，(B)非糖尿病患者，1型糖尿病患者，2型糖尿病患者の呼気中アセトン濃度の比較，(C)非糖尿病患者と糖尿病患者の呼気中2-プロパノール濃度の比較，(D)非糖尿病患者，1型糖尿病患者，2型糖尿病患者の呼気中2-プロパノール濃度の比較[43] (American Chemical Societyの許諾に基づき再掲載)

C）。また，アセトン濃度では「成人健常者」，「1型糖尿病患者」，「2型糖尿病患者」の間でそれぞれ有意差も観察された（Fig. 9B）。一方で，2-プロパノール濃度での有意差は成人健常者と2型糖尿病患者の間でのみ観察された（Fig. 9D）。

　Fig. 10 はこれらの濃度差が生じる機序を代謝メカニズムから考察した図である。前述のようにアセトンは，脂肪酸の代謝におけるケトン生成物であり，肝臓でのアセト酢酸の脱炭酸により生成される（Fig. 10A）。糖尿病患者における2-プロパノールは，アセトンの逆代謝に起因し，高い $NADH/NAD^+$ 比により引き起こされると考えられる。糖尿病においては，通常に比べて体内の NADH 濃度が増加する可能性が報告されている。NADH 濃度が増加する原因としてはソルビトールの代謝が関わっていると考えられる。身体が高血糖状態に陥っている場合，グルコースは通常の解糖系とポリオール経路により代謝される（Fig. 10B）。このポリオール経路では，グルコースはアルドースレダクターゼにより触媒されソルビトールとなる。次に，ソルビトール脱水素酵素によりフルクトースに代謝される。このプロセスでは NAD^+ を消費して NADH が生成される。内因性2-プロパノールは体内の NADH 濃度が高くなり，また pH が若干酸性に傾いた際，アセトンが S-ADH により還元されて生じると考えられている。一方で，本研究で観察されたように2型糖尿病患者でのみ成人健常者に対して有意差が観察された機序には不明な点も多い。一部では，2型糖尿病患者でよく現れ，インスリン抵抗性の重要な要因の1つと考えられている高濃度の脂肪酸が $NADH/NAD^+$ 比およびアセチル CoA/CoA 比を増加させる可能性が報告されている。

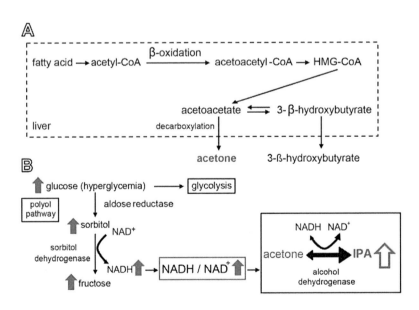

Fig. 10　(A)脂質代謝に伴うアセトン生成メカニズム，(B)糖尿病患者における高値の2-プロパノール出現メカニズムに関する考察[43]（American Chemical Society の許諾に基づき再掲載）

第1章 血液由来の呼気・皮膚ガス成分の高感度バイオ計測&イメージング

4 バイオ蛍光法に基づくガスイメージング装置「探嗅カメラ」

上記の研究は，全て呼気を計測対象としたものである。呼気を計測する際には，必要なプロトコルに従って所定の容器に呼気を吹き込んだり，特殊なマスクを装着してセンサに呼気を送り込んだり等が必要である。計測していることを対象者に意識させることなく，有用な情報を提供する「真の非侵襲計測」にはこれらの制約が課題となる。これら呼気計測に対して，皮膚ガスは無意識のうちに体外へと放出されるため「常時計測」等の応用に適する。身体の全身を覆う皮膚には部位ごとに特性（汗腺の種類や分布，毛細血管の密度，表皮の厚み，水分含有量など）が異なる。これらの要素は経皮的な VOCs 放出に影響するため，経皮ガス計測には，皮膚状態と VOCs 放出動態を関連付けた評価および研究が必要となる。一方で，広大な面積を有する全身の皮膚を，「ある位置の濃度の時間変化を測定できるセンサ」で走査的に測定することは困難である。そこで，当研究グループでは 100 cm^2 程度の領域のガス濃度分布を連続的に取得するガスイメージング装置「探嗅カメラ」の開発を進めている。探嗅カメラの検出原理には，バイオスニファと共通のバイオ蛍光法を採用している。つまり，酵素を一定の面積（例えば 100 cm^2）の不溶性担体に均一に固定化し，NAD$^+$ または NADH 溶液を添加し，検出面に均一な波長 340 nm 励起光を照射した状態で，高感度カメラにて波長 490 nm の動画像を撮影する。このとき，画面上で生じる輝度変化は酵素反応による NADH 濃度変化に由来し，酵素反応は基質ガスが不溶性担体上の酵素に接触した場所で生じるため，「どこで」，「どのくらいの強度の蛍光」が生じたかを捉え，ガス濃度分布を観察できる。Fig. 11 はガスイメージング装置のセットアップ例である。システムは波長 340 nm の UV-LED を複数用い「一定面積に対して均一強度の励起光を照射する」励起光源および高感度カメラにより構成する。実験では，カメラレンズにマウント可能なリング型励起光源の先に，通気性の高いコットンメッシュ担体へと酵素を固定化した酵素固定化メッシュを補酵素溶液で湿潤させて配置した。このとき，酵素や用いる補酵素を入れ替えること

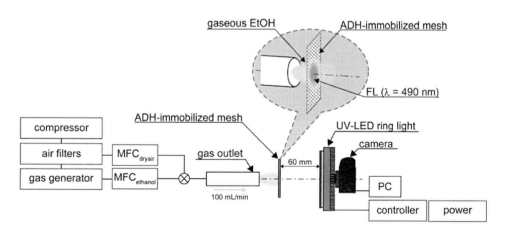

Fig. 11 ガスイメージング装置のセットアップ例[55]（American Chemical Society の許諾に基づき再掲載）

13

でバイオスニファ同様に様々な成分のイメージングが可能である。なお，実験は外部の光が入らないように暗箱内で行うこととした。

4.1 アルコール脱水素酵素を用いた探嗅カメラ

バイオスニファと同様にADHを用いることで，上記装置によりエタノールおよびアセトアルデヒドガスのイメージングが可能となる。Fig. 12AはpH 9.0のNAD$^+$溶液とpH 6.5のNADH溶液をそれぞれ含んだ2枚のADH固定化メッシュを並列に配置して二種のガス成分を同時にイメージングするシステムである。Fig. 12Bの上段は各メッシュにエタノールまたはアセトアルデヒドを20秒負荷すると観察される蛍光変化分布の疑似カラーイメージである。各ガスについてガス負荷部を中心として強度の増減を生じることが観察できる。一方で，ガス負荷の停止後にも蛍光変化は一定値に収束した状態で変化しない。そのため，表示されている画像1枚のみから，どの時点でガスが負荷されたのか判断することが難しい。この問題は，得られた蛍光動画像を微分して，蛍光変化速度（すなわち反応速度）を画像化することで解決できる。Fig. 12B下段は反応速度分布を画像として表示した結果で，ガス負荷に応じて画像が変化する様子を観察でき，ガス空間分布の時間変化を視認できる。Fig. 12Cは蛍光強度および反応速度を表示した動画像の数値解析結果で，グラフからも微分解析によりガス負荷に応じたセンサ出力が得られた。

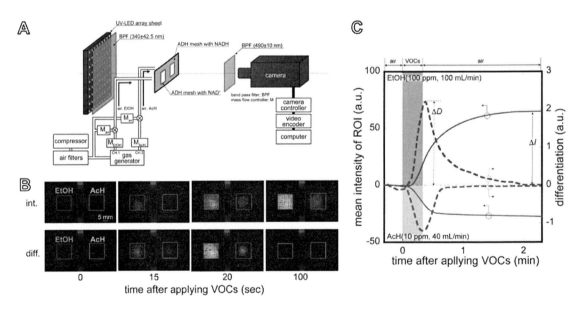

Fig. 12　(A)エタノールおよびアセトアルデヒドガスの並列イメージングシステム，(B)上段：蛍光強度に基づくイメージング結果，下段：反応速度解析に基づくイメージング結果，(C)蛍光強度解析および反応速度解析の動画像を数値化して得られる応答曲線。実線と点線はそれぞれ蛍光強度解析と反応速度解析の応答を示す。また各センサのベースラインを0とし，蛍光強度が増加する反応系であるエタノールは正に，蛍光強度が減少する反応系であるアセトアルデヒドは負に表示している[56]（Elsevierの許諾に基づき再掲載）。

第1章　血液由来の呼気・皮膚ガス成分の高感度バイオ計測&イメージング

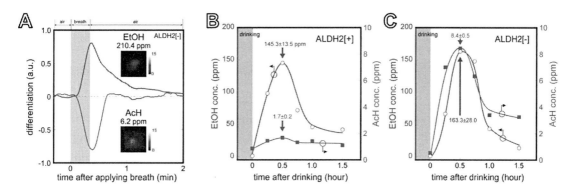

Fig. 13　(A)飲酒後のALDH2[−]被験者の呼気を分岐してエタノール用ADHメッシュとアセトアルデヒド用ADHメッシュに同時に負荷した際の微分出力，飲酒後の(B)ALDH2[+]および(C)ALDH2[−]被験者の呼気をエタノールおよびアセトアルデヒド用ADHメッシュに負荷して取得した呼気中濃度変化プロファイル[56](Elsevierの許諾に基づき再掲載)

蛍光強度出力または微分出力をガス濃度定量のために用いる場合には，定常値ΔIまたはピーク値ΔDを用いる。

Fig. 13Aは飲酒後の被験者呼気を採取したサンプリングバックからエアーポンプを用いて，分岐してエタノールイメージング用メッシュとアセトアルデヒドイメージング用メッシュに負荷した結果である。図に示すように，標準ガスの負荷時と同様に画像出力が観察されエタノールおよびアセトアルデヒド濃度の定量も可能であった。またFig. 13Bおよび13CはALDH2[+]被験者とALDH2[−]被験者について飲酒後1.5時間まで呼気を複数回サンプリングしてエタノールおよびアセトアルデヒド濃度を同時に可視化計測した結果である。両被験者とも飲酒後30分後にエタノールおよびアセトアルデヒド濃度が最大化し，その後，漸次減少している様子が確認できた。またエタノールおよびアセトアルデヒドの濃度はALDH2[+]被験者に比してALDH2[−]被験者では高値であった。体内では，エタノールはADHによりアセトアルデヒドへと酸化された後，アセトアルデヒドはALDHにより酢酸へと酸化される。しかし，ALDH2活性が低い場合では，代謝が滞ることで血中アセトアルデヒド濃度が高くなる。つまり，高濃度となったアセトアルデヒドはADHに対し生成物阻害を生じてADHがエタノールの酸化速度を低下させることで，血中エタノール濃度も高い状態が長時間継続するものと考えられる。

4.2　探嗅カメラによる経皮ガスイメージング

開発したガスイメージング装置を用いた飲酒後の経皮ガス中に含まれるエタノールガスの動画像化により，経皮ガスのウェララブル計測に適する部位の探索（探嗅）を行った。実験では，90 mm×90 mmの大きさのコットンメッシュにADHを固定化した大判ADHメッシュを用いてFig. 14Aのように配置した。メッシュの裏側には，新たに開発した体表面の凹凸の影響をキャンセリングするサーフェスプロファイラー（二次元真弧）を配置した。ここに観察対象部位を押

医療工学研究の最前線

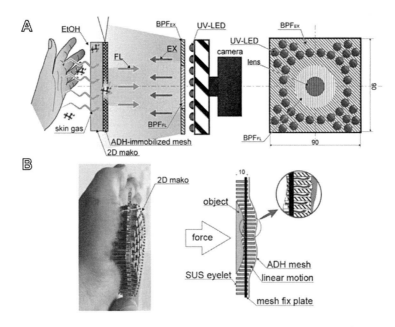

Fig. 14 （A）経皮ガスイメージング系の概略図，（B）二次元真弧の構造と動作原理[2]（American Chemical Societyの許諾に基づき再掲載）

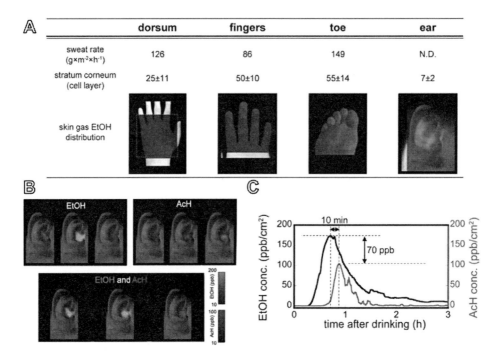

Fig. 15 （A）飲酒後の経皮エタノールイメージング実験に供した各種身体部位の発汗速度，表皮細胞層数およびエタノール分布画像をまとめた表，（B）耳部位における飲酒後経皮エタノールおよびアセトアルデヒド分布のイメージング結果，（C）画像解析により得た耳孔近傍に放出されたエタノールおよびアセトアルデヒド濃度の経時的な変化[2]（American Chemical Societyの許諾に基づき再掲載）

16

し当てることで経皮ガスをメッシュへと導入できる。Fig. 14Bに二次元真弧の構造と動作原理を示した。2次元真弧は剛直なアクリル板に貫通穴を設け，金属製ハトメを通した構造となっている。この表面にADH固定化メッシュを貼り付け，裏側から身体部位を押し付けると貫通穴をガイドとしてハトメが直動してADHメッシュを変形させる。全てのハトメは同一長であるため，押し当てられた身体部位の形状をADHメッシュに反映することができる。また，ハトメは中空状であるため経皮ガスが通過し，ADHメッシュへとガス負荷が行える。

Fig. 15Aは開発した探嗅カメラを用いて様々な身体部位での経皮エタノールガスのイメージングを行った結果である。手背，手指，足先，耳はそれぞれ異なる発汗速度および表皮細胞層数を有している。エタノールイメージングの結果として，耳孔近傍にて高濃度の放出が観察された。これは耳の部位，特に外耳道は表皮層が薄く，また外耳道の開口部であることでガス放出に寄与する表面積が大きい部位であるためと考えられた。また，耳付近では発汗がほとんど生じないことから，経皮ガス計測への影響が小さく，ウェアラブル計測に適切な部位であると考えられる。Fig. 15Bは耳部位にて飲酒後の経皮エタノールおよびアセトアルデヒドのイメージングを実施した結果である。なお，本結果は同一被験者にてエタノールとアセトアルデヒドイメージングを別日に実施している。結果として，両成分が耳孔近傍にて高濃度に放出されている様子が観察できた。またFig. 15Cに示すようにアルコール代謝に伴いエタノールおよびアセトアルデヒド濃度が経時的に変化している様子も観察された。

5 ウェアラブル型経皮ガスセンサ

探嗅カメラによるガスイメージングにより得られた結果をもとに，ウェアラブル計測に適切な身体部位である「耳」周辺を対象としたバイオスニファの開発を進めている。Fig. 16Aは，イヤーマフ型の外耳道ガス採取装置を用いた実験系の概略図である。イヤーマフにはガス流入出口を設置し，外部から乾燥清浄空気を入力することで外耳道ガスを連続的にバイオスニファへと送気できる。これを用いて飲酒後の被験者より採取した外耳道ガス中エタノールを連続的に計測した結果をFig. 16Bに示す。バイオスニファで測定した外耳道ガス中エタノール濃度の経時変化は黒点で示される。なお，参考のため呼気中エタノール濃度（△ガス検知管，棒グラフ バイオスニファ）も同時に測定した。外耳道ガス中エタノールおよび呼気中エタノール濃度変化は多少の時間遅れがあるものの，相関する様子が確認された。外耳道ガスから血中エタノール濃度を算出する分配係数は明確ではないものの，呼気中エタノール濃度と血中エタノール濃度が相関することで，外耳道ガスより血中エタノールを推定することも可能と考えられる。

現在は，Fig. 17Aのようなバイオ蛍光法を実装した小型の光学系も開発している。本光学系においても外耳道エタノールガスの計測に十分な感度が得られており，Fig. 17Bに示すようにバッテリー駆動による可搬型のウェアラブルデバイスの開発も進めている。

医療工学研究の最前線

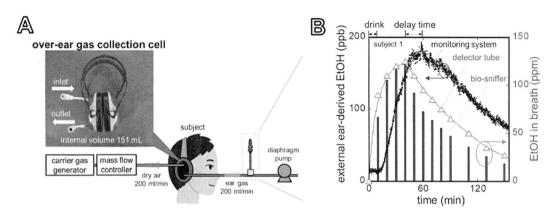

Fig. 16 (A)外耳道ガス採取用イヤーマフを用いたガス計測系，(B)飲酒後の外耳道由来エタノールガスおよび呼気中エタノール濃度の経時変化[40]（オープンアクセス誌より再掲載）

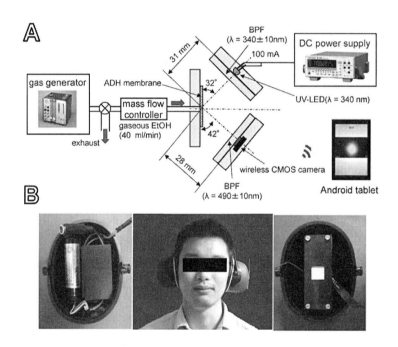

Fig. 17 (A)ヘッドホン外装内に収まるように設計した小型のバイオ蛍光光学系，(B)バッテリー内蔵型の外耳道ガス計測システム[57]（オープンアクセス誌より再掲載）

6 おわりに

本章では，非侵襲での採取が可能な生体サンプルであり，医療応用が期待される呼気および皮膚ガスを対象として，バイオ蛍光法をもとに開発を進めているバイオスニファと探嗅カメラを紹介した。本センサシステムでは，上記のエタノールやアセトアルデヒド（アルコール代謝評価），

18

第1章　血液由来の呼気・皮膚ガス成分の高感度バイオ計測＆イメージング

アセトンやイソプロパノール（脂質代謝評価，糖尿病理解）以外にも様々なガス成分への応用が可能であり，日常的な計測による予防医療の実践が期待できる。さらに，ゾウやイヌなどの生物が判別可能な疾患を対象とするマーカー成分が特定されることで，新規なセンサの開発へと展開できる。今後，研究がさらに進展することで，生体ガス計測の応用範囲は広く展開できるものと考える。

謝辞

　本研究の一部は日本学術振興会（JSPS）科研費（JP21H04888, JP22K14267, JP23H01426），科学技術振興機構（JST）ACT-X JPMJAX23K2 および文部科学省（MEXT）「生体医歯工学共同研究拠点」の支援を受けて行われた。

文　　　献

1) A. Paleczek *et al.*, *Sensors*, **21**, 4187（2021）
2) K. Iitani *et al.*, *Curr. Opin. Biotechnol.*, **71**, 198（2021）
3) J. Luong & R. Gras, *Compr. Anal. Chem.*, **96**, 305（2022）
4) T. Majchrzak *et al.*, *Anal. Chim. Acta*, **1035**, 1（2018）
5) D. Smith *et al.*, *Mass Spectrom. Rev.*, e21835（2023）
6) K. Mitsubayashi *et al.*, *Sens. Actuators B Chem.*, **367**, 132053（2022）
7) N. Drabińska *et al.*, *J. Breath Res.*, **15**, 034001（2021）
8) K. Mitsubayashi *et al.*, *Anal. Chem.*, **66**, 3297（1994）
9) K. Mitsubayashi *et al.*, *Biosens. Bioelectron.*, **20**, 1573（2005）
10) K. Mitsubayashi *et al.*, *Sens. Actuators B Chem.*, **103**, 463（2004）
11) K. Mitsubayashi & Y. Hashimoto, *Electrochemistry*, **68**, 901（2000）
12) K. Yano *et al.*, *J. Adv. Sci.*, **14**, 93（2002）
13) K. Mitsubayashi & Y. Hashimoto, *IEEE Sens. J.*, **2**, 133（2002）
14) Y. Kaneko *et al.*, *J. Adv. Sci.*, **14**, 21（2002）
15) H. Saito *et al.*, *Int. J. Environ. Anal. Chem.*, **86**, 1057（2006）
16) H. Saito *et al.*, *Sens. Actuators B Chem.*, **123**, 877（2007）
17) K. Mitsubayashi & Y. Hashimoto, *Sens. Actuators B Chem.*, **83**, 35（2002）
18) T. Minamide *et al.*, *Analyst*, **130**, 1490（2005）
19) T. Minamide *et al.*, *Sens. Actuators B Chem.*, **108**, 639（2005）
20) H. Amagai *et al.*, *J. Adv. Sci.*, **15**, 34（2003）
21) T. Goto *et al.*, *J. Adv. Sci.*, **15**, 10（2003）
22) K. Otsuka *et al.*, *Int. J. Environ. Anal. Chem.*, **86**, 1049（2006）
23) K. Mitsubayashi *et al.*, *Anal. Chim. Acta*, **573-574**, 69（2006）

24) H. Kudo *et al.*, *Microchim. Acta*, **160**, 421 (2008)

25) H. Saito *et al.*, *Sens. Mater.*, 121 (2014)

26) T. Kon *et al.*, *J. Adv. Sci.*, **14**, 87 (2002)

27) K. Mitsubayashi *et al.*, *Biosens. Bioelectron.*, **19**, 193 (2003)

28) K. Mitsubayashi *et al.*, *Anal. Chim. Acta*, **573-574**, 75 (20206)

29) H. Saito *et al.*, *Sens. Mater.*, 1295 (2016)

30) K. Mitsubayashi *et al.*, *J. Adv. Sci.*, **17**, 112 (2005)

31) K. Mitsubayashi *et al.*, *Sens. Actuators B Chem.*, **108**, 660 (2005)

32) T. Gessei *et al.*, *Microchim. Acta*, **165**, 179 (2009)

33) K. Mitsubayashi *et al.*, *Sens. Actuators B Chem.*, **95**, 303 (2003)

34) K. Mitsubayashi *et al.*, *Int. J. Environ. Anal. Chem.*, **85**, 917 (2005)

35) K. Mitsubayashi *et al.*, *Sens. Actuators B Chem.*, **130**, 32 (2008)

36) K. Mitsubayashi *et al.*, *Microchim. Acta*, **160**, 427 (2008)

37) H. Kudo *et al.*, *Sens. Actuators B Chem.*, **147**, 676 (2010)

38) T. Arakawa *et al.*, *Biosens. Bioelectron.*, **129**, 245 (2019)

39) T. Arakawa *et al.*, *Talanta*, **219**, 121187 (2020)

40) K. Toma *et al.*, *Sci. Rep.*, **11**, 10415 (2021)

41) K. Toma *et al.*, *Sensors*, **21**, 4897 (2021)

42) P.-J. Chien *et al.*, *Biosens. Bioelectron.*, **91**, 341 (2017)

43) P.-J. Chien *et al.*, *Anal. Chem.*, **89**, 12261 (2017)

44) P.-J. Chien *et al.*, *Sensors*, **20**, 6827 (2020)

45) K. Toma *et al.*, *Sens. Actuators B Chem.*, **329**, 129260 (2021)

46) Y. Suzuki *et al.*, *Sens. Mater.*, **27** (2015)

47) K. Iitani *et al.*, *ACS Sens.*, **3**, 425 (2018)

48) H. Kudo *et al.*, *Biosens. Bioelectron.*, **26**, 854 (2010)

49) H. Kudo *et al.*, *Sens. Actuators B Chem.*, **161**, 486 (2012)

50) H. Kudo *et al.*, *IEEE Sens. J.*, **13**, 2828 (2013)

51) K. Toma *et al.*, *Sens. Mater.*, **28**, (2016)

52) M. Ye *et al.*, *Biosens. Bioelectron.*, **73**, 20 (2015)

53) K. Iitani *et al.*, *Sensors*, **23**, 5857 (2023)

54) K. Iitani *et al.*, *ACS Sens.*, **2**, 940 (2017)

55) K. Iitani *et al.*, *Anal. Chem.*, **91**, 9458 (2019)

56) K. Iitani *et al.*, *Talanta*, **197**, 249 (2019)

57) T. Arakawa *et al.*, *Biosens. Bioelectron. X*, **11**, 100169 (2022)

第2章 空気圧の直接駆動を用いた低侵襲な外科手術を支援するロボット

只野耕太郎[*1]，川嶋健嗣[*2]

1 はじめに

　低侵襲な外科手術を支援するロボットが実用化されて20年以上が経過した。昨今，複数のメーカの手術支援ロボットが薬事承認されている[1]。国内でロボット手術は，2012年の前立腺がん摘出手術での保険適用を皮切りに，様々ながんの治療に適用が拡大されている。各種がんの治療に手術支援ロボットは必要不可欠な医療機器となっている。手術支援ロボットの中で最も普及が進んでいるものは，米国製のda Vinciに代表されるリーダー・フォロワー型である。これまで普及しているロボットの課題は，高額であることや操作を視覚に頼っていることなどが挙げられる。力覚提示の有効性が指摘されており，様々な研究が行われている[2]。センサを搭載した研究が多いが，滅菌洗浄，電気メスとの併用など運用面を考慮すると実用化は容易ではない。画像情報などから機械学習を用いて把持力や接触力を推定する研究も行われている[3]。しかし，手術中は電気メスによって煙が発生することがあり，すべての術野において正確な力を推定できるとは限らない。

　著者らは空気圧シリンダが直接駆動可能である利点を活用した，力覚提示機能を有する手術支援ロボットの研究開発を行っている[4]。2003年から東京工業大学と東京医科歯科大学の共同研究として実施しているものである。2014年には両大学発のベンチャーを設立し，空気圧サーボ制御を用いた低侵襲な外科手術を支援するロボットシステムの開発を行っている。本報では，2023年5月23日に薬事承認されたリーダー・フォロワー型のロボットを紹介する。

2 把持力提示機能を有する手術ロボット

　著者らが大学発ベンチャーを設立した段階で，すでに複数のロボットが研究開発あるいは実用化されており，開発する意味があるのかとたびたび言われてきた。しかし，空気圧駆動による力覚提示機能，小型，軽量化によって体内の浅い部分にも有効なロボットは，前立腺など深い部分

＊1　Kotaro TADANO　東京科学大学［旧 Tokyo Tech］　科学技術創成研究院　准教授；
　　　　　　　　　　　リバーフィールド㈱　代表取締役

＊2　Kenji KAWASHIMA　東京大学　大学院情報理工学系研究科　システム情報学専攻
　　　　　　　　　　　教授

の術式に強みを持つ他社のロボットと共存できると考えて開発を行った。

開発した手術支援ロボットは，図1に示すように，術者が操作するリーダー側マニピュレータと患者側のフォロワーロボットで構成される。リーダー側は右手と左手用のマニピュレータで構成され，並進と姿勢の6自由度とグリッパを有する。力覚を反力として提示するため，各軸の駆動には電動モータが用いられている点が既存のマスタデバイスとの違いである。ハンド下部には中指で操作可能なクラッチ機能がある。また，足元にはフットペダルがあり，これを押している状態では中央の内視鏡を保持しているロボットアームのみ操作可能となり視野が変更できる。基本的にda Vinciの操作とほぼ同じである。ただし，内視鏡は市販のものを用い，術者は没入型ではなく，3Dモニタを見ながら手術を行う。

患者側のフォロワーロボットはベース部，保持アーム部とロボット鉗子部から構成される。手術ロボットは体内で任意の位置と姿勢に到達するために，把持以外に最低6自由度の関節が必要である。多くの手術ロボットは先端のロボット鉗子部において手首に相当する2自由度，保持アーム部で4自由度の構成となっている。また，保持アーム部は体表の挿入孔を中心とした回転運動が必要となる。一般に，挿入点が機構的に回転中心となる遠隔回転機構が採用される[5]。しかし，この機構では挿入孔の上空をロボットが占有してしまう。また，手術前に挿入孔と遠隔回転を一致させる必要がある。そこで，図1の手術支援ロボットでは，保持アームに6自由度を有する多関節型を採用し，ロボット鉗子の挿入時に挿入点を教示するシステムとした。

開発した手術支援ロボットのフォロワー側は上記のロボットアーム3本で構成されている。左右にはロボット鉗子を中央には内視鏡が搭載される。内視鏡は市販のものが搭載できる仕様とし，オープンプラットフォーム化を実現した。da Vinciでは，一般的にさらにもう1本，ロボット鉗子を把持するアームが搭載されている。術者が同時に操作できるのは左右の手で操作できる

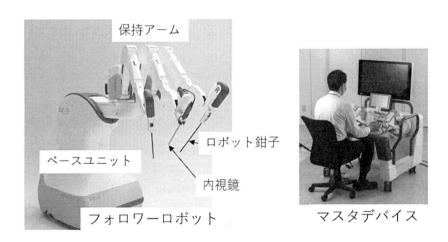

図1　把持力提示機能を有するリーダー・フォロワー型手術ロボット（Saroa）

第2章　空気圧の直接駆動を用いた低侵襲な外科手術を支援するロボット

2本であるが，接続を切り替えすることで，3本目のアームも動作可能となる。前立腺がんの手術では膀胱を把持して術野を確保するために使用される。しかし，開発したロボットでは助手の医師との協働を前提とし，3本で十分な手技をメインターゲットとした。

　ロボット鉗子の先端は，二つの関節とグリッパが配置されている。それぞれワイヤに接続され，末端の空気圧シリンダに直結している。空気圧シリンダでワイヤをけん引することでグリッパと関節を駆動する。図2に示すようにロボット鉗子に外力が作用した場合，空気圧シリンダの圧力と変位に変化が生じる。よって，以下の関係より把持力を推定することができる。

　　把持力＝空気圧シリンダの駆動力－鉗子の動力学

　空気圧シリンダの駆動力はシリンダ両室を圧力センサで測定し，その差圧から計算する。鉗子の動力学はワイヤでの摩擦の影響などを事前に測定した結果を基にモデル化する。空気圧シリンダは低摩擦を実現するために独自開発したものを用い，スプール型の空気圧サーボ弁で位置制御を行う。

　提案した把持力の推定方法は，摩擦力より小さい力が作用した場合には，空気圧シリンダに外力が伝わらず推定することができない。しかし，0.1 N以上の力であれば，推定可能であることを確認している。通常，手術における把持力は1 N以上であることから実用上有効である。ロボット鉗子は先端部と駆動部が着脱できる構造となっている。滅菌洗浄が必要な体内に挿入されるロボット鉗子の先端部に電気的なセンサが搭載されておらず，電気メスとの併用が可能である。

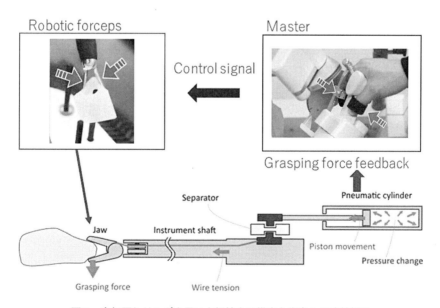

図2　空気圧シリンダを用いた把持力の推定と術者への直接提示

推定した把持力はマスタデバイスに送信され反力して術者に直接提示される。把持力を実際より拡大して提示することも可能である。サブモニタのタッチパネルで容易に提示倍率は変更できる。また，図3に示すようにサブモニタで視覚的に把持力を提示する。提示倍率を変えた場合などは，視覚的に把持力が提示されることは安全な手術に寄与できると考える。これまでのロボット鉗子はワイヤを減速機付きの電動モータで牽引しており，かなり大きな把持力を発揮することができる。縫合糸をしっかりつかむ時には有利である。一方で，臓器を挫滅させず愛護的に把持する際には，術者は視覚によって臓器の変形具合から把持力の推定が必要となる。熟練の医師であれば把持力をきちんと予測できるが，経験が浅いと予想以上の把持力が作用している場合がある。本手術ロボットでは把持力提示をオフにすることもできる。同一の豚の臓器に対して，把持力の直接提示と提示なしの場合で臓器の挫滅度合を病理評価で比較した結果，把持力ありの方が熟練の医師でも愛護的に把持できることを確認している[6]。

　現在，臨床使用機に実装しているのは，把持力提示のみであるが，ロボット鉗子での押しつけ力や縫合糸の張力の提示を望む声は多い。基本的に把持力と同じ原理で関節に作用する外力は推定可能である。薬事承認において一度に多くの機能を付与する取得に時間を要することから，最初は把持力のみとしてが，張力提示機能も試験機には実装している。その試験機を用いたドライ環境下での縫合実験では，張力提示の有効性を明らかにしている[7]。本機能は近い将来実装を予定している。

　図4に臨床使用の写真を示す。本ロボットは，泌尿器科，婦人科，消化器外科と呼吸器外科の4領域での薬事承認を得ている。臨床実績として，肺がん，前立腺がん，大腸がん[8]など2024年6月末現在で合計70症例以上となっている。アームが3本であり，浅い部位の手術に適していることから，特に呼吸器外科領域の肺がん手術に適したロボットで多くの症例実績がある。

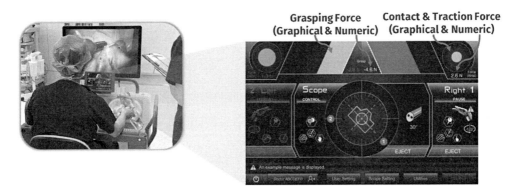

図3　把持力のサブモニタでの提示

第 2 章　空気圧の直接駆動を用いた低侵襲な外科手術を支援するロボット

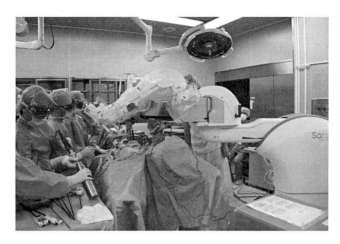

図 4　東京医科歯科大学での臨床使用

3　遠隔手術実験

　外科医師不足，地域偏在の解消や感染症対策から遠隔手術への期待が高まっている。遠隔医療は日本遠隔医療学会において，通信技術を活用した健康増進，医療，介護に資する行為と定義されている。これまで遠隔相談，遠隔病理診断や遠隔画像診断などが実際に行われている。これからは診断に留まらず，治療での遠隔操作システムの活用が期待されている。

　低侵襲な外科手術支援ロボットは上述したようにリーダー側とフォロワー側で構成されることから，遠隔操作に対応したシステムである。2001 年には専用の光回線を施設して，ニューヨークの執刀医がフランスの患者に対して遠隔手術を実施した事例が報告されている[9]。現状では通信の安全性の確保や法的整備の問題から，同じ手術室での使用に限定されているが，遠隔手術への取り組みが始まっている。国内では 2020 年 7 月に日本医療開発研究機構（AMED）の高度遠隔医療ネットワーク研究事業において，ロボットを用いた遠隔手術の実証実験の研究が開始された。同事業は日本外科学会が中心となって，遠隔手術実証研究とガイドラインが策定された。著者らも同事業の実証研究に参画している。以下に同事業での成果をいくつか紹介するが，これらの成果は多くの医師や技術者との共同研究によるものである。

　はじめに，仮想的な通信遅れを与えた場合の操作性について，複数の外科医で模擬臓器での実験を行った。ネットワークシミュレータにおいて 0～0.3 秒の仮想的な通信遅延を任意に設定した。その結果，0.2 秒以上の通信遅れが発生した場合，操作性が悪化することを確認した[10]。これは過去の研究結果とも合致するものであった。次に，遠隔からの手術ロボット操作に必要なネットワーク回線について調査した。弘前大学から 150 km 離れた陸奥の病院との遠隔実験によって，通信速度が 1 Gbps であれば遅延は 0.092 秒であり遠隔手術が可能であることを確認した[11]。この結果は特別な回線を用いる必要がないことを示している。また，遠隔手術では回線の

医療工学研究の最前線

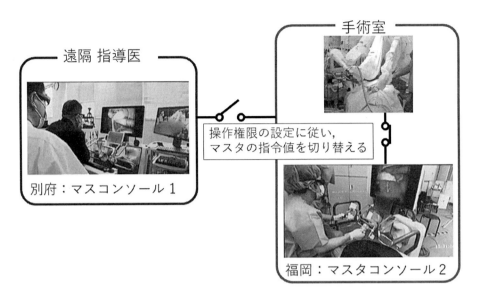

図5　遠隔手術支援の動物実験

切断のリスクを考慮しておく必要がある。文献 12)では，バックアップ用にもう 1 回線用意し，メイン回線に問題が発生した場合にバックアップ回線に切り替えることで，遠隔手術が無事実施できることを実証した。

　日本外科学会では，遠隔ロボット手術を遠隔指導，遠隔手術支援および完全遠隔手術の 3 段階に分けて，段階的な実用化を目指している。完全遠隔手術の実現はかなりハードルが高いが，遠隔指導と遠隔手術支援は近い将来実用化が期待される。図 5 は九州大学と別府病院間での遠隔指導と遠隔手術支援を想定した動物実験の様子である。福岡にフォロワーロボットがあり，経験の浅い執刀医がマスタデバイスで操作する。別府に経験豊富な指導医がおり，音声で遠隔指導しながら豚の胆のう摘出術を進めた。途中，難しい箇所に差し掛かると，操作権限を切り替えて，指導医がフォロワーロボットを遠隔操作した。豚の胆のう摘出術を無事に完遂することができた[13]。さらに，遠隔手術支援においても把持力提示が有効であることを確認している[14]。

4　一部手技の自動化

　現状のリーダー・フォロワー型の手術支援ロボットは，術者の操作に沿ってフォロワーが動作する。マスタデバイスとフォロワーロボット間の操作距離の比率を可変にできる，手振れを補正できるなどの機能はあるものの，近未来の手術支援ロボットとして期待されていることは，さらに医師の能力を超えた操作の実現である。現在，自動車では自動運転技術が発展しているように，手術支援ロボットでも自律的な操作への期待があり，多くの研究が行われている[15]。体内は

第 2 章　空気圧の直接駆動を用いた低侵襲な外科手術を支援するロボット

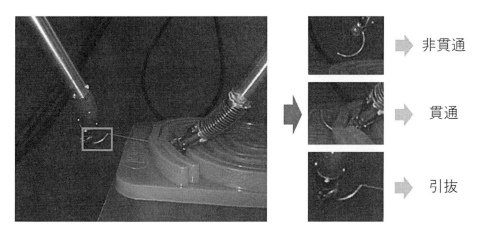

図 6　機械学習を用いて内視鏡画像から針の貫通を判断，左のロボット鉗子が自動で引抜操作を実施

個人差が大きいことから手技の完全な自動化は相当に困難である．しかし，手術の中で良く実施される縫合作業における糸の引抜作業は部分自動化が可能で有効であると考えた．これは，3D内視鏡で奥行情報は視覚的に得られるものの，右手で臓器に貫通した針を左手でつかみに行く際に手間取る場面を多く見たためである．そこで，著者らは図 6 に示すように，右側のロボット鉗子はマスタデバイスで操作し，内視鏡画像を機械学習させて，針が非貫通，貫通か引抜の 3 つの状態に判別させた．貫通と判別すると，自動的に動作する左側ロボット鉗子が自律的に針をつかみに行き，引抜動作を行う．図 6 の左は自動で引抜を行っている際の写真である．模擬臓器の環境下ではあるが，引抜操作の部分自動化ができることを実証した[16]．

5　おわりに

低侵襲な外科手術を支援するロボット手術は，20 年以上の歴史を持ち，今や日常的に行われる手術となった．遠隔手術支援は近い将来に実用化されることが期待されている．ただし，現状のロボット手術は，術者が同一の手術室でロボットを操作するサージェリー3.0 と言われる段階にある．ちなみに，サージェリー1.0 は従来の開腹による外科手術，サージェリー2.0 は低侵襲な外科手術を指す．今後はサージェリー4.0（デジタル手術）の時代と言われている．これは，物理空間の手術ロボットから得られる情報をサイバー空間で集積し，人工知能などを用いてトレーニングに活用する，安全性の評価に用いる，あるいは一部手技の自動化などに利活用するなどが想定されている．手技の一部自動化にも力センシング機能を有していることは大きな利点と考えている．近未来には安全な手術の実現のために，手術支援ロボットの知能化がさらに進んでいると考える．

文　　　献

1) F. Cepolina & R.P. Razzoli, *Int. J. of Medical Robotics and Computer Assisted Surgery*, **18**, e2409 (2022)
2) M. Bergholz *et al.*, *Scientific reports*, **13**, 19215 (2023)
3) K. Masui *et al.*, *Scientific reports*, **14**, 9686 (2024)
4) K. Tadano *et al.*, *Journal of Robotics and Mechatronics*, **22** (2), 179-187 (2010)
5) Y. Bian *et al.*, *Robotica*, **41**, 885-899 (2023)
6) Y. Ueda *et al.*, *Scientific reports*, **13**, 22615 (2023)
7) Y. Yamasaki *et al.*, *Surgical Endoscopy*, **38**, 1222-1229 (2024)
8) M. Hanaoka *et al.*, *Updates in Surgery*, **75**, 2395-2401 (2023)
9) J. Marescaux *et al.*, *Nature*, **413**, 379-380 (2001)
10) A. Nankaku *et al.*, *PLOS ONE*, **17** (10), e0274328 (2022)
11) H. Akasaka *et al.*, *PLOS ONE*, **17** (6), e0270039 (2022)
12) H. Morohashi *et al.*, *Scientific Report*s, **13** (1), 10831 (2023)
13) E. Oki *et al.*, *Surgical Endoscopy*, **37**, 6071-6078 (2023)
14) M. Ohta *et al.*, *Surgical Today*, **54**, 375-381 (2024)
15) B. T. Ostrander *et al.*, *Surgical Endoscopy*, **38** (5), 2383-2397 (2023)
16) T. Mikada *et al.*, *IEEE Access*, **8**, 167739-167746 (2020)

第3章　可変剛性材料の構造デザインと
臓器把持デバイスへの応用

中島義和[*]

1　はじめに

　手術ロボットをはじめとしてさまざまな医用システムが研究開発，提案され，医療の質と安全性向上に役立っている。医用ロボティックスは，2000年代に登場したROBODOC[TM,1]（IBM社，USA）やDa Vinci[TM,2]（Intuitive Surgical社，USA）をはじめとしてさまざまなデバイスやシステムが研究開発され，製品化されてきた。これらは従来の術式では困難であった手術や治療を可能にしたり，安全性や術成績を飛躍的に向上させたりなど，医療への大きな利益をもたらしてきた。しかしながら，これらを作製する材料の多くはステンレスやチタン，およびPEEK材であり，高レベルの生体適合性を有しているものの，高剛性から変化せず柔軟に変形できないなど，適用可能な術式に限界があった。柔軟性の高いデバイスの実現を目指したソフトロボティックスは，伸縮性高分子材料と空圧制御による腸の蠕動運動の実装など1960年代後半から研究されてきた[3,4]。黎明期においては外骨格動物型や内骨格動物型のロボットなど，作製材料は高剛性のままであるが関節を多数持たせることで変形を担保し，また高剛性化も可能にしたロボットが提案され，2000年頃以降は医用ソフトロボティックスとして盛んに研究されている[5,6]。また，1990年代後半にはScience Roboticsなど海外の学術雑誌でもソフトロボティックスにかかる論文投稿が増え，ハーバード大学およびケンブリッジ大学など海外においても当該テーマにかかる研究者が増えるなど世界的潮流をなした。さらには，板ばねなど低剛性材料を効果的に組み合わせて駆動部の機構を簡易化して高性能化やコンパクト化を図るなどの研究開発も進められている[7]。しかしながら，これらの構造材料およびデバイスは，基本的に動作中における剛性を制御することができず一定である。我々は術中に使用するデバイスとそれを作製するための材料の研究開発を進めているが，現存するデバイスは自由に剛性を制御することができず適用に限界があった。

　一方，医療では，ヒトの指のように低剛性状態で臓器表面に沿って変形し，その形状を保ったまま高剛性になることで臓器へのダメージを抑えて治療行為を行える，デバイスおよびそれを実現するための構造材料が，一部の処置において切望されている。たとえば，オクトパス・ティ

---

[*]　Yoshikazu NAKAJIMA　東京科学大学［旧TMDU］　総合研究院　生体材料工学研究所
　　　情報医工学分野　教授

シュースタビライザ™（メドトロニック㈱，USA）は術野周辺の心臓を把持して心拍動による心臓周辺の動きを物理的に止めるデバイスであり，虚血性心疾患に対する冠動脈バイパス手術を行う際に人工心肺装置を用いずに心臓の動きを止めないで行うオフポンプ手術などで使用されている。このデバイスは心臓表面の形状に沿うようスタビライザ部を医師の手で変形させ，その形状を保ったまま心臓表面を吸引吸着することで心臓の把持を行う。心拍を止めずに，また固定のために外科的侵襲を行わずに，施術できるため，術中の患者負担を減らすことができる。しかしながら，安定した固定のためにはスタビライザの形状を至適に整える必要があり，また術中におけるスタビライザの再整形にはデバイスの一時的除去と再設置など非常に手間を要する。さらには，強固な固定のために吸引力を上げねばならず，心筋壁運動障害や鬱血および出血を起こさないこととトレードオフの関係にある。別の変形可能デバイスとしては，手術のため長時間に及ぶ側臥位をとらなければならない手術において患者の床ずれを防止するために，体位維持のためデバイスにかかる体圧を分散して応力集中を回避するためのデバイスが提案されている。ここでのデバイスは介護用床ずれ防止パッドと異なり，患者体位を維持するために適度な剛性をもって形状を維持する必要がある。

　著者らは，動作中に剛性を変化させることができ，かつ生体内で安全に使用できる構造材料と，それを用いた医用デバイスの研究開発を進めてきた。Eric Brown らにより，粉体ジャミング転移現象を物体把持アクチュエータに応用した universal robotic gripper が開発され，2010年10月に米国科学会紀要である PNAS 誌に掲載された[8]。粉体ジャミング転移現象は，表面摩擦を持つ粉体を薄膜でできた袋の内部に充填し，その内部を吸引して負圧をかけることで，デバイスが変形したまま高剛性に変化する相転移現象である。我々は粉体ジャミング転移現象を医用ロボティクスに応用すべく研究を開始し，身体背側に吸着固定して椎体穿刺を支援する手術ロボットを開発した[9]。また，胎児急速鉗子遂娩の安全性を向上するため，粉体ジャミング現象を利用したパッドを胎児接触面に導入して把持安定性を向上させた遂娩鉗子を開発した[10]。さらに，粉体ジャミング現象を数理解析ならびに数値シミュレーション解析を進め，粉体ジャミング現象における剛性向上が粒子間のせん断応力に対する耐性向上に起因していることを突き止め，ロボティクスやソフトロボティクスに続く『可変剛性ロボティックス』理論の構築を進めた[11]。さらに，その理論解析をおし進め，剛性変化を起こすための簡潔かつ最適な構造のひとつが2枚のシート状構造であることを数理的に解明し，腹腔鏡下手術支援のための臓器把持デバイスに応用した[12~14]。研究対象とするデバイスは生体内で使用するために毒素溶出，周辺術具への影響および周辺組織の焼灼を回避しなければならず，化学反応，電磁気反応や熱反応[15]を用いることができない。また，術中において臓器表面を把持するポイントは複数存在するため，都度，デバイス形状を臓器表面に沿うよう変形させる必要があり，瞬時に低剛性状態と高剛性状態の間で相転移できることが必要である。磁性粒子を粘性流体に混濁した手法も提案されているが，磁場発生のために大掛かりなデバイスの導入を必要とする。また，材料への通電による剛性変化[16]も試みられているが，安全性の観点より生体内など医療での使用には適さない。我々は，

第3章　可変剛性材料の構造デザインと臓器把持デバイスへの応用

構造材料内に充填した流体（気体や液体）を吸引し，負圧をかけることで構造材料の曲げ剛性を10-20倍に高めることに成功し，さらにデバイス内流体にかける圧力でデバイスの形状と剛性の同時制御に取り組んだ．また，臨床実装に向けて，医用デバイスへの実装を進めた．心臓や肝臓など体幹内腔にある臓器は，胸腔鏡下や腹腔鏡下での手術の対象になることも多い．それらにおいては臓器へのダメージや損傷リスクを抑えながら，いかに安定して臓器を把持し，脱転など臓器を手術に適した位置姿勢に整えるかが重要であり，臓器形状に追従しながら高剛性化する可変剛性デバイスの導入に適している．また，手術ロボットマニピュレータ（ロボット手先）においては，術具形状をトレースすることで術具把持力を向上させ，手術の安全性を向上する狙いもある．本稿では，可変剛性材料の構造デザインと臓器把持デバイスへの応用に話題を絞って解説する．以下において2節では可変剛性構造材料の原理について述べる．3節では剛性変化比を高めるためにデバイス構造，具体的にはデバイスを構成する梁材の形状を最適化した試みを紹介する．4節では可変剛性構造材料の医用デバイスへの実装例を紹介する．

2　可変剛性構造材料の原理

デバイスがどのように低剛性状態から高剛性状態へ変化するかを簡潔に説明する．図1に示すように，幅が b，高さが h の直方体の均質材料で作製された梁材2つを，曲げ方向に重ねて配置したデバイスを考える．このとき，1つの梁材の曲げ剛性は，

$$EI_{\text{single}} = E\frac{bh^3}{12} \tag{1}$$

となる．ここで，E は弾性率，I_{single} は梁材の2次断面モーメントである．デバイスが低剛性状態のとき，2つの梁材は互いに自由にスライドする．このとき，デバイスの曲げ剛性は，

$$EI_{\text{unconstrained}} = 2EI_{\text{single}} = E\frac{bh^3}{6} \tag{2}$$

となり，1つの梁材の曲げ剛性の2倍である．デバイスが高剛性状態のとき，2つの梁材を密着

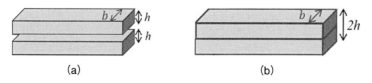

図1　可変剛性デバイスの概念図
(a)低剛性状態，(b)高剛性状態．

医療工学研究の最前線

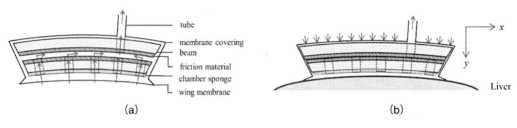

図2　可変剛性デバイスの構造
(a)低剛性状態，(b)高剛性状態。

させる方向に外力が加わることで，2つの梁材は一体化して，高さが$2h$の厚い梁材と考えることができる。このとき，デバイスの曲げ剛性は，

$$EI_{\text{constrained}} = E\frac{b(2h^3)}{12} = E\frac{2bh^3}{3} \tag{3}$$

となり，$E_{\text{constrained}}$は$E_{\text{unconstrained}}$よりも4倍大きい。図2に示すように，2つの梁材をまとめて膜で覆い，デバイスの下面に空気の流入口を設けるとともに，吸引装置に接続し，デバイス内の空気を吸引する。開口部が塞がれておらず開口部から空気が流入しているときは，空気は2つの梁材の間を通過してさらに吸引装置によってデバイス外部へ排出される。このとき，2つの梁材は互いに自由に動くため低剛性状態となる。デバイス下面の開口部においてデバイスが臓器表面に吸着して，開口部が塞がれたときは，デバイス内部に吸引による負圧がかかり，2つの梁材が密着されて高剛性状態となる。

3　梁材の形状最適化

可変剛性デバイス設計において高い剛性変化比を得ることを目的とし，デバイス構造，具体的にはデバイスを構成する梁材の形状を最適化した試みを紹介する。最適化に先立ち，まず高剛性変化比を実現する際のポイントである，梁材の応力分布にかかる理論解析について述べる。続いて，実際の形状最適化の例を示し，試作したデバイスによる実験を紹介する。

デバイスが肝臓表面に密着し，梁材上のある点で引き上げられるという条件で梁材の応力分布を導出する。高剛性状態，すなわち2つの梁材が拘束され一体化した梁材およびその座標系の寸法を図1(a)に示す。x軸とy軸はそれぞれ水平方向と垂直方向を向き，y軸は正を下向きにとる。梁材の長さ，幅，高さはそれぞれl, b, $2h$である。肝臓が装置に加える外力は，底面で水平に一様に分布するものとする。一様分布荷重をw，左側と右側の長さをそれぞれl_1とl_2とする。$x = 0$で与えられるトルク$N = w(l_{22} - l_{12})/2$は，l_1とl_2のアンバランスにより生じるデバイスにかかる回転力を相殺する。また，梁材の材料は均質であると仮定する。この条件におけ

第 3 章　可変剛性材料の構造デザインと臓器把持デバイスへの応用

る曲げ応力は以下で表される。

$$\sigma_x(x, y) = \begin{cases} -\dfrac{3wy(l_1 + x)^2}{4bh^3}, & \text{for } x < 0, \\ -\dfrac{3wy(l_2 - x)^2}{4bh^3}, & \text{for } x > 0, \end{cases} \quad (4)$$

図 3(b) に曲げ応力分布を示す。σ_x の正と負の応力は，それぞれ引張と圧縮を表す。式(4)は y の線形分布を表し，引張では $(x, y) = (0, -h)$ において，圧縮では $(x, y) = (0, h)$ において応力は最大値を取る。このとき，せん断応力は次式で表される。

$$\tau_x(x, y) = \begin{cases} -\dfrac{3w(l_1 + x)}{4bh}\left(1 - \dfrac{y^2}{h^2}\right), & \text{for } x < 0, \\ -\dfrac{3w(l_2 - x)}{4bh}\left(1 - \dfrac{y^2}{h^2}\right), & \text{for } x > 0, \end{cases} \quad (5)$$

式(5)は，図 3(c) に示すように，$(x, y) = (0, 0)$ でせん断応力が絶対的に最大となる y の放物線分布で表わされる。式(4)で表わされる曲げ応力分布は，$y = \pm h$，すなわち梁の上面と下面で引張と圧縮の許容範囲を表す。また，式(5)で表わされるせん断応力分布は，$y = 0$，すなわち 2 つの押された梁の境界面において，装置がせん断応力に対して耐性を持つことを表す。肝面における装置の吸引性能は pbl であり，排気圧 p と装置の底面吸引面積 bl によって決まる。

高剛性化は，2 つの梁材が一体化した梁材の変形によって弱められる。これと式(4)，式(5)お

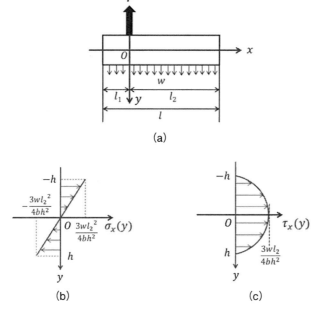

図 3　可変剛性デバイスの応力分布

よび図3から導かれる結論は，高剛性状態すなわち2つの梁材が一体化したとき，(1)一体化した梁材の上下面において最大となる伸長圧縮の垂直応力に対して耐性を持つこと，かつ(2)2つの梁材の境界において生じる剪断変形に対して耐性を持つ，すなわち2つの梁材の間で剪断方向に滑りを生じないことが，高剛性変化比を実現するための条件となる。これを実現するための一つの設計として，我々は梁材の互いに向かい合う面を波形に削り取った形状を提案した。これにより，2つの梁材が互いに自由である低剛性状態において曲げ剛性を低減させ，それらが一体化した高剛性状態において曲げ剛性を最大限に維持する。4節において可変剛性構造材料の医用デバイスへの実装について述べる。

4 可変剛性構造材料の医用デバイスへの実装

可変剛性構造材料の臓器把持デバイスへの実装例を紹介する。腹腔鏡下手術などでは，鉗子により臓器を把持する。現存する鉗子では臓器に接する面積が小さいため，応力が集中し臓器のダメージにつながるケースも少なくない。臓器にダメージを与えることなく，かつ強固に臓器を把持して脱転など手術に適した位置姿勢に整える必要があり，それを補助するデバイスが切望されている。可変剛性構造材料を用いた臓器把持デバイスは，臓器表面の形状に沿って変形することで臓器表面に余計なテンションをかけることなく臓器に強固に吸着する。吸着後は，高剛性に変化し，鉗子および臓器把持デバイスを介して，術者の操作による力およびトルクを臓器へ伝えることができる。

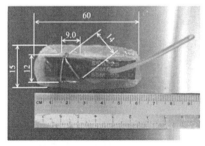

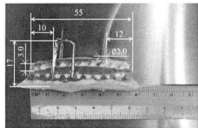 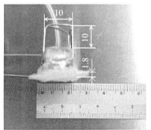

図4　デバイスの外観と寸法

第3章　可変剛性材料の構造デザインと臓器把持デバイスへの応用

図4に試作したデバイスの外観を示す。デバイスは，非伸縮性繊維を内包した高分子ゴムで作製された2つの梁材，それらの間に置かれたチャンバー材，装置表面を覆う膜，強固な臓器への吸着のため補助的に働く外側膜，吸引チューブ，鉗子で把持するための把持部から構成される。梁材は曲がりやすくかつ伸縮しにくい材料が適しており，非伸縮性繊維を内包した高分子ゴムで作製される。梁材のお互いに向かい合う面は波形状に削り取られ，削られた間隙は十分に柔軟な高分子ゴムを充填される。また，それらが面接触をしたときに梁材間の剪断すべりを抑止する高分子シートが貼られている。チャンバー材は2つの梁材の間に置かれ，空気を透過するとともに，低剛性状態ではその形状復元力で2つの梁材を引き離す役割も担う。デバイスは医療用吸引ポンプに接続され，内部の空気を吸引される。デバイスが臓器に完全に吸着する前では，吸着口から流入する空気により，またチャンバー材の形状復元により，2つの梁材は接触せず低剛性状態にある。デバイスが臓器表面に吸着すると，吸着口からデバイス内部への空気の流入は遮断され，吸引によりデバイス内部の圧力が下がる。このとき，デバイス表面は大気圧によって外部から押されるため，2つの梁材は密着する。デバイスから臓器表面が離れた場合にはデバイスは低剛性状態に戻り，また再び臓器表面に吸着した瞬間に高剛性状態へ移行するため，術者は空圧制御操作を行うことなく，臓器把持デバイスの吸着のやり直しと強固な臓器把持を実現できる。

試作した臓器把持デバイスと豚の摘出肝臓を用いてデバイスの性能を検証した。図5(a)および(b)に実験環境を示す。デバイスは医療用吸引装置につながれデバイス内部にある空気を吸引される。デバイスが臓器表面に吸着する前は，デバイス下面にあたる吸着面に設けられた吸引口から，外部の空気が流入してデバイスを構成する2つの針材の間隙を通過する。このため2つの梁材は自由に動作でき2つの独立な梁材としてみなせるため，低剛性状態となる。デバイス

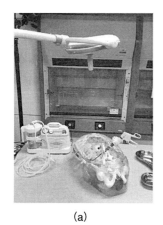
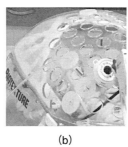
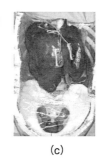
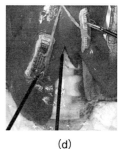

(a)　　　　　　　　(b)　　　　　　　(c)　　　　　　　(d)

図5　実験セットアップ
(a)外観，(b)体腔ファントムとポート，(c)ファントム内部，(d)デバイス。

医療工学研究の最前線

が臓器表面の形状に沿って変形されて臓器表面への吸着に成功した瞬間より，外部から吸着面を通して流入していた空気が遮断され，また医療用吸引装置によるデバイス内空気の継続した吸引によって，デバイスには負圧が課され，デバイス外部からの外圧によって2つの梁材は押し付けられ一体化した梁材のように振る舞う．このとき，前述したように，梁材の厚みが2倍，梁材形状の互いに向かいあう面を波形状に削り除去するなどの形状を工夫した場合にはそれ以上に，厚みの増加として振る舞うため，曲げ剛性が増加する．図6(a)にこの臓器切離実験の様子を，図6(b)および(c)に豚摘出肝臓を用いた実験結果を示す．ともに2本の鉗子で豚摘出肝臓の把持を試み，さらに1本の鉗子により臓器の切離を試みた結果である．図6(b)は既存の鉗子により臓器把持を行った結果であり，図6(c)は可変剛性デバイスを介して鉗子による臓器把持を

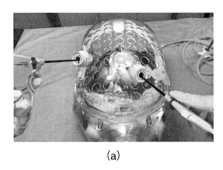
(a)

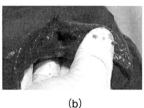
(b)

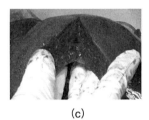
(c)

図6 実験
(a)実験の様子，(b)従来鉗子のみを使用した切離の結果，(c)可変剛性デバイスを導入して実施した切離の結果．

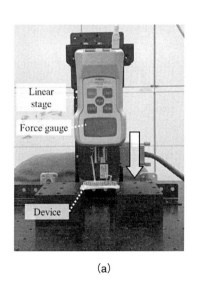
(a)

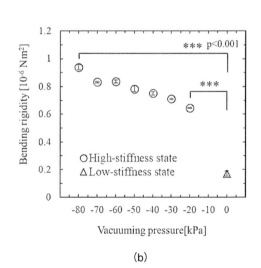
(b)

図7 剛性検証実験
(a)実験の様子，(b)剛性計測結果．

第 3 章　可変剛性材料の構造デザインと臓器把持デバイスへの応用

行った結果である。可変剛性デバイスを導入して把持を行った場合には，鉗子操作で生じる力やトルクが効率的に臓器表面部に伝えられ，術者操作によるテンションが点ではなく面として適切に伝播されたため，切離面が滑らかであった。一方，既存の鉗子のみによる臓器把持では，臓器切離面や臓器表面を点として把持するか，鉗子シャフト部で切離面を両方の外側へ押し除ける操作が必要であり，結果として十分な力およびトルクの伝播を達成できなかった。また，図 7 にこのデバイスの剛性変化比を計測した実験を示す。図 7(a)は実験環境，図 7(b)は剛性変化比である。図 7(b)において横軸はデバイス内部の負圧を表し，最も右の負圧が 0 の状態が低剛性状態であり，左に位置するほど強い負圧における状態である。－20 kPa より強い負圧において剛性変化を確認でき，負圧 0 の低剛性状態に対する剛性変化比は最大で 11.8 倍に達した。

5　まとめ

　内部構造を工夫した可変剛性材料を提案し，それを構成する梁材形状の最適化を試みた。また，臓器把持デバイスへの応用を目指し，実装するとともに，実験を実施した。得られた結果では 11.8 倍の剛性変化比を示すとともに，腹腔鏡下肝臓切離術における使用において肝臓把持デバイスとして有効である可能性を示した。

文　　　　　献

1)　R. H. Taylor *et al.*, *Innov. Technol. Biol. Med*, **13** (4), 450-492 (1992)
2)　C. Borst, *Scientific American*, **283** (4), 58-63 (2000)
3)　J. C. Burns & T. Parkers, *J. Fluid Mech.*, **29**, 731-743 (1967)
4)　梅谷陽二，伊能教夫，計測自動制御学会論文集，17-1, 133-138 (1981)
5)　K. Ikuta *et al.*, "Remote Microsurgery System for Deep and Narrow Space—Development of new surgical procedure and micro robotics tool—," In Medical Image Computing and Computer-Assisted Intervention (MICCAI2002), LNCS2488, 163/172 (2002)
6)　D.S. Kwon *et al.*, Robotized Laparoscopic System, US-PAT 7435216 (2008)
7)　荒田純平ほか，日本ロボット学会誌，**29** (6), 523-531 (2011)
8)　E. Brown *et al.*, *PNAS*, **107** (44), 18809-18814 (2010)
9)　A. Bekku *et al.*, A body-mounted surgical assistance robot for minimally invasive spinal puncture surgery, IEEE International Conference on Biomedical Robotics and Biomechatronics (BIOROB 2014) (2014)
10)　M. Chino *et al.*, An obstetric forceps contouring the head surface to improve gripping capability in delivery assistance, IEEE International Conference on Biomedical

Robotics and Biomechatronics（BIOROB 2014）（2014）

11) A. Bekku & Y. Nakajima, *Journal of Robotics*, **2015**（6）（2015）

12) J. Kim *et al.*, *IEEE/ASME Trans. on Mechatronics*, **23**（1）, 262-273（2018）

13) Y. Nakajima *et al.*, *International Journal of Computer Assisted Radiology and Surgery*, 15, 1653-1664（2020）

14) Y. Nakajima *et al.*, *Sensors and Materials*, **33**（5）, 1703-1716（2021）

15) S. Hirose *et al.*, *Advanced Robotics*, 3-1, 3/16（1989）

16) 小松崎俊彦ほか，日本機械学会論文集（C編），**77**（784）, 4510-4520（2011）

17) 土屋高志ほか，日本機械学会論文集（C編），**65**（640）, 4671-4676（1999）

第4章　血液ポンプと人工心臓

土方　亘*

1　はじめに

　血液ポンプは機械的に血液循環を行う医療デバイスであり，術中や術後に体外に設置して単独で使用するほか，体外式膜型人工肺（ECMO：Extra-Corporeal Membrane Oxygenation）として，人工肺とともに使われる。近年の COVID-19 パンデミックでは，重症呼吸不全に陥った患者の肺機能の補助のために ECMO が多く使われた。

　また重症心不全患者に対して，疾患心臓の血液循環を補助するためにも使われ，この場合は特に補助人工心臓（VAD：Ventricular Assist Device）と呼ばれる。重症心不全患者に対しては心臓移植が有効とされるが，ドナー不足のため，数か月から数年にわたる待機期間が生じることも珍しくない。そこで，心臓移植までの橋渡し（BTT：Bidge to Transplant）として補助人工心臓が使われている。さらに近年では，心臓移植を前提とせず，長期在宅治療（DT：Destination Therapy）として長期間にわたる補助人工心臓の使用例が増えている。本章では血液ポンプや人工心臓の分類について概観し，最新技術について解説する。

2　分類

　図1に示す通り，血液ポンプは ECMO 等による救急救命や手術中，術後の短期使用を主な目的とした体外循環用と，BTT や DT 等の長期使用を対象とした補助人工心臓に大別できる。補助人工心臓の中にも，体外にポンプを設置するものと体内に埋め込むものがあるが，近年は埋込型が主流である。

　工学的な視点から，血液を送り出す機構としてポンプを分類すると図2のようになる。ローラポンプは 1855 年に産業用ポンプとして開発されており，これを 1920 年前半に Bayliss[1] が医療用に使用した。その後，DeBakey[2] が輸血に使用したことを機に，体外循環用血液ポンプとして人工心肺装置で広く使われるようになった[3]。ローラポンプの原理は図3に示すように，弾力のある使い捨てチューブをローラで圧閉しながらしごくことで，チューブ内部の流体を送り出すものである。ローラポンプの利点としては，圧力と関係なくローラヘッド1回転あたりの吐出流量が決まっているため，流量計を必要としないことや，使い捨て部がチューブのみなので，極めて安価であることが挙げられる。一方で，ローラがチューブを適正に圧閉するように，ローラ

---

　*　Wataru HIJIKATA　東京科学大学[旧 Tokyo Tech]　工学院　機械系　准教授

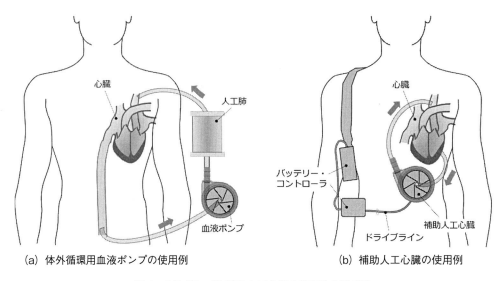

(a) 体外循環用血液ポンプの使用例　　　　　　(b) 補助人工心臓の使用例

図1　血液ポンプと補助人工心臓の代表的な構成例

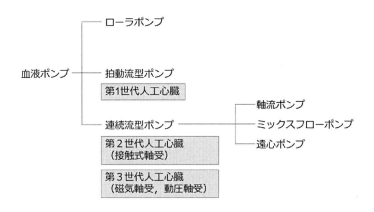

図2　血液吐出原理による血液ポンプの分類

ヘッド位置を調節しなければならず，過度の圧閉の場合はチューブの損傷や大量の溶血を発生する。

　その後登場した拍動型の血液ポンプは，第1世代の補助人工心臓とされている。機構としては臓器かん流の実験装置としてDaleとShuterが1928年に初めて報告しており[4]，補助人工心臓としては，例えば我が国では，国立循環器病センターが開発したToyobo VAS（東洋紡績㈱）[5]が使われている。このポンプは図4に示す構成となっており，空気圧を制御してダイアフラムを往復運動することで，拍動流を発生する。駆動装置としてコンプレッサ等を要するため携行には不向きで，ベッドサイドでの使用が主である。また，生体のように拍動流を発生できる利点があるものの，逆流防止のための人工弁の耐久性，および人工弁周囲での血栓形成が課題である。

第4章 血液ポンプと人工心臓

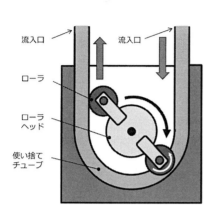

図3 ローラポンプの構成

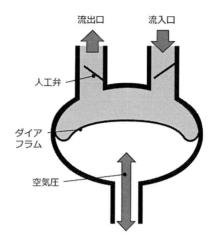

図4 拍動ポンプの構成

これに対し，第2世代の補助人工心臓として登場したのが，図5に示す羽根車（インペラ）を回転して連続的に流量を発生する連続流型の血液ポンプである[6]。連続流型の中にも，遠心式と軸流式，およびその中間特性を有する斜流式が存在する。連続流型ポンプは，モータでインペラを回転させることで流量が得られるシンプルな構造から小型化が容易で，多くの埋込型補助人工心臓で採用されている。また，体外循環用血液ポンプとしても，ローラポンプに代わり，遠心式の血液ポンプが広く使われるに至っている。インペラの支持には転がり軸受を適用したうえで血液の浸潤を防止するためにシールを施したものや，ピボット軸受を適用したものがある。ただし，DTのような長期使用に対しては，軸受部の摺動による摩耗が課題である。

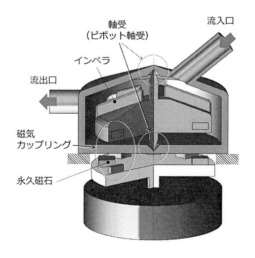

図5 接触式軸受を用いた連続流型血液ポンプの概略図

そこで最新式の第3世代補助人工心臓として，インペラを磁気軸受または動圧軸受で非接触に支持する連続流型の血液ポンプが開発されている[7,8]。過去に臨床使用されていたものとしては，テルモが開発した磁気浮上型のDuraHeart[9]や，HeartWare社が開発した動圧浮上型のHVAD[10]などがある。その後，補助人工心臓の淘汰が進み，2024年時点ではAbott社が販売している磁気浮上型補助人工心臓 HeatMate3[11]が高いシェアを有している。また，これらインペラの非接触支持技術は体外循環用血液ポンプにも応用され，磁気浮上型のCentriMag，動圧浮上型のバイオフロート等が臨床使用されている。体外循環用では，インペラの非接触浮上を実現しつつも，血液接触部のみ使い捨てできる構造が特徴である。次節以降では，これら最新式の動圧浮上型および磁気浮上型の人工心臓について解説する。

3 動圧浮上型ポンプ

図6に動圧浮上型ポンプの概要図を示す。この方式では，インペラ，もしくはステータ側に深さ数十μmオーダーのスパイラル形状の溝，または微小な傾斜を設ける。インペラの回転に伴い血液もつられて旋回するが，その際に動圧軸受部に流体が引き込まれ，くさび効果によって局所的に圧力が発生し，インペラに支持力が作用する。臨床使用されている補助人工心臓や血液ポンプの多くは，インペラとハウジングにそれぞれ永久磁石を設置することで，永久磁石が発生するバイアス磁束によってインペラを支持しつつ，これだけでは支持できない運動自由度を動圧軸受で支持する方式を採用している。

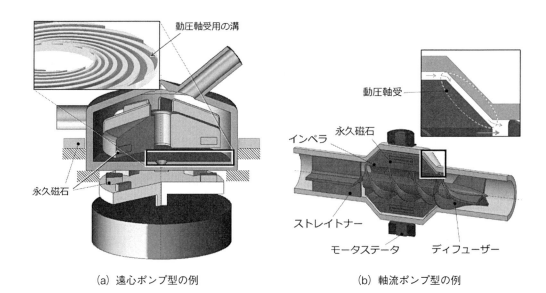

(a) 遠心ポンプ型の例　　(b) 軸流ポンプ型の例

図6　動圧浮上型血液ポンプの概略図

第 4 章　血液ポンプと人工心臓

　インペラとハウジング間の流体隙間を狭めると，動圧軸受の支持力が大きくなる。一般的にインペラを支持するために，流体隙間は数十 μm から 100 μm 程度になるが，インペラ直径 50 mm 程度の遠心型血液ポンプの場合，流体隙間が 100 μm 程度になると，インペラ回転に伴うせん断力力によって溶血（血球の破壊）増加の可能性がある[12]。このため，血液ポンプにおいては可能な限り大きな流体隙間でインペラを支持できるように溝形状を設計する必要がある。

　例えばスパイラル溝形状の場合，動圧力は溝と軸受面に描いた同心円の成す角 α の関数で表されることが報告されている[13]。動圧力を最大とする角度 α はインペラの回転数や，動圧軸受面を通過する血液の流速に依存するが，血液ポンプの場合，およそ 10 度から 20 度程度となる場合が多い。動圧軸受の設計の際は数値力学解析を用いる場合が多い。本来，血液はせん断速度に応じて見かけの粘度が変化する非ニュートン流体であるが，血液ポンプ内は 10,000 s^{-1} を超える高いせん断速度が作用しており，この領域においては粘度がほぼ一定とみなせるため，設計の際はニュートン流体と仮定するのが一般的である。

　動圧で浮上するインペラへの回転トルクの伝達は，図 6(a) に示す通り永久磁石をモータで回転しトルクを伝達する磁気カップリング方式か，図 6(b) に示す通りダイレクトドライブ方式となる。インペラ内部に永久磁石を設置し，外部にモータステータを設置して直接，電気エネルギーを回転エネルギーに変換するダイレクトドライブ方式は，ポンプ全体を小型化しやすいため，埋込型の人工心臓で採用される場合が多い。ただし，ステータ・インペラ間にポンプ用ハウジングと血液の流路を設ける必要があり，一般的なモータと比べて磁気的なギャップが大きく，モータ効率の向上は難しい。一方，永久磁石を配置した磁気カップリングディスクを外部モータで回転させ，永久磁石同士の吸引力を利用してトルクを伝達する磁気カップリング方式では，一般的な産業用モータを利用でき，電気・回転エネルギー変換を行うステータ・ロータ間の空隙を非常に狭くできる。それゆえ，モータ効率が高いうえにモータの発熱が血液に伝達しにくい利点を有し，体外循環用血液ポンプで一般的に採用される。

4　磁気浮上型ポンプ

　図 7 に磁気浮上型ポンプの概念図を示す。本方式ではインペラを電磁力によって非接触支持する。物体のすべての自由度を静磁場のみで支持することはできず，少なくとも 1 自由度は不安定となることがアーンショウの定理で証明されている。そこで渦電流変位計，もしくはホール素子を用いてインペラの変位を計測し，電磁石を用いてインペラ変位をフィードバック制御することで，安定な非接触支持を実現している。例えば図 7(a) に示すインペラ運動の水平方向の一つを x 軸と定義すると，変位 x に関する運動方程式は次式で表される。

$$m\ddot{x} + c\dot{x} + kx = k_i i \tag{1}$$

なお，インペラの変位が十分に小さいとの仮定や，制御電流が発生する磁束に対して，永久磁石

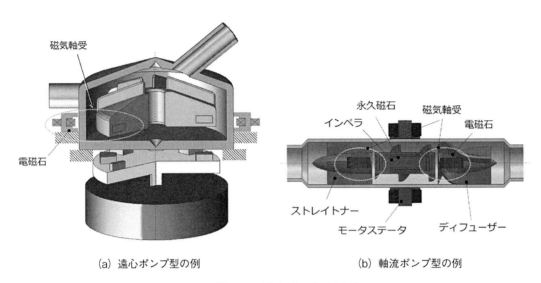

(a) 遠心ポンプ型の例　　　　(b) 軸流ポンプ型の例

図7　磁気浮上型血液ポンプの概略図

のバイアス磁束や電磁石のバイアス電流が発生する磁束が十分に大きいとの仮定のもと，線形近似している。m はインペラの質量に加えて，血液中でインペラが運動する際に作用する付加質量も含む。c は主に速度に比例する血液の流体抵抗による粘性減衰係数であり，k は永久磁石やバイアス電流の吸引力に起因する剛性である。また，k_i は，電磁石に供給する制御電流 i と，それによってインペラに作用する電磁力の比例定数である。不安定な自由度においては，電磁力の吸引力のため，k が負となるので，安定化するために適切なコントローラを設けてフィードバック制御する。

　回転以外の5自由度をすべてフィードバック制御で安定化するタイプと，1〜4自由度を永久磁石が発生するバイアス磁束で受動支持し，残りの自由度をフィードバック制御するハイブリッドタイプが開発されている。受動支持による制御自由度の低減はセンサや電磁石数の削減に伴うポンプの小型化に有利であるが，血液吐出に伴いインペラに作用する推力や，患者の運動等によってポンプに作用する撃力に対しても非接触を保てるように，高剛性化する必要がある。

　回転トルクは動圧浮上型ポンプと同様に，ダイレクトドライブ方式と磁気カップリング方式がある。ダイレクトドライブ方式の中でも，モータと磁気浮上の両機能を一つのステータで兼ねた，ベアリングレスモータを用いたポンプも臨床応用されている[14]。本方式はステータの体積を低減できる可能性があり，小型化に有利と言われている。

5　磁気浮上型ポンプの多機能化技術

　磁気浮上型ポンプの場合，磁気軸受をインペラの非接触支持以外にも応用し，人工心臓の多機

第4章 血液ポンプと人工心臓

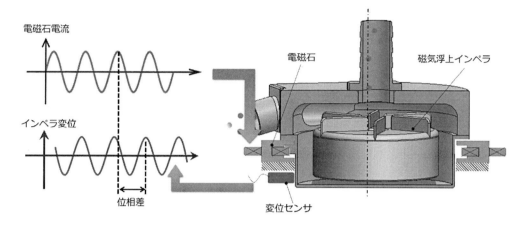

図8 磁気軸受を用いた血液粘度推定の概要

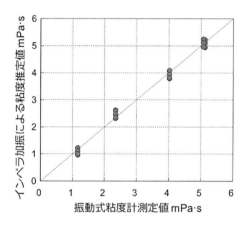

図9 血液粘度の推定値と粘度計による測定値の比較

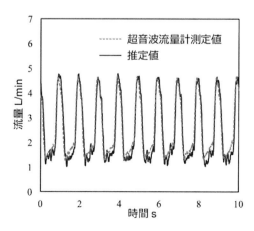

図10 模擬循環回路を用いた *in vitro* 実験での拍動流推定結果

能化を実現する研究もなされている。人工心臓において正確に流量を制御するためには流量計が必要であるが，流量計の埋め込みはシステム複雑化のために望ましくなく，モータの消費電力からおおよその流量を推定している場合が多い。磁気浮上しているインペラには流量に応じた流体力が作用しており，浮上インペラの変位や電磁石電流にわずかな変化が生じる。そこで磁気浮上制御系に外乱オブザーバを設けることで流体力を推定し，ポンプを通過する流量を正確に推定する技術が開発されている[15]。ただし，高精度な流量推定には，患者の水分量に応じて日内変動する血液粘度をリアルタイムで知る必要がある。式(1)で示した粘性減衰係数cは血液粘度と相関がある。そこで図8に示すように，インペラの磁気浮上用電磁石に正弦波電流を重畳し，インペラを微小に加振することで，インペラの電流と変位の位相差から血液粘度を推定する技術が開発されている[16, 17]。その結果の一例を図9に示す通り，市販の振動式粘度計と高い精度で一致している。これらの技術を合わせると，図10のように拍動流も推定可能である。現在，この推定拍動流をもとに，心臓の拍動に合わせてモータの回転数を変動させる心拍同期制御などの応用が研究開発されている。

6　おわりに

　血液ポンプが開発されてから100年，人工心臓の開発としては70年が経とうとしている。体外循環用のポンプであったものが，今日ではインペラの非接触浮上技術の成功と合わせて，長期使用可能な体内埋込型補助人工心臓に至るまでに進歩している。現在では人工心臓装着患者の5年生存率は心臓移植患者と同等になりつつあり，まさにドナー不足の課題を解決できる可能性が見出され始めている。体内の補助人工心臓に電力を供給するドライブラインでの感染症など，解決すべき課題は残されているものの，重症心不全患者が長期間，在宅で治療が可能になるまで技術の進歩を推し進めてきた多くの医師と研究者，技術者に敬意を表したい。

文　　　献

1) L. E. Bayliss *et al.*, *J. Sci. Instrum.*, **5**, 278-279 (1928)
2) M. E. DeBakey, *New Orleans Med. Surg. J.*, **78**, 386-389 (1934)
3) D. A. Cooley, *Tex Heart Inst. J.*, **14 (2)**, 112-118 (1987)
4) H. H. Dale *et al.*, *J. Physiol.*, **64**, 356-364 (1928)
5) S. Saito *et al.*, *J. Artif. Organs*, **12 (1)**, 27-34 (2009)
6) K. Makinouchi *et al.*, *Artif. Organs*, **20**, 523-52 (1996)
7) H. Hoshi *et al.*, *Artif. Organs*, **30 (5)**, 324-38 (2006)
8) FD. Pagani, *Semin. Thorac. Cardiovasc Surg.*, **20 (3)**, 255-63 (2008)

第 4 章　血液ポンプと人工心臓

9)　I. Yoshitake *et al. Artif. Organs*, **33**(**9**), 763-766 (2009)

10)　MS. Slaughter *et al., J. Heart Lung Transplant*, **32**(**7**), 675-683 (2013)

11)　JD Schmitto *et al. Eur. J. Heart Fail.*, **21**(**1**), 90-97 (2019)

12)　H. Hoshi *et al., Artif. Organs*, **30**(**12**), 949-954 (2006)

13)　F. Amaral *et al., Artif. Organs*, **37**(**10**), 866-874 (2013)

14)　R. John *et al., J. Thorac. Cardiovasc Surg.*, **141**(**4**), 932-9 (2011)

15)　CN. Pai *et al., Flow Meas. Instrum.*, **21**(**1**), 33-39 (2010)

16)　W. Hijikata *et al., Artif. Organs*, **39**(**7**), 559-568 (2015)

17)　W. Hijikata *et al., Proc. IMech. E. Part H: J. Eng. Mede.*, **233**(**5**), 562-569 (2019)

第5章 体内埋込型ドラッグデリバリーデバイス

梶　弘和[*1]，中村幸誠[*2]

1　はじめに

　薬物送達において，経口投与および注射による投与はもっとも一般的な方法である。一方で，局所に高濃度の薬物投与が求められる疾患に対しては，副作用が起こりにくくかつ治療効果が得られる範囲に血中薬物濃度をコントロールすることが難しく，また統合失調症などの慢性疾患に対しては，服薬アドヒアランスの面で課題がある[1]。一般的な投与方法の場合には徐放製剤や分子標的などの工夫が必要であるが，低侵襲で留置し患部に直接薬物を届ける体内埋込型ドラッグデリバリーデバイスを使用した投与方法も解決策の一つである。

　本稿では，筆者らが開発してきた後眼部疾患用ドラッグデリバリーデバイスおよび口腔疾患用ドラッグデリバリーデバイスについて紹介する。

2　後眼部疾患用ドラッグデリバリーデバイス

　網膜疾患は，加齢黄斑変性や糖尿病性網膜症など，視力に深刻な影響を与え，視覚障害や失明を引き起こす可能性がある病気である。これらの疾患は慢性的に症状が進行して，視覚障害や失明を引き起こし，患者の生活の質（Quality of Life，QOL）を大幅に低下させる。特に高齢者に多く見られるため，超高齢化社会を迎えている日本においては，その治療法の開発が急務である。Fig. 1には，一般的な眼部への薬物投与方法を示しているが，薬物が目の奥にある網膜に届きにくい点が治療を困難にしている[2]。このため，網膜に効果的かつ正確に薬物を届けるドラッグデリバリーシステムの開発が必要である。

＊1　Hirokazu KAJI　東京科学大学［旧 TMDU］　総合研究院　生体材料工学研究所
　　　　　診断治療システム医工学分野　教授
＊2　Yukinari NAKAMURA　東京科学大学［旧 TMDU］　総合研究院　生体材料工学研究所
　　　　　診断治療システム医工学分野；
　　　　　アステラス製薬㈱　製剤研究所　包装・デバイス研究室

第5章　体内埋込型ドラッグデリバリーデバイス

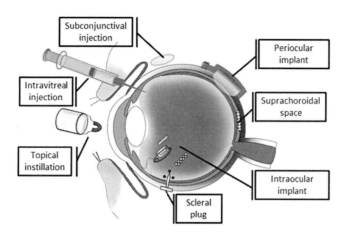

Fig. 1 Examples of drug delivery systems and devices for the posterior segment of the eye.

2.1　カプセル型デバイス

　網膜疾患を対象としたドラッグデリバリーシステムは長年検討されてきているが，薬物徐放期間の短さや眼内感染症等の問題から，広く臨床応用されたものは少ない。このような背景から，強膜上に留置する安全な投与法で長期間にわたり薬物を徐放する，カプセル型の薬物徐放デバイスを開発した。

　デバイスの基材には，光硬化性樹脂であるポリエチレングリコールジメタクリレート（PEGDM）を使用しており，分子量の異なる2種類のPEGDMを混合し，その組成比によって

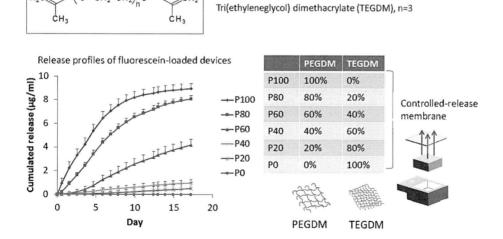

Fig. 2 Control of drug release by PEGDM/TEGDM composition ratio and structure of the capsule-type device.

低分子化合物の放出を制御できることを見出した（Fig. 2）。さらに，デバイスの形状を薬物非透過性のリザーバーと徐放膜から成るカプセル型にすることで，一方向性の持続的な薬物徐放を可能にした[3]。このデバイスを強膜上に留置すると，周囲血管やリンパ組織への薬物の流出が抑制でき，眼外から網膜に薬物が移行することが示された。薬物徐放デバイスを用いた経強膜投与では，薬物の全身移行が少なく後眼部への局所投与が可能である。また，デバイスの組織への癒着が無いため容易に摘出可能で，副作用時にいつでも投薬を中止できる。先行開発中のウノプロストンを搭載したカプセル型デバイスに関しては，2017年に非臨床試験POCを取得，2023年度に網膜色素変性症に対するI/IIa相医師主導治験を終了し，現在，次相試験に向けた検討を行っている（Fig. 3）[4～7]。ウノプロストン徐放デバイスは，緑内障治療薬である低分子化合物ウノプロストンを網膜色素変性症治療のために再開発したものであるが，他の既存薬も局所徐放性を付与することでドラッグリポジショニングの可能性を有する。

徐放膜とリザーバーに充填する薬物ペレットのPEGDMの組成比を調整することで，複数の薬物のデバイスからの放出性を独立に制御できる。例えば，ウノプロストンとラジカル消去剤であるエダラボンを搭載したデバイスを光誘発網膜損傷モデルラットの強膜上に移植したところ，相乗的な網膜神経保護効果が確認された[8]。

PEGDMのみで作製した徐放膜は，その網目が小さく高分子化合物は透過できないが，徐放膜中にコラーゲン微粒子等で連通孔を形成することにより，抗体医薬等の高分子薬物の放出を制御できることを見出した[9]。血管新生抑制ポリペプチドであるバソヒビン-1を充填したデバイスを，脈絡膜新生血管モデルラットに移植したところ，良好な治療効果を確認している[10]。

上述のカプセル型デバイスも含め，従来の薬物徐放デバイスはシングルユースのため，薬物放出終了後にデバイスの摘出・再移植が必要である。この課題をクリアするために，薬物放出終了

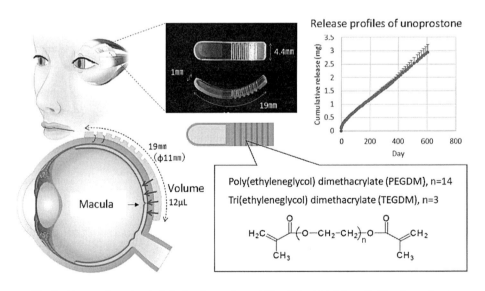

Fig. 3 Unoprostone-loaded device for a phase I/IIa clinical trial for retinitis pigmentosa.

第 5 章　体内埋込型ドラッグデリバリーデバイス

後にその場で薬物を再注入可能なデバイス[11]や，半永久的な薬物徐放を達成するために，特定の成長因子を分泌する細胞を長期培養可能なデバイス[12]も検討している。

2.2　シート型デバイス

カプセル型デバイスの移植には，侵襲性は低いものの，結膜切開や強膜上への縫合等のマイナー手術が必要であり，移植法のさらなる低侵襲化が望まれる。そこで，デバイスをシート化し自己展開機能を付与することで，注射針等の細管を介して強膜上に送達するシート型デバイスを検討している。

一つ目のデバイスは，低分子化合物の徐放を志向したものであり，薬物放出性と展開性を制御するために，デバイス構造は，放出制御層，薬物含有層，ガード層，展開層の 4 層から成るシート型であり，各層は分子量の異なる 2 種類の PEGDM から構成されている (Fig. 4)[13]。PEGDM の組成比を変えることで，放出制御層と薬物含有層を薬物低透過性，ガード層を薬物非透過性にすることで，放出制御層側からのみ薬物が徐放される。また，ガード層の下に高膨潤率の PEGDM を展開層として導入することで，展開するシートの曲率を制御可能にした。モデル薬物としてフルオレセインを充填したデバイスを，ウサギ結膜下のスペースにシリンジ針を介して射出すると，強膜上に展開することを確認している (Fig. 5)。さらに，デバイスから放出されたフルオレセインが網膜に移行することも確認している。

二つ目のデバイスは，PEGDM から成る厚さ数十ミクロンのシートに薬物を含浸させたコラーゲン微粒子を包埋することで構成される[14]。当デバイスで想定している薬物は，抗 VEGF 抗体等の数十 kDa 以上の高分子化合物であり，これらの薬物分子のコラーゲン微粒子内での拡散係数がシート基材である PEGDM 内での拡散係数より十分大きくなるようにデバイスを設計することで，薬物分子はシート内でネットワークを形成したコラーゲン微粒子内を拡散し，最終的に

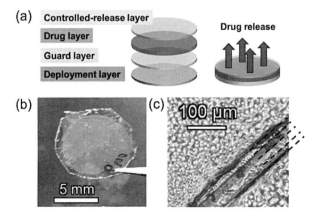

Fig. 4　(a) Schematic diagram of the sheet-type device. (b) Photograph and (c) cross-sectional image of the device.

医療工学研究の最前線

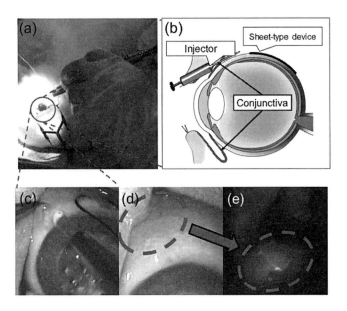

Fig. 5 (a) Photograph and (b) schematic image of how the sheet-type device is transplanted into the subconjunctival space of a rabbit eye via a syringe-type injector. (c) Magnified image of (a). (d) Photograph and (e) fluorescence image of the conjunctiva after implantation.

シート表面に露出したコラーゲン微粒子からシート外に放出される。このデバイスは，シート表面間に作用するファンデルワールス力により捲回状態を維持することができ，捲回状態のシート型デバイスをシリンジ針から水中に射出することで自己展開させることも可能である。これは水がシート高分子内に浸透して高分子が膨潤し，シート表面間に作用していたファンデルワールス力が解放されることで曲げ応力が緩和されることによるものである。抗 VEGF 抗体であるラニビズマブを充填したシート型デバイスを，脈絡膜新生血管モデルラットに移植したところ，良好な治療効果を確認している[15]。

2.3 網膜下への細胞デリバリーシステム

難治性網膜疾患に対する薬物療法は，基本的に症状の進行遅延を目的としたものであり，自己再生能を有さない網膜に対する根本的治療策としては，細胞移植が必要となる。例えば，難治性網膜疾患の一つである AMD の治療を目的に，網膜色素上皮（RPE）細胞などの視細胞懸濁液を医療用シリンジにて直接注入する細胞移植療法が検討されてきているが，眼底下の狭小な黄斑部へ分散した細胞を安定に送達・生着させることが極めて困難なため治療効果が低いことが課題となっている[16]。近年では，iPS 細胞から作製した RPE 細胞シートを患部に移植する試みも検討されているが，狭小な網膜下に低侵襲かつ効果的に細胞シートをデリバリーする手法の確立が課題である。

第 5 章　体内埋込型ドラッグデリバリーデバイス

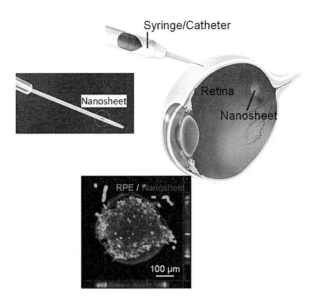

Fig. 6　Cell delivery to the subretinal space using polymeric nanosheets.

　そこで，自己支持性高分子ナノ薄膜を細胞培養基材として利用する検討から[17]，生分解性のナノ薄膜を移植担体とする細胞デリバリーシステムを提案した[18, 19]。ナノ薄膜の高い柔軟性を利用することで，薄膜上で培養した細胞集団の組織構造を損なうことなく，注射針等の細管を用いて低侵襲にて体内に移植操作を行うものである（Fig. 6）。まずは，AMDの治療を目的に，RPE細胞を担持したナノ薄膜の網膜下への安全かつ効果的な送達を検討した。円盤状に成型したポリ乳酸グリコール酸共重合体（PLGA）のナノ薄膜上でRPE細胞を培養し，シリンジ針を用いて吸引・射出したところ，針管内における摩擦などにも関わらず，吸出し操作前後で細胞組織の形態や生存率に大きな変化が生じないことがわかった。特に，針内径の2倍以上の直径を有するナノ薄膜においても80％以上の細胞生存率を維持することがわかった。さらに，摘出豚眼球の網膜下にナノ薄膜を注入したところ，ナノ薄膜は網膜下で展開し，元の円盤型に戻ることが確認された。in vivo環境における当システムの有効性を検討し始めるとともに，細管から射出された薄膜の展開性を向上させるために，薄膜への自己展開機構の付与を検討している。さらに，薄膜に薬物徐放機能の搭載も検討しており，細胞と薬物の同時デリバリーを可能にすることで，相乗作用による治療効果の向上も視野に入れている。近年，iPS由来RPE細胞シートの臨床研究が行われているが，執刀医自身が細胞シートの送達法と展開性を課題として挙げており，開発中の薄膜デバイスは，幹細胞治療実現を支援する医療デバイスとしての波及効果が期待される。また，本手法は，眼のみならず，複雑な部位や不安定な組織（例えば，心筋梗塞における冠動脈組織など）に対しても応用可能である。移植に用いる細胞種，薬物に応じて最適な薄膜をテーラーメードで作製できれば，画期的な移植療法への発展が見込める。

3　口腔粘膜疾患用ドラッグデリバリーデバイス

　口腔への薬物投与はアクセスが比較的容易で，軟膏や口腔粘膜貼付錠，バッカル錠などの投与方法はあるものの，口腔内環境は舌や歯，唾液などにより非常に動的である。そのため，患部への軟膏・錠剤の付着や薬物の浸透が妨げられるほか，噛んだり飲み込んだりする恐れがあるなど，服用方法の遵守が課題となっている。また，口腔扁平苔癬（OLP）などの難治性口腔粘膜疾患の患者は，痛みなどの症状により歯磨きや食事などの日常生活において困難と制限を受けるほか，治療には長期間を要していることが多い。

　そこで筆者らは，低侵襲かつ日常生活や疾患状況に合わせて装着/脱着が可能なオーラルアプライアンス型のドラッグデリバリーデバイスを現在開発している（Fig.7）。薬剤の徐放を担う部分は，基材として分子量の異なる2種類のPEGDMを用い，それぞれの分子量の違いから組成比によって放出速度の制御が可能であることを確認している。また，オーラルアプライアンスは日々手入れを行い，清潔に保つことが求められることから，市販の洗浄剤が放出速度に与える影響についても評価をしている。

　当デバイスについては特許申請中（出願番号：特願2024-082001）であり，今後は特定臨床研究にて，このデバイスの実現可能性の調査をOLP患者を対象に行う予定である。

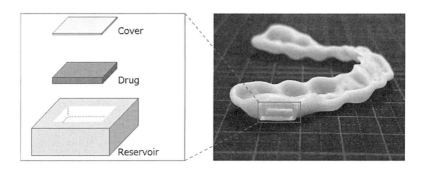

Fig.7　Image of an oral appliance for sustained drug release in the oral cavity.

4　おわりに

　本稿では，筆者らが現在検討中の後眼部疾患用ドラッグデリバリーデバイス，ならびに口腔粘膜疾患用ドラッグデリバリーデバイスの開発状況を紹介した。本稿に記載した研究成果は，当時東北大学大学院医学系研究科阿部俊明教授，永井展裕助教，ならびに東京医科歯科大学道泰之准教授，金澤学教授，その他多数の共同研究者の協力を得て行ったものである。また，成果の一部は，科研費・基盤研究(B)(26286031，17H02752) 同挑戦的萌芽研究（26560233，16K12890），AMED・革新的バイオ医薬品創出基盤技術開発事業，同・難治性疾患実用化研究事業，および

第 5 章　体内埋込型ドラッグデリバリーデバイス

日本失明予防協会の支援を受けて行われた。ここに感謝の意を表する。

文　　献

1) M. Elizabeth *et al.*, *Advanced Drug Delivery Reviews,* **199**, 114950 (2023)
2) H. Kaji *et al.*, *Adv. Drug Deliv. Rev.*, **128**, 148-157 (2018)
3) N. Nagai *et al.*, *Acta Biomater.*, **10**, 680-687 (2014)
4) N. Nagai *et al.*, *J. Biomed. Mater. Res. B Appl. Biomater.*, **104**, 1730-1737 (2016)
5) N. Nagai *et al.*, *Invest. Ophthalmol. Vis. Sci.*, **57**, 6527-6538 (2016)
6) N. Nagai *et al.*, *J. Mater. Sci. Mater. Med.*, **28**, 107 (2017)
7) N. Nagai *et al.*, *Invest. Ophthalmol. Vis. Sci.*, **59**, 644-652 (2018)
8) N. Nagai *et al.*, *Adv. Healthcare Mater.*, **3**, 1555-1560 (2014)
9) T. Kawashima *et al.*, *Biomaterials*, **32**, 1950-1956 (2011)
10) H. Onami *et al.*, *PLoS ONE*, **8**, e58580 (2013)
11) N. Nagai *et al.*, *Eur. J. Pharm. Biopharm.*, **136**, 184-191 (2019)
12) H. Kojima *et al.*, *Micromachines*, **11**, 436 (2020)
13) Y. Sato *et al.*, *Biomed. Microdevices*, **21**, 60 (2019)
14) T. Kondo *et al.*, *J. Biomed. Mater. Res. B Appl. Biomater.*, **106**, 780-786 (2018)
15) N. Nagai *et al.*, *Int. J. Pharm.*, **567**, 118458 (2019)
16) S. R. Hynes *et al.*, *Graefes. Arch. Clin. Exp. Ophthalmol.*, **248**, 763-778 (2010)
17) T. Fujie *et al.*, *Nano Lett.*, **13**, 3185-3192 (2013)
18) T. Fujie *et al.*, *Adv. Mater.*, **26**, 1699-1705 (2014)
19) J. Suzuki *et al.*, *Biomater. Sci.*, **5**, 216-222 (2017)

第6章　微細加工技術を用いた低侵襲医療機器の高機能化・多機能化

芳賀洋一[*1]，鶴岡典子[*2]

1　はじめに

内視鏡や医療用チューブであるカテーテルを用いた低侵襲医療が広く行われるようになった。低侵襲医療とは，体を大きく切開せずに内視鏡やカテーテル，長い金属針などを体内に挿入し従来の手術に匹敵する検査や治療を行うもので，患者の身体的，精神的負担を減らせるほか，入院期間を短縮し医療費の削減にも役立つ。

ここでは，低侵襲医療に用いられる医療機器に多機能化・高機能化が求められる背景とその際に必要な制約について述べ，我々の開発事例を中心に高機能化・多機能化の試みを具体的に紹介した後，MEMS（Micro Electro Mechanical Systems：微小電気機械システム）技術を中心とした微細加工技術を利用した課題の解決について提案する。

2　高機能化・多機能化が求められる背景と制約

内視鏡は，主に口や肛門などの開口から挿入され胃や腸など消化管の検査・治療に用いられる，シャフトが柔らかく曲がる軟性鏡と，胆嚢摘出などの腹腔鏡手術や脳腫瘍摘出のための脳手術に用いられ棒状でシャフトが硬く曲がらない硬性鏡がある。

主にポリマー製チューブで構成されるカテーテルは血管内など主に管腔内に挿入され，検査のほか，血管内治療として血管内狭窄部を内側から広げることや脳動脈瘤内に内側から詰め物をして破裂を未然に防ぐことなどが行われる。

これら内視鏡やカテーテルおよび，その内腔に挿入され用いられる機器は，より細く小さく，かつ精度良く，安全かつ確実に検査と治療が行えること，さらに新たな検査，治療の実現が求められている。その理由の1つは体を大きく切開した場合に比べ観察範囲が狭くなり，さらに観察および治療機器の動作範囲や角度が大きく制約されるためであり，より自由度の高い観察や診断および治療手技の実現が求められている。2番目の理由として体内局所の病変部をより精度良く，安全に検査，治療できることが今後の方向性として求められているためであり，その要求される分解能は組織レベルから細胞レベルにまで至る。

---

*1　Yoichi HAGA　東北大学　大学院医工学研究科／大学院工学研究科　教授

*2　Noriko TSURUOKA　東北大学　大学院工学研究科　助教

第6章　微細加工技術を用いた低侵襲医療機器の高機能化・多機能化

このような要求と課題を工学技術により解決する試みが近年多くなされてきており，この実現のために微細加工技術が役立つ。一方で，低侵襲医療に用いられる医療機器の多くは，構造が複雑な軟性内視鏡や一部の医療機器のような，やむを得ない場合を除き，血液や体液を介した感染を防ぐため1回使い捨て（ディスポーザブル）であることが求められ，これにより一つ一つの医療機器は価格を高く設定できない制約が生じ，高機能化・多機能化の実現と，これによる新たな材料の使用，および，より複雑な構造物の組立に伴う作製コストの上昇の両立が成り立たなくなるトレードオフが生じる。ここでは次節にて我々の開発事例を中心に高機能化・多機能化の試みを具体的に紹介した後，前述した高機能化・多機能化の実現と，量産性などによる微細加工技術を用いた作製コストの低減と新たな組立方法の試みについて提案する。

3　高機能化・多機能化の試み

3.1　運動機構

一般に，消化管検査などに用いられる軟性内視鏡の屈曲や組織をつかむ鉗子の動作は，シャフトを通したワイヤーを体外から牽引することで行っており，これは内視鏡手術ツールをロボット化したロボット外科手術でも同様である。しかし，体外からワイヤー牽引することによる駆動は，内視鏡シャフトなど外径が細く小さくなる程シャフトが変形しやすくなるため先端の精密な動作ができなくなる。特に曲がりくねった先では自在な操作はできない。これは医療用カテーテルについても同様である。

低侵襲医療ツールにマイクロアクチュエータを組み込むことで細く柔らかい機器の先端において精密な動作が可能になる。マイクロアクチュエータとして比較的大きな変位と力が出せる形状記憶合金（SMA），ポリマーアクチュエータなどが提案されている。例えばSMAをカテーテルや内視鏡など医療ツールの先端部に搭載することで，図1のように屈曲，ねじれ回転や伸縮など様々な動きを実現できる[1]。具体的な用途として例えば，腸の通過障害である腸閉塞の際に腸内容を吸引して減圧治療を行うポリマーチューブ先端に屈曲機構を搭載し，病変部に容易に到達できるようにした屈曲チューブなどがある[2]。SMAを用いて多方向に曲がることができる能動屈曲機構先端にCMOSなどの電子イメージャーを搭載することでワイヤー牽引よりも屈曲機構を低コスト化でき，従来の軟性内視鏡は他の人に繰り返し使用するために使用後に洗浄滅菌する必要があるのに対し，1回使い捨て化も可能になると期待される[3]。

低侵襲医療機器を多機能化するその他の方向性として，シャフトの局所に関節機構を配置することや2つの医療機器の間を関節で接続することなどが考えられる。先端部に折れ曲がり関節と屈曲関節，両方が装着された内視鏡を図2に示す[4]。図に示すLink 1はLEDと電子撮像素子であるCMOSイメージャー，Link 2は発光ダイオード（LED）が搭載されており，Link 2の後ろにある節は，手術器具を挿入できる構造になっている。Link 1とLink 2は超弾性合金の屈曲関節で連結されており，Link 2とその後ろにある部分は超弾性合金の折れ曲がり関節で連結

医療工学研究の最前線

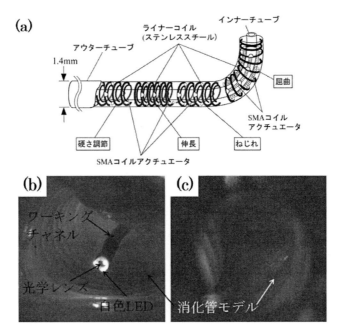

図1　形状記憶合金（SMA）を用いた多方向能動屈曲電子内視鏡（外径 3.9 mm）
　　(a)形状記憶合金を用いた能動屈曲機構の構成図
　　(b)能動屈曲電子内視鏡を腸モデル内に挿入した様子
　　(c)先端のイメージャーから腸モデルを撮像した様子

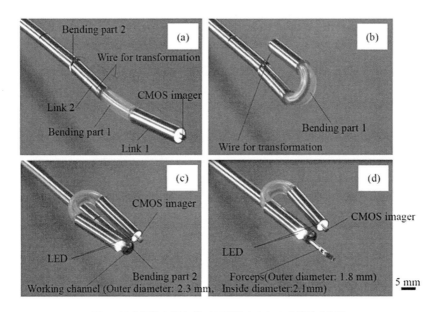

図2　屈曲関節と折れ曲がり関節を有した多機能内視鏡

第6章 微細加工技術を用いた低侵襲医療機器の高機能化・多機能化

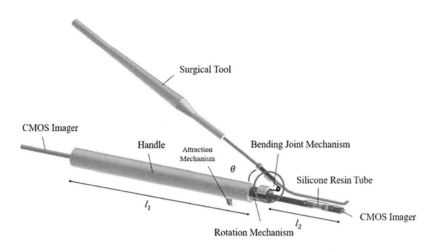

図3 箸状内視鏡の構成

されている。挿入および作業後の抜去の際は図2(a)のように直線化することで挿入に必要な空間を小さく抑え，侵襲を小さくできる。使用の際には，まず屈曲関節の方のワイヤーを体外から牽引することでBending part 1を曲げる（図2(a)→(b)）。次に折れ曲がり関節の方のワイヤーを牽引することでBending part 2を曲げた後（図2(b)→(c)），Link 2の後ろにある部分から手術器具を出すことで1つの医療機器の挿入のみで体内の観察と同時に手術手技を行うことができ，さらに術中にイメージャーの角度を適宜変え，視野を変更することができる。このように内視鏡に屈曲関節や折れ曲がり関節を適用することで侵襲をできるだけ小さく抑えながら，性能の向上や多機能化により，より複雑な手技をより安全に実現できる。

耳科手術において，内視鏡を用いる経外耳道的内視鏡下耳科手術は従来の顕微鏡で行う方法よりも術野の確保が容易になり患者の負担を減らすことができるメリットがある。片手は内視鏡，他方の手は手術器具を持つことで手術を行うことが一般的であるが，吸引管と切開器具のような2つの手術器具を同時に用い出血をコントロールしながら手術手技を行う際は手が足りず，やむを得ず内視鏡を内視鏡ホルダーに固定することや他の術者に保持して貰う必要がある。この課題を解決するため，図3のように内視鏡と手術器具を箸のように片手で持ちながら使える箸状内視鏡を提案し試作評価を行った[5]。これにより，片手で内視鏡と手術器具を同時に使うことができ，一人の術者が2つの手術器具と内視鏡を扱えるようになる。

3.2 センサと小型部品

医療用途のための各種マイクロ力センサや触覚センサ，圧力センサが試作開発されているが，我々は光ファイバー先端に外力によってたわむ膜（ダイヤフラム）を取り付け，外力によるそのたわみ量を光学的に読み取ることで，体内に挿入できる細径の圧力センサを開発している。図4

59

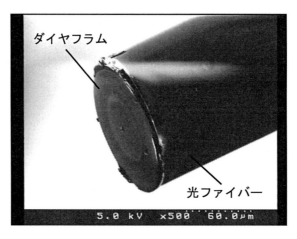

図4　極細径光ファイバー圧力センサ（外径 125 μm）

に開発した直径 125 μm の極細径光ファイバー圧力センサを示す[6]。MEMS 技術により作製された厚さ 0.7 μm の薄いシリコン酸化膜ダイヤフラムが直径 125 μm の光ファイバー端面に形成されており，圧力によるダイヤフラムのたわみを白色光の干渉スペクトル変化を用いて検出する。髪の毛程度に細いので，従来のセンサでは挿入不可能な血管内が病的に狭くなった部位や末梢の細い血管などに挿入でき，精密な血圧計測を行うことができる。応用として血管が病的に狭くなった部位前後の圧変化を計測し治療の判断に役立つ評価をすること，胸腹部の心血管手術の際に重要な臓器を虚血から守る臓器灌流カテーテル[7]，また，血圧ではないが，上部消化管内視鏡を用いて十二指腸乳頭部に挿入し，内圧を測定することで膵炎などの原因となる Oddy 括約筋の異常を測定するセンサとすることができる[8]。

手術器具の高機能化，多機能化の際には機器の性能を損なわずに実現しなければならない。触覚や力を計測するセンサを内視鏡手術に用いられる鉗子に搭載することを目指しているが，電気メスなどを用いる環境では電磁ノイズの影響を受けないことが望ましい。前述の光ファイバー圧力センサを用い，図5に示すようなパッケージングを行うことで小型かつ電磁ノイズの影響を受けない力センサが実現できた[9]。これを経鼻脳手術用鉗子に搭載し，鉗子に触覚および把持力を計測する機能を搭載する試みを行っている。3個の力センサを鉗子シャフト部に搭載することで鉗子側面にかかる力の方向と大きさを計測し，図5右のように内視鏡画像などの手術画面のモニターにリアルタイムに表示することができる。

前述の SMA を用いた屈曲機構，箸状内視鏡などに用いた電子撮像素子である CMOS イメージャーは，いずれも医療用途として開発され市販されている外径数 mm，数万画素の電子部品であり，既に気管に挿入する市販の使い捨て内視鏡に用いられている実績がある。複数の企業において開発が行われており，小型化および画素数の向上が行われている。

不整脈治療のために体内に埋め込まれる心臓ペースメーカーには，バッテリー，刺激電極，プ

第6章　微細加工技術を用いた低侵襲医療機器の高機能化・多機能化

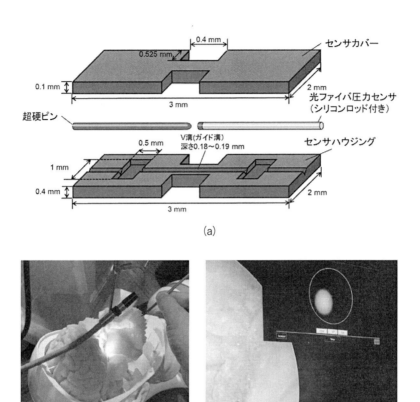

図5　光ファイバー圧センサを応用した力センサ
(a)力センサの構造
(b)力センサ搭載経鼻手術鉗子(左)と手術画面上への表示(右)

ロセッサーが一体化され，指先に乗るほど小さくパッケージングされたリードレスペースメーカーがあり，カテーテル経由で心室内に挿入，留置され用いられる。心室をタイミング良く電気刺激し肺および全身に血液を効率よく駆出するためには心房が収縮し心室に血液が充満したタイミングを知る必要があるが，この目的のため，リードレスペースメーカー内に小型3軸加速度センサが搭載され用いられている。

このように，低侵襲医療の多機能化，高機能化のために小さくパッケージングされた電子部品を有効活用することができる。

61

4 一括作製技術

4.1 フォトファブリケーション

微細加工技術として，集積回路技術，精密機械加工技術，MEMS技術など様々な技術があるが，この中でMEMS技術は，電子回路などを作製する半導体微細加工技術を発展させ，微小な機械要素までも作製できる技術であり，小さくとも高機能・多機能な機器を一括に作製でき，小型の圧力センサや加速度センサ，角速度センサなど車の姿勢制御，携帯機器の高機能化から光通信分野における光スイッチなど広く用いられてきている。

前述のようにMEMS技術は電子回路などを作製するフォトファブリケーションを中心とした半導体微細加工技術を発展させた背景を持つことから，図6のように，複雑な機械要素を組立工程を並列に行い一括作製可能であり，量産性に優れている。フォトファブリケーションとは，紫外線照射により残るネガレジストや，逆に紫外線照射により溶解するポジレジストなどのフォトレジストを成膜した基板に露光現像を行うことで小さく精密な繰り返しパターンを一括で行う技術と，これに引き続くエッチング工程や成膜工程を組み合わせて微小パターンや構造体を一括で作製する技術である。

前述の光ファイバー圧力センサの場合，センサ部構造体はフォトファブリケーション技術を用いてシリコン基板上に多数のダイヤフラム構造を一括で作製し，その後，RIE（Reactive Ion Etching：反応性イオンエッチング）で貫通エッチングを行い，ダイヤフラムを持った多数の円柱形状パーツを一括作製する。この円柱パーツをガラスキャピラリ内で光ファイバー端面に金属層を介して接合した後，円柱のシリコン部のみを選択的にエッチング除去しセンサが完成する。センサ部が小さいので1回のプロセスで1枚のシリコンウェーハから数10万個という膨大な数のダイヤフラム構造体を得ることができる。前述のCMOSイメージャーも小型3軸加速度セン

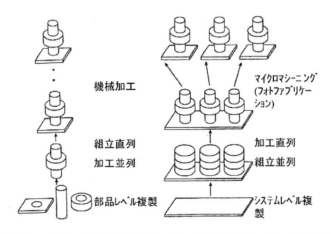

図6 従来の機械加工・組立（左）と低価格化，使い捨て化を可能にする一括作製の比較（右）

第6章　微細加工技術を用いた低侵襲医療機器の高機能化・多機能化

サも，同様にフォトファブリケーション技術を用いることで量産が可能になる。

4.2　微小部品の実装と非平面基板

前述の図5に示す光ファイバー圧力センサを応用した力センサの組立を行う際に，各部品を一つ一つピックアップし位置合わせを行うことで組立コストが高くなる。この課題を解決する試みとして一括作製するためのセットアップを図7に示す。実際には光ファイバーなど長尺部品の取り回しに課題が残ったが，一括組立による低コスト化の見通しを立てることができた[10]。

体内に挿入または留置する医療機器の多くは注射針や内視鏡の鉗子口を通して体内に挿入され

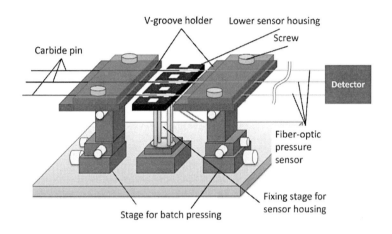

図7　力センサの一括作製セットアップ

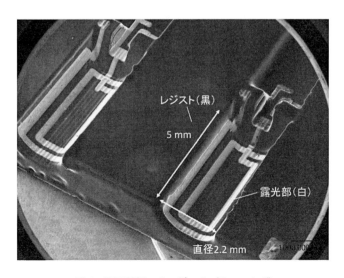

図8　凹面基板へのレジストパターニング

ることから一般に円筒形状をしており，半導体微細加工技術など平面基板をベースに発展してきたMEMS技術がそのまま適応できない場合が多い。非平面へ適用可能なMEMSプロセスとして直径数mm程度の非平面部分にフォトファブリケーションを行う試みとして，凹面基板へのレジストパターニングを行った結果を図8に示す。このパターンは体内に挿入され周囲組織からの核磁気共鳴信号を受信するためのコイルパターンとなっており，凹面部奥の突出部の上にキャパシター部品や集積回路などを搭載することで体腔内から周囲組織のイメージングを高精細に行うMRI（核磁気共鳴イメージング）プローブとすることを目指している[11]。

4.3 積層技術と実装技術の組み合わせ

図3で示した箸状内視鏡には折れ曲がり関節が1個存在するが，FDM（熱溶解積層）方式の3Dプリンターを用いて水溶性基部と組み立て治具および固定台を造形する積層法と，ロボットアームを用いて部品を治具上に配置する実装法を組み合わせ，この関節構造を1回のプロセスで複数個，一括に組立作製する手法の開発を試みた（図9）。関節構造は外径3.73mm，内径3.2mm，長さ30mmおよび同径で長さ20mmの2種類の金属製パイプと，内径5mm，線径0.6mm，巻数4を有する金属製ねじりバネの両端がポリ乳酸（PLA）製の2つの固定台を介して接着剤で固定されている構造になっている。

積層法は，ある定まった順番に沿って材料を一層ずつ積み上げて造形していく方法である。本研究ではFDM方式の3Dプリンターを利用した。用いたプリンターはノズルが2個あり2つの異なる材料を同時に同じ層に造形できる。実装方法としてロボットアームを利用し実装の対象部品であるパイプとねじりバネ部品の実装配置を自動で行った[5]。作製物を一括で複数個作製するために部品を配置する台となる同じ形状の組み立て治具を予め複数列（今回は3列）並べて作製し，ロボットアームによる部品の配置と固定を連続して行った。プロセスを図9に示す。1)水溶性材料であるBVOH（Butendiol Vinyl Alcohol Copolymer）を用いて基部を高さ0.6mmまで造形する。2)高さ0.6〜1.4mmにおいては，用いた3Dプリンターの同じ層に2種類の異なる材料を同時に造形できる機能を用いBVOHによる基部の造形と同時にPLAにより固定台と部品置き場を造形し，高さ1.4mmからは固定台と部品置き場および組み立て治具を引き続きPLAを用いて造形する。高さ0.6〜1.4mmにおいてBVOH基部とPLA製固定台を同時に造形する。3)部品置き場にねじりバネと2種類のパイプを手作業で配置する。4)ロボットアームを用い部品置き場のねじりバネを1列目の組み立て治具中央に配置する。5)1列目の2個の固定台上に手作業で接着剤を塗布する。6)部品置き場にある2種類の長さのパイプを1列目の組み立て治具上に配置する。3)〜6)のプロセスを2列目，3列目に対しても同様に繰り返し行う。7)造形物と折れ曲がり関節，全体を取り外し，それらをビーカー内の水に浸漬する。8)超音波洗浄機により超音波加振を行い，9)これにより水溶性材料であるBVOHが溶解する。10)ビーカーから作製物として折れ曲がり関節を取り出すことで図9下写真に示すような3個の作製物が得られた。

第 6 章 微細加工技術を用いた低侵襲医療機器の高機能化・多機能化

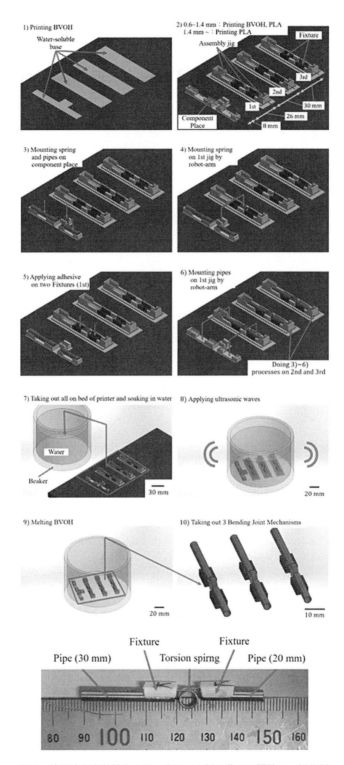

図 9 積層法と実装技術を組み合わせた折れ曲がり関節の一括作製

現在，本手法を発展させ，図1に示したSMAを用いた能動屈曲機構の一括作製を試みている。

5　おわりに

　低侵襲医療に用いられる医療機器の多機能化・高機能化は現在の低侵襲手技の制約および課題を解決するために，また，より分解能の高い精密な手技を実現し安全かつ確実に検査，治療を行うために不可欠であり，微細加工技術の発展に伴い，今後ますます広く活用されることが期待される。一方で早期かつ具体的な実現のためには高機能化・多機能化に伴う作製コストの上昇を回避する必要があり，従来の微細加工技術の利点を活用するとともに，2.2項で述べたように，今後入手可能となる，またはカスタマイズして使用できる小さくパッケージングされた電子部品を有効活用することが有効と考えられる。

　本章では，低侵襲医療機器の高機能化・多機能化が求められる背景とその際に必要な制約について述べ，我々の開発事例を中心に高機能化・多機能化の試みを具体的に紹介した後，MEMS（Micro Electro Mechanical Systems：微小電気機械システム）技術を中心とした微細加工技術を利用した課題の解決について提案する。微細加工技術が提供する高い信頼性，高機能性は，今後の低侵襲医療の発展に欠かせないものであり，技術の発展に伴い，今後ますます広く活用されることが期待されている。半導体微細加工技術など平面基板をベースに発展してきたMEMS技術がそのまま適応できない一般に円筒形状をしている低侵襲医療機器に場合に対し，課題を解決する新たな微細加工技術と組立技術，および今後入手可能となる新たな部品の有効活用が求められている。

文　　　献

1)　芳賀洋一ほか，電気学会論文誌 E, **120**, 515（2000）
2)　水島昌徳ほか，日本コンピュータ外科学会誌，**5**, 23（2004）
3)　牧志渉ほか，電気学会論文誌 E, **131**, 102（2011）
4)　須田信一郎ほか，日本コンピュータ外科学会誌．**14**, 447（2012）
5)　許峻ほか，日本生体医工学会大会（2024）
6)　K. Totsu *et al.*, *J. Micromech. Microeng.*, **15**, 71（2005）
7)　橘侑子ほか，電気学会論文誌 E, **135**(6), 204（2015）
8)　T. Hanzawa *et al.*, *Minim Invasive Ther Allied Technol.*, **27**, 226（2018）
9)　J. Arata *et al.*, *Applied Science.*, **9**, 3454（2019）
10)　Y. Kashimura *et al.*, *Sensors and Actuators A*, **362**, 114672（2023）
11)　松永忠雄ほか，電気学会論文誌 E, **136**(5), 153（2016）

第7章　マイクロデバイスによる
　　心筋メカノバイオロジーの探求

池内真志[*1]，小泉彩芽[*2]

1　はじめに

　細胞は常に内外から引張り・圧縮応力や，せん断応力を受けている。このような外力，すなわちメカノストレスに対応するため，細胞膜には力を感知するメカノセンサーが多数存在している[1]。メカノセンサーが感知したメカノストレスの程度や種類に応じて，細胞内では細胞骨格の再構成や，タンパク質合成などの生化学的な応答が進み，恒常性を保つ。生体内の臓器の中でも，特に心臓は拍動によって，24時間休みなく大きなメカノストレスを受ける[2]。高血圧になると心筋細胞に対するメカニカルストレスが増大するが，心筋細胞は生後すぐに分裂を止めるため，細胞数を増やして対応することができない。そのため，負荷の増大に対応し心臓の機能を維持するように個々の細胞が肥大化し，心臓が大きくなる形態構造変化（リモデリング）が生じる。このリモデリングはストレスに対する代償的応答であるが，この状態が長く持続すると機能不全（心不全）に陥る。心筋細胞のリモデリングについては多くの研究がなされており，特にメカノストレスのシグナル伝達機構と心肥大の関連性が調べられている[3]。その中で，大動脈結紮心不全モデルを用いて心筋細胞にメカニカルストレスを付与することで，NFAT，Akt，ERK1/2など様々なシグナルが活性化することが明らかにされている[4,5]。

　動物モデルを用いた研究の他にも，生体外で培養した心筋細胞に伸展刺激を与えることで，メカノストレスの影響を解明する研究が行われている[6~8]。培養心筋細胞を用いる利点は，大量培養によって繰り返し実験ができることや負荷の強さを調節できる点にある。心筋細胞への伸展刺激によって，AktやERK1/2，p38など様々なシグナルが活性化することが報告されている。また，伸展刺激を付与した際の遺伝子発現についても研究されており，動物モデルでの実験結果と同様にANP，BNPの分泌が促進されることが確認されている[9,10]。このような生体外での培養心筋細胞を用いた研究では，様々な伸展刺激を与える装置が開発されてきた。Belusらは極細炭素繊維の先端に単離心筋細胞を取り付け，伸展刺激を与えた際の電気的活動の変化を評価した[11]。しかし，単離細胞から得られる情報は限られたものであり，周辺の細胞との相互作用がない点など生体環境とはほど遠いという課題があった。そこで，心筋組織としての機能を評価する

---

*1　Masashi IKEUCHI　東京科学大学［旧 TMDU］　総合研究院　生体材料工学研究所
　　　　　　　　　精密医工学分野　教授
*2　Ayame KOIZUMI　東京大学　大学院情報理工学系研究科　システム情報学専攻

医療工学研究の最前線

ために，心筋細胞を柔軟なフィルム器材上で培養し，フィルムの伸展を通じて心筋細胞シートに対して伸展刺激を与える装置[12]や，柔軟なシリコーンゴム製のマイクロピラーアレイを用いて，心筋細胞を8の字のリング状組織として培養し，ピラーの変位から収縮機能を評価するデバイスが開発されている[13, 14]。

2　心拍の位相

心臓は等容性収縮期，駆出期，等容性弛緩期，充満期の心周期を繰り返すことで，拍動し血液を送り出している。それぞれの位相で心室内圧は上下し，心室内壁への圧力も変化する。高血圧や心臓弁膜症などは心不全の原因で，高血圧は肥大型心筋症を，大動脈弁閉鎖不全は拡張型心筋症を引き起こす。高血圧などによる負荷は圧負荷と呼ばれ，心臓が収縮して血液を全身に拍出しようとする位相に受ける抵抗で，心臓としては拍出圧力が増える状態である。また，大動脈弁閉鎖不全などによる負荷は容量負荷と呼ばれ，収縮開始前に心臓にかかる負荷であり，心臓としては相対的に血液量が増える状態である。このように，心筋は心周期の中で，位相によって異なる負荷を受けることが知られている。

しかし，生体外での心筋細胞を用いた従来の研究では，メカノストレスの大きさや周波数のみが解析対象であり，位相は問題とされていなかった。単離心筋細胞を用いて，拍動の波形に着目した研究は報告されているが，これは伸展刺激によって人工的に拍動周期を作り出すものである[11]。前述のように，心臓におけるメカノストレスは，心周期の位相によって，全く異なるため，心筋細胞に対するメカノストレスの影響をより深く解明するうえで，生体外での実験でも，自律拍動と外部からのメカノストレスの位相差を制御することは極めて重要である。そこで，我々は自律拍動の位相に対して任意の位相差を持つ伸展刺激を加えることができるデバイスを開発することで，心筋細胞の拡張時に伸展刺激を与えて容量負荷を，収縮期に伸展刺激を与えて圧負荷を模した新たな実験系を構築することを目指した。

3　伸展刺激システム

3. 1　システム構成

心筋細胞が収縮と弛緩を繰り返すサイクルは非常に高速なものである。これをモニタリングする指標の1つに，左心室から大動脈への血液駆出時間（前駆出時間，PEP）がある[15, 16]。この前駆出時間は安静時において100 ms前後であることから，心筋細胞の自律拍動の位相に合わせて伸展刺激を与えるためには，自律拍動の開始から50 msec以下で応答できるようなデバイスが必要と考えられる。本研究で開発した細胞伸展システムの構成をFig.1に示す。このシステムは倒立顕微鏡のステージ上に細胞培養に適した環境を用意し，その中で細胞の様子を観察しつつ実験を行うことが可能である。顕微鏡の映像はUSBカメラ（DFK33UX250, The Imaging

第7章　マイクロデバイスによる心筋メカノバイオロジーの探求

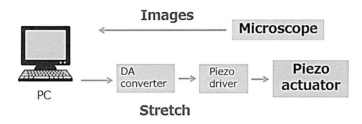

Fig.1　Schematic illustration of the real-time cell stretching system.

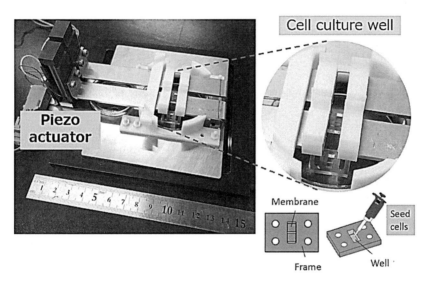

Fig.2　Whole view of the real-time cell stretching system.

Source）を通してPCに取得され，画像処理による動きの情報をもとに駆動指示が出されると，DA変換器（120802LN-USB, CONTEC），ピエゾドライバ（M-2691, メステック）を通してピエゾアクチュエータ（MTD16S830F100, メカノトランスフォーマ）が変位を発生させる。このアクチュエータに柔軟な素材でできた細胞培養部が取り付けられ，細胞への伸展が達成される。完成した細胞伸展システムの外観をFig.2に示す。

3.2　細胞培養部

本システムでは，伸縮可能な柔軟な薄膜の上で心筋細胞シートを培養し，その薄膜を外力で伸縮させることで心筋細胞シートに対して伸展刺激を負荷する。そのため，薄膜の素材には弾力性と細胞適合性が求められる。本研究では，この2つを両立するポリジメチルシロキサン（PDMS, SYLGARD™ 184 Silicone Elastomer Kit, DOW）を用いて細胞培養部を製作した。作製した細胞培養部をFig.3に示す。細胞培養部は大きさ10.5 mm×15.0 mm，高さ2.0 mmで，中央にウェルが存在する枠構造となっている。ウェル底面には大きさ2.5 mm×2.5 mm，

69

医療工学研究の最前線

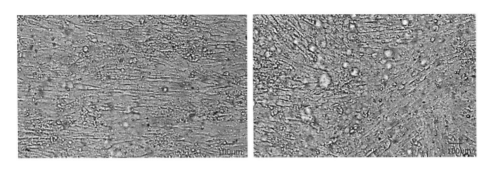

Fig.3 Cardiomyocytes cultured on grooved surface (left) and smooth surface (right).

厚さ 0.2 mm の PDMS 薄膜片が 2 枚接着され，伸展時の膜面の 3 次元的変形を抑制するため両端にはスリットが入っている。このウェル部分に細胞を播種し，薄膜上に接着させて培養する。枠構造 4 隅には直径 2.0 mm の穴が開いており，隣り合う穴同士の間の距離は 5.0 mm，ウェルを挟んだ穴同士の間の距離 8.5 mm となっている。薄膜表面には 3 μm ピッチで微細溝をパターニングし，心筋細胞をアクチュエータの駆動方向に配向させた（Fig.3）。

3.3 自律拍動の検出と応答

顕微鏡により記録される動画（392 fps）からオプティカルフローを計算し心筋細胞の動きを定量化する。各フレームにおいて，10 点の特徴点についてオプティカルフローを計算し，その平均移動量を求めた（Fig.4）。1 回の拍動につき 2 つのピークが存在し，1 つ目のピークが収縮に，2 つ目のピークが拡張に対応する。拍動の位相に合わせた伸展を達成するためには，収縮が開始する時点を捉える必要がある。そのため，事前に 10 秒間拍動の様子を学習し，拍動周期と収縮開始時の特徴点移動量を求め，その情報をもとに拍動の検出を行う。

本システムにおいて，その応答性はきわめて重要となる。システムの応答時間は，顕微鏡の画

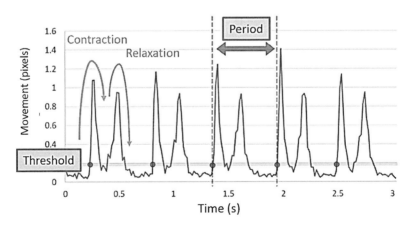

Fig.4 Movement graph of beating cardiomyocytes.

第7章 マイクロデバイスによる心筋メカノバイオロジーの探求

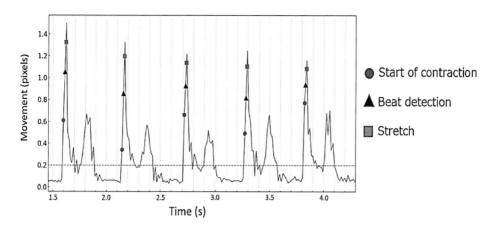

Fig.5 Evaluation of the system response time.

像をプログラムが取得し，拍動を検出して，アクチュエータに駆動指示を出すまでのプログラム内処理時間と，アクチュエータが駆動入力を受けてから実際に動き始めるまでのデバイス応答時間の2つに分かれる。それぞれの平均値は12 ms, 8 msであり，システム全体としての応答時間は20 msであった。培養心筋細胞を用いて自律拍動検出の応答性評価を実施した結果をFig.5に示す。収縮開始を検出し，即座にアクチュエータを駆動することで，収縮速度がピークに達するまでの収縮期前半に伸展刺激を与えられている。この結果から，拍動に合わせた伸展を行うことのできるシステムであることが示された。

4 順位相伸展刺激によるメカノストレス応答評価

本システムが心筋細胞に伸展刺激を与え，その応答を観察・評価できるものであることを確認するため，ヒトiPS細胞由来心筋細胞に周期的な伸展刺激を与える実験を実施した。入力波形は周期160 msの正弦波パルスを1秒おきに繰り返すものとし，3%の伸展率で2時間の伸展刺激下培養を行った。伸展実験に対する細胞の応答の1つとして，細胞骨格変化の観察を行った。細胞がメカノストレスを受けると，その刺激は細胞表面のインテグリンで受容され，細胞骨格を通じて核へと伝達していく。その際，メカノストレスに応答して細胞骨格が変化することが報告されている[17]。本実験では生細胞用蛍光プローブ（SPY555-actin, Cytoskeleton）を用いてアクチン細胞骨格の可視化を行った。伸展前後のアクチン染色画像をFig.6に示す。伸展後には蛍光強度が強くなり，アクチン量の増大が確認された。

次に，心機能関連遺伝子の発現量に及ぼす影響をqRT-PCR法で評価した。標的遺伝子はMYH7, TNNT2, ACTa1, ACTB, NPPA, NPPBとした。MYH7, TNNT2, ACTa1, ACTBはメカノストレスを受容する細胞骨格を構成する遺伝子である。心筋の最小単位であるサルコメ

アの中にはミオシンフィラメントとアクチンフィラメントが存在する。ミオシンフィラメントを構成するミオシンは，ミオシン重鎖と呼ばれる繊維状のタンパク質がより合わさった形となっている。そのミオシン重鎖をコードするのがMYH7である。そして，アクチンフィラメントを構成するアクチンをコードするのがACTa1やACTBであり，アクチンフィラメントの1ピッチごとに存在するトロポニンをコードする遺伝子としてTNNT2がある。また，MYH7，TNNT2は心筋症で変異を示す遺伝子である。MYH7は最初に発見された心筋症の原因遺伝子で，肥大型心筋症，拡張型心筋症やミオパチーでも本遺伝子の異常が見られる[18]。TNNT2は肥大型心筋症の原因遺伝子であり，日本人の肥大型心筋症の患者のうち家族性患者の約10％にTNNT2変異が認められたとの報告もある[19]。さらに，ACTa1の異常は先天性ミオパチーをもたらし，心肥大マーカーの1つとなっている[20]。また，NPPA，NPPBは心筋特有の胎児期遺伝子であり，心不全マーカーであるANP，BNPをコードするものである。ANPは主に心房で，BNPは主に心室で合成されるホルモンであり，その濃度が高いほど心機能が減少していることが知られている[21]。伸展刺激サンプルにおける標的遺伝子の，ネガティブコントロールサンプルに対する相対

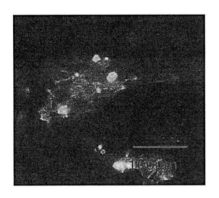
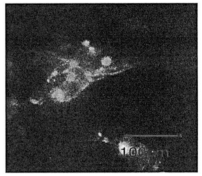

Fig.6　Fluorescent images of F-actin before (left) and after (right) stretching for 2 h.

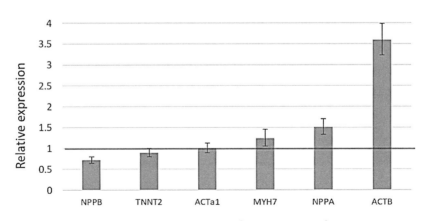

Fig.7　Gene expression levels (relative to control).

第7章　マイクロデバイスによる心筋メカノバイオロジーの探求

発現量の定量結果を Fig.7 に示す。標的遺伝子のうち ACTB の相対発現量が 3 倍以上となった。ACTB は細胞骨格の β アクチンをつくる遺伝子であり，力学的な刺激に応じて発現が亢進したと考えられる。その他の遺伝子に関しては顕著な変動は認められなかった。先行研究では心筋細胞に伸展刺激が加わると胎児型遺伝子が活性化し，MYH7 や NPPA，NPPB の発現が上昇することが報告されているが，今回は伸展刺激時間が 2 時間と短かったために，有意な発現変化が見られなかった可能性がある。

5　逆位相伸展刺激による異常拍動の誘発

位相制御伸展刺激を付与できるという特徴から，本システムを心臓震盪の病態モデルに応用できる可能性があると考える。心臓震盪は若年者の突然死の原因の 1 つであり，多くはスポーツ中に胸部にボールがぶつかるなどして強い衝撃が加わることによって生じる。このとき，心臓震盪が生じるか否かは，衝撃が加わる際の拍動位相によって決定される。具体的には，心電図の T

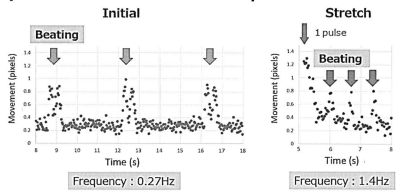

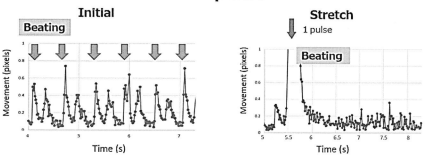

Fig.8　Movement of cardiomyocytes before and after controlled phase stretch. stimulation experiments. (a) In-phase condition,　(b) Counter-phase condition.

波頂上付近の時点で強い刺激が与えられると心臓震盪に陥る。心臓震盪は重大な疾患であるが，その病態モデルはブタを用いた動物実験のみであり，動物倫理の観点からも，*in vitro* モデルの開発が望まれている[22]。開発したシステムを用いて拍動の位相と順位相，および逆位相で，伸展率9%の伸展刺激を1パルス与え，その後の細胞の様子を観察する実験を行った。伸展刺激を与えた際の移動量のグラフを Fig.8 に示す。順位相条件（Fig.8 a）では，刺激付与直後に拍動周波数が増加する現象が見られ，その周波数は伸展刺激前の約5倍であった。その後5分ほどかけて元の周波数に戻る様子が観察された。一方，逆位相条件（Fig.8 b）では，刺激直後に拍動が大きく抑制され，その動きは移動量のグラフから検出できないほどに不規則かつ微弱であった。その後2分ほど経過した時点で突如，拍動の大きさが元の大きさに戻り，安定して拍動する様子が見られた。このように順位相条件と逆位相条件では，伸展刺激がもたらす拍動への影響が大きく異なり，特に逆位相条件では心停止に相当する異常拍動が誘発された。ただし，本研究の実験条件は限定的なものであり，心臓震盪の *in vitro* モデル確立のために研究を継続している。

6　結言

　これまで，心筋細胞のメカノバイオロジー研究のために様々な伸展刺激装置が開発されてきた。しかし，いずれも心筋細胞や心筋組織の自律拍動を無視し，外部から所定の振幅と周期の刺激を与える系となっていた。臨床的には，心周期のどの位相で負荷が過大になるかにより，病態が異なることが明らかであるにも関わらず，*in vitro* の実験系で刺激の位相が考慮されていなかったことは驚きであるが，自律拍動と所定の位相差を設けて刺激を与えるには，心筋細胞の収縮開始を検出して数10ミリ秒以内にアクチュエータの動作を完了させる必要があり，工学的に難しいことも原因であった。本稿では，我々が開発した自律拍動の位相に応じて伸展刺激を付与することができる細胞伸展システムを紹介した。高速画像処理と高応答駆動系の統合により，培養心筋細胞の自律拍動位相に合わせた伸展刺激を実現した。また，位相制御伸展実験により異常拍動現象が誘発され，生体外における心臓震盪の病態モデルとしての可能性を示した。本稿をきっかけに，自律拍動の位相と外部刺激との位相差に着目した心筋細胞メカノバイオロジー研究に関心を持って頂ければ幸いである。

謝辞

　本研究を進めるにあたり，東京大学大学院医学系研究科の小室一成先生，野村征太郎先生，伊藤正道先生，候聡志先生には，細胞の提供や実験技術に関して多大なるご協力を頂きました。この場をお借りして御礼申し上げます。

第7章　マイクロデバイスによる心筋メカノバイオロジーの探求

文　　　献

1) 宮坂恒太ほか, 生化学, **81**(6), 494 (2009)
2) L. A. Samsa *et al., Am. J. Med. Genet. C Semin. Med. Gene*, **163**, 157 (2013)
3) 赤澤宏, 小室一成, 医学のあゆみ, **257**(10), 975 (2016)
4) I. Shimizu *et al., J. Mol. Cell Cardio.*, **97**, 245 (2016)
5) S. Nomura *et al., Nature Commun.*, **9**(1), 1 (2018)
6) M. Zhan *et al., J. Cell Sci.*, **120**(4), 692 (2007)
7) Troy A. Hornberger *et al., Am. J. Physiol. Cell Physiol.*, 288 (1), C185 (2005)
8) H. A. Baba *et al., Cardiovascular Research*, **59**(2), 390 (2003)
9) D. Frank *et al., Hypertension*, **51**(2), 309 (2008)
10) J. Rysä *et al., Scientific Reports*, **8**(1), 1 (2018)
11) A. Belus & Ed White, *Journal of Physiology*, **546**(2), 501 (2003)
12) H. Yang *et al., Scientific Reports*, **6**(1), 1 (2016)
13) R. J. Mills *et al., Proc. Natl. Acad. Sci.*, **114**(40), E8372 (2017)
14) S. Yamada *et al., Sci. Adv.*, **9**, eade7047, (2023)
15) W. S. Harris *et al., J. Clin. Investig.*, **46**(11), 1704 (1967)
16) D. B. Newlin *et al., Psychophysiology*, **16**(6), 546 (1979)
17) K. Ohashi *et al., J. Biochem*, **161**(3), 245 (2017)
18) Y. Gao *et al., Mol. Cell Biochem.*, **479**, 393 (2024)
19) 木村彰方, 心臓, **46**(1), 4 (2014)
20) N. G. Laing *et al., Human Mutation*, **30**(9), 1267 (2009)
21) A. S. Maisel *et al., Int. Heart J.*, **52**(5), 253 (2011)
22) M. S. Link *et al., New England Journal of Medicine*, **338**(25), 1805 (1998)

第8章　人工視覚

田代洋行[*1], 寺澤靖雄[*2], 太田　淳[*3]

1　はじめに

視覚は光のエネルギーが網膜に並ぶ視細胞に対する刺激となって生じる感覚である。視細胞により光から変換された神経信号が，視神経，外側膝状体を介し大脳後頭部の一次視覚野に伝わり，脳内での情報処理を経て，我々は外界を「視る」ことができる（図1）。これらの視覚伝道路の機能が疾病により損なわれると，視覚障害を生じる。視覚経路に電流などの人工的な刺激を加えると閃光光覚（フォスフェン，phosphene）が得られる。人工視覚（visual prosthesis）は，光景に応じた疑似光覚を得られるよう制御された人工的な刺激を加えることで，失明者の視覚を再生するデバイスやシステムの総称である。

本章では，人工視覚の原理および方式，最近の研究・開発動向について解説する。

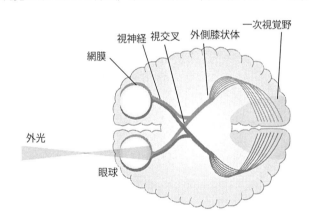

図1　視覚伝道路（視覚経路）

---

*1　Hiroyuki TASHIRO　九州大学大学院　医学研究院　保健学部門　講師；
　　奈良先端科学技術大学院大学　先端科学技術研究科　物質創成科学領域　客員准教授

*2　Yasuo TERASAWA　㈱ニデック　研究開発本部　研究開発センター　主席研究員；
　　奈良先端科学技術大学院大学　研究推進機構　次世代生体医工学研究室　客員教授

*3　Jun OHTA　奈良先端科学技術大学院大学　研究推進機構　次世代生体医工学研究室　特定教授

第8章 人工視覚

2 人工視覚の原理

　網膜色素変性，加齢黄斑変性といった疾患は網膜の視細胞が障害される疾患である。これらの疾患においても網膜神経節細胞（網膜神経節細胞の軸索の集合体が視神経）以降の視覚経路の機能は一定の割合で残存している[1]。緑内障は視神経が障害されるが，早期においては外側膝状体以降の視覚経路は残存する[2]。これらの残存視覚経路に外界光景に応じた制御を施された人工的な刺激を加えると，疑似光覚として視覚情報を認識させることができる。現在，主に開発に取り組まれているシステムは，制御の容易さから埋込式電気刺激デバイスを採用している。残存視覚経路のどこを刺激しても疑似光覚は得られ，刺激電極アレイの埋植部位すなわち刺激対象器官に応じて網膜刺激型人工視覚，視神経刺激型人工視覚，外側膝状体刺激型人工視覚，大脳刺激型人工視覚に分類できる（図2）。刺激点と空間的な認識点の1対1の対応（レチノトピー，retinotopy）を得るのが難しい視神経刺激型人工視覚，電極の埋植が難しい外側膝状体刺激型人工視覚は実用化に向けた開発例は少ない。一般的な人工視覚システムの構成は，刺激電極アレイ，刺激電流の生成を行うジェネレーター部，電力受信部からなる体内装置と，撮像部，撮像部の情

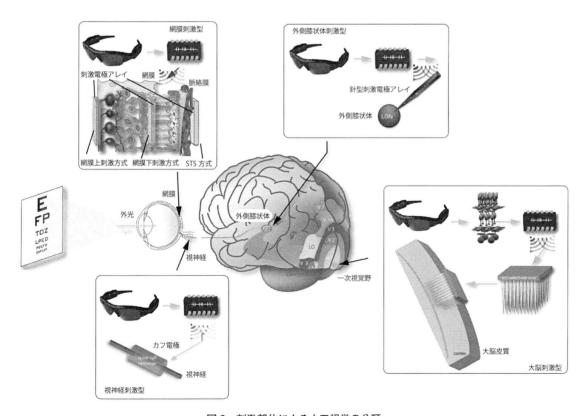

図2　刺激部位による人工視覚の分類
（クリエイティブ・コモンズ表示4.0国際ライセンスのもと文献3)より和訳改変・転載）

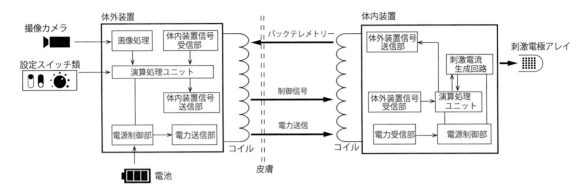

図3 一般的な人工視覚システムの基本的構成

報を刺激パラメーターにエンコードし電力とともに体内装置に伝える体外装置からなる（図3）。

3 人工網膜

人工視覚のうち，もっとも実用に向けた研究開発が進んだのは網膜刺激型人工視覚である。網膜刺激型人工視覚は人工網膜（retinal prosthesis, retinal implant, artificial retina）とも呼ばれる。人工網膜の利点は，視細胞が網膜外層に並んで分布しているため，面状に刺激電極を配置した刺激電極アレイにより刺激電極位置と空間の認識点を一致させやすくレチノトピーを得やすい点にある。電極アレイの埋植位置により網膜上（epi-retinal）刺激方式，網膜下（sub-retinal）刺激方式，脈絡膜上経網膜刺激（suprachoroidal-transretinal stimulation, STS）方式に分類できる（図4）。各方式の長短を表1に示す。

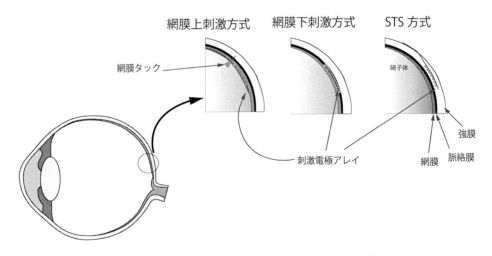

図4 刺激電極アレイの埋植部位による人工網膜の分類

第 8 章　人工視覚

表 1　電極アレイ埋植位置による人工網膜の分類と長短

	部位	長所	短所
網膜上刺激方式	眼腔内	刺激対象細胞に近接でき，刺激電流を小さくできる。 結果，省電力化，電極の微細化に向く。	眼腔内に電極アレイを固定する器官がないため，タックを眼球壁に刺し固定するが，タックによる炎症を起こしやすい。 網膜から電極が離れると刺激が不良になる。 眼球内外貫通部による感染症の恐れ。
網膜下刺激方式	網膜と網膜色素上皮の間	刺激電極が角膜側に向いているため，撮像素子と一体化した微小電極の製造が容易。 網膜に近いため刺激電流を小さくでき，微細化に向く。	埋植手術が難しい。 デバイスが脈絡膜から網膜への栄養を阻害する。 網膜剥離を起こす可能性がある。
STS 方式	脈絡膜上または強膜ポケット内	眼腔内操作が必要ないので他方式に比べ電極アレイの留置手術が容易。 眼球内外貫通部がないため眼球内感染症を起こしにくい。 電極アレイの固定が容易。	網膜との距離が遠く光覚を得るために必要な刺激電流が大きい。 安全な電荷注入のために刺激電極サイズが大きくなり，多電極化が難しい。

4　人工視覚の研究・開発動向

刺激電極の埋植部位については様々な検討が行われているが，その中で本節では最も研究が進んでいる網膜刺激型，および近年注目が高まりつつある脳刺激型について述べる。

4. 1　網膜刺激型

4. 1. 1　Argus[®] II

世界で最初に製品化された，網膜上刺激方式人工網膜である。直径 0.2 mm の電極を 6×10 配列に並べた電極アレイを有し，視野角 11°×19°の領域を刺激することができる[4]。米国南カリフォルニア大学を中心に開発が進められ，Second Sight 社が製品化し，2011 年に CE マーク，2013 年に FDA からの HDE（人道機器適用免除）承認を取得した。これまで，全世界で 350 名以上の患者に埋植が行われた。埋植後に装置を使用することで患者の視機能が改善し，その効果が長期にわたり持続する良好な結果が得られた[5]。一方で装置製造は 2019 年に終了し，Second Sight 社が現 Vivani Medical 社に買収され事業は終了した。その際，Argus[®] II 利用者へのサポート体制の見通しが問題視された[6]。

4. 1. 2　Alpha AMS

Argus[®] II に続いて実用化された網膜下刺激方式人工網膜である。外部から照射した光強度に応じた刺激電流を出力するマイクロフォトダイオードアレイと呼ばれる素子を採用している。直径 30 μm の刺激電極 1600 個を有し，9.3°×9.3°の視野角を実現した[7]。ドイツ　チュービンゲ

ン大学を中心に開発され，これを Retina Implant AG 社が製品化し一定数の患者に埋植された。一部患者で Argus® II を上回る視力が得られるなど良好な結果を得た一方，デバイスの長期的耐久性には課題が残った[8]。2019 年には事業終了が発表され現在デバイスは製造されていない。

4. 1. 3 PRIMA

Alpha AMS と同じく網膜下刺激方式人工網膜であるが，光電変換機能を有する電極アレイのみを網膜下に埋植し，電力と情報伝送は外部から電極アレイに投射される赤外光で行う。このため他の装置のように，刺激電極アレイと離れた部位に設置された体内装置本体部と有線接続し，本体部から電力や信号を受け取る必要がなくシンプルな構成を実現できる。さらに刺激電極の高密度化が可能であり，これを活かしてこれまでの人工網膜で対象とすることが難しかった加齢黄斑変性患者の中心視野再建を目指している。患者 5 名を対象としたフィージビリティスタディを完了，さらに患者 38 名を対象とした多施設臨床研究でのデバイス埋植を完了している[9]。米スタンフォード大学で技術開発され，仏ピクシウムビジョン社が製品化を目指し開発を進めてきた。PRIMA に関する知的財産権等を米サイエンス社が買収し今後の研究開発を継続するとの発表がなされている。

4. 1. 4 BVT Bionic Eye System

脈絡膜上（強膜と脈絡膜の間）に刺激電極を留置する方式を採用したデバイスである。直径 1 mm の刺激電極 44 極を有し，刺激電極アレイの大きさは視野角 37.6°×27.6° に相当する[10]。脈絡膜上には大きなデバイスを比較的安全に留置できるメリットがある一方で，網膜上刺激方式や網膜下刺激方式と比較して刺激電極と網膜間の間隔が大きく，光覚誘発のために大きな電荷注入を行わなければならない。このため他方式と比較して大きな刺激電極が採用されている。これまで患者 4 名にデバイスを埋植し，4 年以上の長期にわたる安全性と有効性を示している。オーストラリアのメルボルン大学および Bionics Institute を中心に開発されてきた。オーストラリアには神経補綴装置として成功した人工内耳のトップシェアを有するコクレア社があり，同社の技術協力も得て高い信頼性を有するデバイス開発が進められている。

4. 1. 5 STS 方式人工網膜

脈絡膜上に刺激電極を留置する，脈絡膜上経網膜刺激（suprachoroidal-transretinal stimulation, STS）と呼ばれる方式である。上記 BVT Bionic Eye System と異なり，刺激電極を強膜内に留置する方式を採用する。このため刺激電極は強固な強膜によって固定される。直径 0.5 mm の刺激電極を 49 極有し，視野角約 15° に相当する網膜領域を刺激する。BVT Bionic Eye System と同じく刺激電極が眼腔外に設置されるため安全性が高い利点を有する。より大きな電荷注入が必要であることも BVT Bionic Eye System と同様であるが，ポーラス表面を有する 3 次元形状に加工された電極を採用することでこの課題を克服している（写真 1）。大阪大学，奈良先端科学技術大学院大学およびニデック社を中心とする日本国内コンソーシアムによって開発が進められてきた。これまでに網膜色素変性患者 3 名に対し 1 年間デバイスを埋植し，その安全性と有効性を示した[11]。現在は製品化を目指した治験の準備が進められている。

第8章　人工視覚

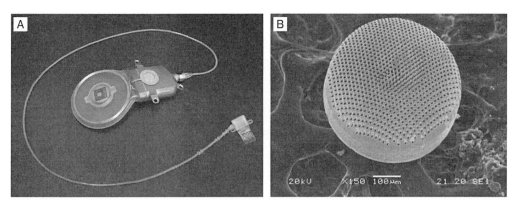

写真1　STS方式人工網膜　体内装置(A)とポーラス刺激電極(B)

4.2　脳刺激型

大脳皮質を刺激する方式は1970年代頃より様々な検討が行われてきた[12]。2000年代以降は実用的な研究はあまり行われていなかったが，近年になり臨床研究が複数開始され注目度が高まっている。

4.2.1　Orion™

人工網膜Argus®Ⅱを開発したSecond Sight社が開発を始め，現在はVivaniの子会社であるCortigent社が継続している。60極の刺激電極を有する電極アレイを大脳縦裂（左右半球間にある溝）に設置し一次視覚野を刺激する。これまでに患者6名に埋植を行い，最長で5年の長期埋植例が報告されている[13]。視機能検査では有効性が認められ将来性が期待されている。一方で光覚を誘発するためには平板状電極から数mA程度の大きな電流を加える必要があり，これに起因する癲癇発作が1例で発生したと報告されている[14]。癲癇発作は脳刺激型で最も懸念される有害事象の一つであり，これを避けて安全かつ実用的な視覚情報を伝達するための技術開発が進められている。

4.2.2　NeuraViPeRプロジェクト

スペインUniversity Miguel Hernandez（MUH）ではユタ電極として知られる96極の剣山型電極アレイを用いた脳刺激型人工視覚の研究が長年にわたり進められてきた。2020年にMUHを含む複数の研究機関からなるコンソーシアムNeuraViPeRが結成され，EUの大型予算を得て研究が進められている。2019年に患者1名に電極を長期埋植した研究結果が報告され，大半の電極から光覚が誘発できるなど良好な結果が得られたことを示し[15]，さらにその後も患者数を追加し多くのデータを得たと報告している。Orion™とは異なり刺激電極は後頭極近傍，一次視覚野と二次視覚野の間に埋植されている。針状の刺激電極を脳に刺入するため侵襲度は高いが，数十μA程度の微弱な電流で光覚を誘発可能であり，癲癇発作のリスク低減に寄与する。

4.2.3　ICVPプロジェクト

NeuraViPeRと同じく剣山型の電極を大脳皮質に刺入する方式であるが，ユタ電極ではなく

81

イリジウム線を並べ先端を酸化イリジウム化した電極を採用している[16]。16個の電極，電子回路およびコイルが一体化した直径5 mmのWFMA（Wireless Floating Microelectrode Array）を複数個埋植する。2022年に患者1名の後頭葉背外側面に25個のWFMAが埋植された。埋植後20ヶ月が経過してもすべてのWFMAは正常動作し，約30 μAの刺激で光覚が誘発できたことが報告されている[17]。今後さらに4名の患者を追加した臨床研究が予定されている。

5　今後の展望

製品化されたArgus® IIやAlpha AMSにより人工網膜の有効性と安全性が示されてきたが，より生活の役に立つ人工視覚が求められている。現在，一層の高解像度化，広視野化を目指したデバイス，AIによる補助を加えたシステムといった，より高性能な人工視覚の研究開発が国内外で取り組まれている。PRIMAを考案したスタンフォード大学では，臨床研究で用いられているピクセルサイズである100 μmを大幅に下回る40 μmの電極アレイを開発し，動物実験でその有効性を示している[18]。刺激電極の数が増えるとそれに伴う配線数の増加やその接続が課題となるが，奈良先端科学技術大学院大学を中心とするグループでは集積回路を分散配置することで多極化，広視野化と少数配線を両立するアーキテクチャを考案し（図5），その実用化を目指した研究を進めている[19, 20]。

また，デバイスの技術進展に伴い，対象疾患の拡大が期待されている。網膜刺激型人工視覚の対象疾患は，かつては網膜色素変性のみが考えられていた。ピクシウムビジョンのPRIMAは患者数の増加が今後見込まれる加齢黄斑変性への適応を目指している。加齢黄斑変性では視野中心の視機能が失われるが，疾患が十分進行した状態でも視野周辺部にはわずかに視力が残る。このためPRIMAの高解像度を活かし，中心視野の視機能を人工視覚で代替し，周辺視野の残存視機能とシームレスに接続する試みがなされている[21]。また網膜刺激型の人工視覚は網膜と視覚中枢を接続する視神経が緑内障や外傷で損傷していると適用できないが，脳刺激型ではこのような疾患にも適用可能であり対象疾患の拡大が期待できる。

デバイス埋植により人為的に視覚系神経を刺激する人工視覚以外にも，再生医療，光遺伝学，遺伝子治療といった技術を用いた視覚再生研究も精力的に進められている[22~24]。それぞれの技術には長短があり，失明の原因疾患やその病態も多様である。このため将来は，個々の病態に応じて適切な治療技術やデバイス，あるいはそれらの組み合わせを医師と患者が選択できる時代が到来することが期待される。

第 8 章　人工視覚

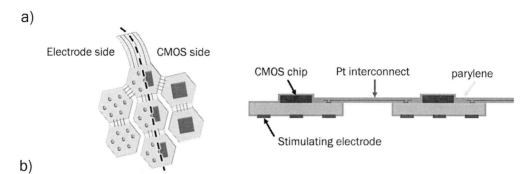

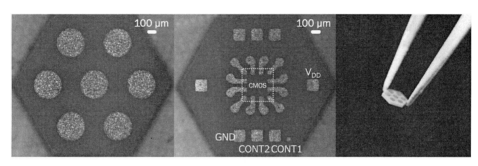

図 5　集積回路を分散配置したデバイス
a) 模式図および断面図，b) 実際に製作したデバイス写真
(クリエイティブ・コモンズ表示 4.0 国際ライセンスのもと文献 20) より転載)

文　　献

1) A. Santos *et al.*, *Arch. Ophthalmol.*, **115**(4), 511 (1997)
2) H.-J. Hu *et al.*, *Int. J. Ophthalmol.*, **16**(4), 638 (2023)
3) E. Fernandez, *Bioelectron. Med.*, **4**, 12 (2018)
4) H. C. Stronks *et al.*, *Expert Rev. Med. Devices*, **11**(1), 23 (2014)
5) L. da Cruz *et al.*, *Ophthalmology*, **123**(10), 2248 (2016)
6) S. Eliza *et al.*, *IEEE Spectrum*, **15**, 24 (2022)
7) R. Daschner *et al.*, *Sens. Mater.*, **30**(2), 179 (2018)
8) K. Stingl *et al.*, *Proc. Biol. Sci.*, **280**(1757), 20130077 (2013)
9) M. Muqit *et al.*, *Invest. Ophthalmol. Vis. Sci.*, **65**(7), 6486 (2024)
10) M. A. Petoe *et al.*, *Ophthalmol. Sci.*, 100525 (2024)
11) T. Fujikado *et al.*, *Invest. Ophthalmol. Vis. Sci.*, **57**(14), 6147 (2016)
12) W. H. Dobelle *et al.*, *J. Physiol.*, **243**(2), 553 (1974)
13) J. Dorn, Orion Visual Prosthesis System: Long-Term Clinical Trial Results, The eye and the chip world congress (2021)
14) M. P. Barry *et al.*, *Invest. Ophthalmol. Vis. Sci.*, **61**(7), 927 (2020)

15) E. Fernandez, Towards a Cortical Visual Neuroprosthesis for the Blind: Preliminary Results in a Human, The eye and the chip world congress（2019）

16) R. A. Frederick *et al., Front. Neurosci.,* **16**, 876032（2022）

17) S. Huo *et al., Invest. Ophthalmol. Vis. Sci.,* **65**(7), 5421（2024）

18) Z. C. Chen *et al., Invest. Ophthalmol. Vis. Sci.,* **64**(8), 4611（2023）

19) J. Ohta *et al., IEEE Eng. Med. Biol. Mag.,* **25**(5), 47（2006）

20) K. -C. Tso *et al., AIP Advances,* **11**(9), 095305（2021）

21) Y. Mandel, Studying Cortical Responses to Retinal Prosthetic Stimulation at the Single Cell Resolution, The eye and the chip world congress（2023）

22) M. Mandai, *Regen. Ther.,* **22**, 59（2023）

23) A. C. Thompson *et al., Curr. Mol. Imaging,* **3**(2), 162（2014）

24) S. Drag *et al., Invest. Ophthalmol. Vis. Sci.,* **64**(7), 39（2023）

第9章 医療・健康科学のための窩腔デバイス

市川健太[*1], 飯谷健太[*2], 三林浩二[*3]

1 はじめに

近年の IoT（Internet of Things）技術の目覚ましい発展は，医療・健康科学分野にも大きな影響を与えている。例えば内閣府の提唱する Society 5.0 では，医療やヘルスケア，介護分野において，健康寿命延伸や QOL（Quality of Life）の向上を掲げており，これら目標を実現するための IoT 技術を活用した高度な医療機器・デバイスの研究開発が進められている。既に広く普及しているリストバンド型ウェアラブルデバイスの多くにも，脈拍測定機能や活動量測定機能など，ヘルスケアに関連した機能が備え付けられており，このようなヘルスケア関連機能はユーザへの訴求効果も高い。また，指輪型ウェアラブルデバイスのように，アクセサリーとしての一面も持ち合わせる高い審美性を有するデバイスも開発されており，ウェアラブルデバイスの市場および普及は今後も発展していくことが期待される。

このようなウェアラブルデバイスが医療・健康科学分野にもたらす最大の貢献は，従来の「治療する医療」から「予防する医療」へのシフトを加速させることにある。現在の「治療する医療」は通常，まず患者が何らかの心身の不調を自覚し医療施設を受診，そして診察や検査の結果に基づき，適切な治療を受けるという流れで実施される。一方，ウェアラブルデバイスによりバイタル情報を時間的な制約がなく連続的に計測（ヘルスモニタリング）することができれば，バイタルの変化をいち早く検知し，患者自身が自覚する心身の不調の発現前，いわゆる未病状態での疾病検出が期待される。また，ヘルスモニタリングにより得られた大量のバイタルデータを統合することにより，病理機序解明や新薬開発に資するバイタルビッグデータの収集，個々人の既往歴や生来の特性に基づき最適化されたパーソナライズ医療なども期待される。これらウェアラブルデバイスによる新たな医療の実現には，患者の QOL 向上が見込まれるだけでなく，医療資源の逼迫という社会的課題の解消にもつながる。

一方，このような新たな医療の実現において，ヘルスモニタリング対象となるバイタル情報の

---

*1 Kenta ICHIKAWA 東京科学大学[旧 TMDU] 総合研究院 生体材料工学研究所
　　　　センサ医工学分野 助教

*2 Kenta IITANI 東京科学大学[旧 TMDU] 総合研究院 生体材料工学研究所
　　　　センサ医工学分野 講師

*3 Kohji MITSUBAYASHI 東京科学大学[旧 TMDU] 総合研究院 生体材料工学研究所
　　　　センサ医工学分野 教授

多様化と高度化が不可欠である。既存の市販ウェアラブルデバイスは，実装可能な測定原理や装着箇所の制約により，非侵襲に計測可能なバイタル情報は極めて限定的である。本稿では，次世代の医療・健康科学志向ウェアラブルデバイスとして筆者らが研究開発を進める窩腔デバイスについて紹介する。

2　窩腔でのヘルスモニタリング

上述のように，現在最も広く普及しているリストバンド型ウェアラブルデバイスでは，主に皮膚温や脈拍，活動量などのバイタル情報が計測可能であり，最近では血中酸素飽和度の計測機能を備えるデバイスも販売されている。しかし，これらのバイタル情報の活用例は個人的な健康管理や急性心疾患の検知などにとどまるのが現状である。より医療・健康科学的に有用で高度なバイタル情報を得るためには，それらにアクセス可能な新たな形態のウェアラブルデバイスを開発する必要がある。例えば，健康診断における血液検査項目の多さからもわかるように，血液や間質液はバイオマーカーに最も富む検査対象の一つである。上腕等に貼付し間質液へとアクセスするパッチ型ウェアラブルデバイスは，従来の指先穿刺による血糖自己測定に代わる持続グルコースモニタリング（Continuous Glucose Monitoring, CGM）デバイスとして既に市場を拡大している[1]。しかし，血液や間質液にアクセスするためには何らかの侵襲的な手法による体内へのアクセスが必須であり，身体的・心理的な負担を伴う。健康不安の少ない段階から広く普及可能なウェアラブルデバイスを実現するためには，非侵襲にバイタル情報を計測可能で装着に対する心理的な負担の少ないデバイスが求められる。

そこで筆者らは，体内と体外を連続的につなぐ窩腔に着目し，ヘルスモニタリング用の窩腔デ

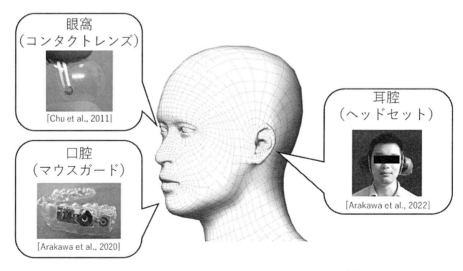

図1　筆者らが取り組む窩腔デバイスの開発例[2～4]

バイスの開発を進めている（図1）。本稿で扱う窩腔とは，眼窩や口腔，耳腔といった，体表に隣接して形成される空洞の総称である。それぞれの窩腔には生理機能に伴う豊富なバイオマーカーが存在し，これらは体表に存在するため，非侵襲かつ容易にアクセス可能という利点がある。加えて，眼窩であればコンタクトレンズ，口腔ではマウスガード，耳腔ではイヤホン・ヘッドセットのように，既にそれぞれの窩腔に対応する装着物が存在することからも，バイタルセンシング機能を備えた窩腔デバイス装着への心理的ハードルは低く，広く受容・普及することが期待される。このような観点から，窩腔デバイスは医療・健康科学活用のための次世代ウェアラブルセンサとして優れた発展性を有していると考えられる。

3 眼窩デバイス

3. 1 グルコース測定用バイオセンサ

涙液は涙腺にて血液から血球成分を除去することで生成・分泌されており，血液成分と相関を持つ涙液中成分は少なくない[5]。筆者らは特に，涙液グルコース濃度が血糖値と相関を示すことに着目し，酵素触媒反応を利用したバイオセンサにより涙液グルコース濃度を計測する眼窩デバイス：ソフトコンタクトレンズ型センサを開発した[2]。

血糖値は糖尿病患者の自己血糖管理の指標としてのみならず，血糖値スパイクとよばれる食後等の急激な血糖値変化は血管系にダメージを与え，心血管疾患の要因となることからも，多くの人に有用なバイオマーカー・バイタル情報である。グルコース測定用バイオセンサは，グルコース酸化酵素（glucose oxidase, GOD）を電極上に固定化することで作製した（図2）。GOD が触媒するグルコースの酸化反応を次式に示す。

$$\text{glucose} + O_2 \longrightarrow \text{gluconnolactone} + H_2O_2 \tag{1}$$

この反応ではグルコースは酸素存在下でグルコノラクトンへと酸化され，また過酸化水素が生成される。本バイオセンサでは，本反応で生成される過酸化水素濃度を電極での酸化還元反応にてアンペロメトリックに検出することにより，グルコース濃度を定量可能である。

まずコンタクトレンズ型センサの基礎となるバイオセンサの作製を行った。本センサの基板としては，生体適合性および柔軟性に優れる PDMS（polydimethyle siloxane）をスピンコートによりシリコンウエハ上に厚さ 70 μm の薄膜として成形した。この PDMS 薄膜上に，帯状の電極パターンを形成した2種のチタン製ステンシルを用いて，スパッタリングにより Pt 電極（作用電極），Ag 電極をそれぞれ成膜した。なお，GOD を固定化する感応部の Ag 電極には塩化処理を施し，Ag/AgCl 電極（参照電極・対極）へとした。その後，センサ感応部に MPC（2-methacryloyloxyethyl phosphorylcholine）と EHMA（2-ethylhexyl methacrylate）の共重合体である PMEH（poly(MPC-co-EHMA)）と GOD の混合液を塗布し，4℃で2時間の乾燥を経て GOD を包括固定化した。

作製したバイオセンサは酵素反応の基質特異性を利用することで，測定対象のバイオマーカーに対する高い選択性を示す。つまり適切な酵素および反応系を適用することにより，グルコース以外のバイオマーカー測定用センサとしても容易にカスタマイズ可能であるため，バイオマーカー用のセンシング素子として優れた拡張性を持つ。

3.2 コンタクトレンズ型涙液グルコースセンサ

作製したグルコース測定用バイオセンサをコンタクトレンズ表面にPDMSを用いて接合することにより，眼窩にて涙液中に含まれるグルコース濃度を連続的に測定可能なコンタクトレンズ型センサデバイスを開発した（図2）。リン酸緩衝液にセンサ感応部を浸漬し，Pt電極に+400 mV（vs. Ag/AgCl）の定電位を印加した状態で，グルコース溶液に対する出力電流応答を測定することで，作製したコンタクトレンズ型センサのグルコース濃度定量性を *in vitro* にて評価した。その結果，本コンタクトレンズ型センサはグルコース負荷に伴う出力電流値の増加と濃度に応じた定常出力値を示し，既報の涙液グルコース濃度（0.14 mmol/L）を含む0.03〜5.0 mmol/Lの範囲でグルコース濃度定量が可能であった。

次に，本コンタクトレンズ型センサを日本白色種家兎の眼窩へと装着し，涙液グルコース濃度

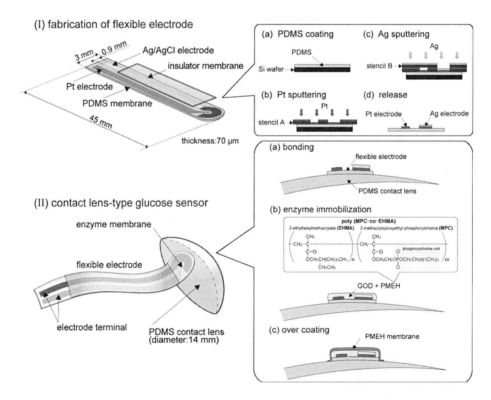

図2　ソフトコンタクトレンズ型バイオセンサの作製手順[2]

第9章　医療・健康科学のための窩腔デバイス

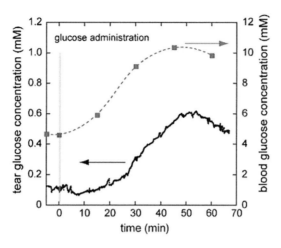

図3　家兎での涙液グルコース連続計測と血糖値のバッチ計測の比較[2]

を in vivo にて連続的に測定した。コンタクトレンズ型センサを装着した家兎には，体重1 kgあたりグルコース1 gとなるよう調製したグルコース溶液を経口投与し，コンタクトレンズ型バイオセンサの連続的な出力値と耳介静脈から採取した血液サンプルの血糖値（市販の自己血糖測定器を使用した15分間隔バッチ測定）の推移を比較することで，センサの有用性を調べた（図3）。グルコース溶液の投与後，両者の測定値は漸次上昇し，自己血糖測定器では45分後，コンタクトレンズ型センサではさらに数分遅れて最大値に達した。グルコース投与前後の上昇割合としては，血糖値が初期値の2.3倍となったのに対し，涙液グルコース濃度は初期値の5.3倍とより大きな変化を示した。この実験結果は，涙液サンプルのグルコース濃度を分析した既報論文[6]の結果ともよく一致した。本実験結果に示すように，開発したコンタクトレンズ型センサでの連続的な涙液グルコース濃度計測が可能であった。また，両者の測定結果が相似な推移を示したことから，涙液グルコース濃度が血糖値の代替指標となり，本コンタクトレンズ型センサによる非侵襲な血糖値モニタリングの可能性が示唆された。

4　口腔デバイス

4.1　マウスガード型唾液グルコースセンサ

口腔では咀嚼や発話，呼吸など様々な生理的な活動が日々行われており，その中でも唾液分泌は生化学的に重要な活動である。唾液は唾液腺にて血液より生成されるため，涙液と同様に血中成分との相関を示す成分が含まれる。唾液グルコース濃度に関しては，涙液中よりもさらに低濃度ではあるが，血糖値との相関が報告されており[7]，コンタクトレンズ型センサと同様に，グルコース測定用バイオセンサを口腔内にウェアラブルデバイスと一体化し留置することで，非侵襲

かつ連続的に血糖値のモニタリングが可能であると考えられる。口腔ウェアラブルデバイスの形態として，筆者らはマウスガード型デバイスを提案している。マウスガードはコンタクトレンズやイヤホン・ヘッドセット等と比較して，日常的な装着物としての普及度はやや劣るものの，歯列矯正においては従来の「ワイヤを用いた矯正法」からインビザライン等の商品名で普及している「透明なマウスガードを用いた矯正法」が主流となってきており[8]，次世代ウェアラブルデバイスのプラットフォームとしての大きな可能性を有している。

筆者らは唾液グルコースセンサデバイスとして，マウスガード内部にグルコース測定用バイオセンサを組み込んだマウスガード型センサを開発した[3]。本マウスガード型センサでは，基材に歯科用マウスガード材料のPETG（polyethylene terephthalate glycol）を用いてグルコース測定用バイオセンサを作製した。このバイオセンサの基礎特性を評価した結果，$1 \sim 5000$ μmol/Lの範囲でグルコース濃度を定量可能であり，また他の糖類（ガラクトース，ソルビトール，キシリトール，フルクトース）と比較した結果，酵素の基質特異性に基づく選択的なグルコースの測定を確認した。

マウスガード型センサは，グルコース測定用バイオセンサとともに，測定・無線通信回路を二重構造のマウスガード内部に封入することで作製した。この回路は，バイオセンサでのアンペロメトリック測定のためのポテンショスタット機能と，A/Dコンバータ機能，また測定データを口腔外端末へと通信するためのBLE（Bluetooth Low Energy）無線通信機能を実装し，小型ボタン電池1個にて駆動可能である。本回路の無線通信性能について評価した結果，遮蔽物がない場合は17 m，回路を手や口腔などの生体組織で遮蔽した場合においては2 mまでの距離で無線通信が可能であった。また，連続駆動が可能な時間は測定および通信のサンプリングレートに依存するものの，サンプリングレート1 Hzの条件では5時間の連続駆動が可能であった。これらの結果より，本回路は口腔内での測定結果をスマートフォン等の携帯端末に送信するようなアプリケーションにおいては十分な通信可能距離および駆動時間を有しており，口腔外の装置類との有線接続を排した無拘束な口腔内バイタルサイン測定の実現可能性が示された。

センサの作製では，まず被験者より印象した歯列石膏模型をもとに，歯科用の真空吸引成型機にて歯列形状に沿うマウスガードを作製した。適切にトリミングを施した後，マウスガード頬側側面の第二大臼歯付近にバイオセンサ，測定・無線通信回路を配置し，一層目のマウスガードに重ねる形で二層目のマウスガードを作製した。バイオセンサ感応部のみ，二層目のマウスガード表面を切断し露出させることで，唾液成分の計測を可能とした。なお，唾液中のタンパク質等がセンサ感応部へ吸着することを防止するため，感応部にはPMEHを，さらにアスコルビン酸や尿酸などの夾雑物質の影響を抑制するための酢酸セルロースをオーバーコートした。最後に一層目と二層目のマウスガードは，後処理として端部を熱溶着することにより，バイオセンサ，測定・無線通信回路を内部に封入した。作製したマウスガード型唾液グルコースセンサを図4左に示す。測定・無線通信回路を含む各素子を大臼歯側面付近に配置したことにより，口腔への装着時にはこれら素子が頬に覆われ優れた審美性を担保することが可能である。

第9章　医療・健康科学のための窩腔デバイス

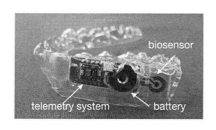 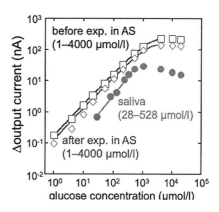

図4　作製したBluetooth無線式マウスガード型唾液グルコースセンサ（左）とグルコース溶液（人工唾液［AS］，唾液サンプル［saliva］）に対する定量特性（右）[3]

　予備実験として，人工唾液（AS, artificial saliva）をもとに調製した標準グルコース溶液を用いて本マウスガード型センサの基礎特性を調べた結果，本センサはグルコース濃度1～4000 μmol/Lの範囲で定量性を示した。感応部への唾液中タンパク質の吸着防止および夾雑物質の誤検知防止を目的に実施したPMEH，酢酸セルロースのオーバーコートの影響についても実験にて評価した。PMEHをオーバーコートしない場合，人工唾液での出力特性はリン酸緩衝液をもとに調製した標準グルコース溶液と比較して約1/4～1/7に低下するものの，PMEHのオーバーコートにより，人工唾液中でもリン酸緩衝液中と同等の出力特性となることが確認された[9]。また，グルコース測定用バイオセンサが反応する主要な夾雑物質であるアスコルビン酸（ascorbic acid, AA），尿酸（uric acid, UA）への応答を調査した結果，図5に示すように，アスコルビン酸と尿酸に対する出力電流は，GODの生成物である過酸化水素に対する出力電流に比して大幅に抑制されることが確認され，選択的な唾液グルコース計測の可能性が示された。これらの結果を踏まえ，唾液サンプルをもとに調製したグルコース溶液を用いてセンサの定量性を評価した

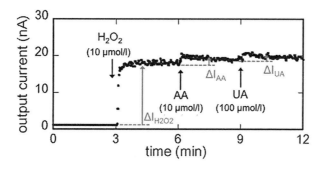

図5　酢酸セルロース膜をオーバーコートしたセンサの各化学種の出力応答への影響[3]

結果，28〜528 µmol/L の範囲でグルコース濃度定量が可能であった（図4右）。また，口腔に装着した状態での無拘束計測も実施し唾液グルコース濃度として妥当な計測結果を得るなど，本センサによる口腔での唾液グルコース濃度の無拘束連続計測の可能性が示された。

4.2 マウスガード型口腔温センサ

口腔には唾液成分以外にも生理学的に重要なバイタルサインが多く存在する。口腔温はその最たる例であり，リストバンド型等の既存ウェアラブルデバイスで測定可能な表皮温とは異なり，より医学的に重要視される深部体温の一つである。深部体温は環境外乱の影響が少なく，身体の変調を顕著に反映することから，マウスガード型デバイスにより口腔温をモニタリングすることで疾病の兆候等を早期検知可能となるものが期待される。

唾液グルコースセンサでも用いた測定・無線通信回路を活用し，バイオセンサに代わりサーミスタを二重構造のマウスガード内部へ実装することにより，マウスガード型口腔温センサを開発した[10]。本センサの基礎特性を評価した結果，実装したサーミスタは，マウスガード内部においても50℃までの範囲で温度—抵抗変換式に基づく温度定量が可能であり，マウスガード材料による熱損失は十分無視できるものと考えられる。次に，本センサを口腔に装着した状態で様々な温度（11〜50℃）の水を摂取することで，in vivo での温度定量性を評価した（図6）。センサの出力値は摂取した水の温度に応じて応答性良く変化し，口腔内での温度定量を実証するとともに，無線通信による無拘束連続計測が可能であった。また，口腔内に装着した状態で歩行（時速5 km，15分間）や会話等の日常活動時の口腔温無拘束モニタリングを実施した。歩行時の口腔温は，開始10分後から上昇し，終了3分後（開始から18分後）に最大値（初期値から+0.6℃）に達した。その後は徐々に初期値へと回復する様子が観察され，運動に伴う深部体温の上昇とその回復を本マウスガード型口腔温センサにて計測可能であることが示唆された。その他，会話や

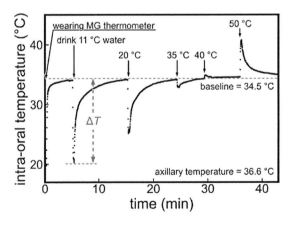

図6　マウスガード型口腔温センサによる口腔温の連続計測結果[10]

第9章 医療・健康科学のための窩腔デバイス

デスクワーク等の日常動作中においても安定した口腔温モニタリングが確認され，長時間の装着においても良好な装着性が確認された。今後，口腔温（深部体温）の無拘束モニタリングによる疾病検知や体調評価へと繋げ，医療・健康科学用デバイスとして発展することが期待される。

4.3 マウスガード型唾液濁度センサ

口腔には唾液や口腔温等の体内情報を反映した指標が存在するが，口腔自体の状態も医歯学的に重要である。口腔衛生状態の悪化は，歯周病やう蝕などの口内疾患を引き起こすだけにとどまらず，心血管疾患や糖尿病などの全身疾患との関連が報告されている[11]。臨床においては，歯垢染色や培養，唾液検査などの口腔衛生状態評価法が用いられているが，いずれも定量性や簡便性に欠ける。そこで筆者らは，口腔衛生状態を反映する指標として，唾液の濁度に着目し，口腔内で連続的に唾液濁度を測定可能なマウスガード型唾液濁度センサを開発した[12,13]。

一般に濁度は，対象液体の光透過性を入射光強度と透過光強度の対数比である光学濃度（Optical Density，OD）により評価することで定量可能である。開発したマウスガード型唾液濁度センサを図7に示す。本センサでは，二重構造のマウスガード内にLEDとフォトトランジスタ（PT）を対向配置し，両者の間に唾液が流入する隙間を設けることで，マウスガード上に濁度検出部を形成した。この濁度検出部では，LEDより照射された光が空隙中に保持された唾液を透過し，PTの出力電流としてその透過光強度を検出する。透過光強度は細菌等の唾液中懸濁物質の濃度に応じて散乱・吸収され減少するため，口腔内細菌の多寡，すなわち口腔衛生状態

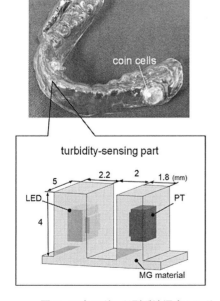 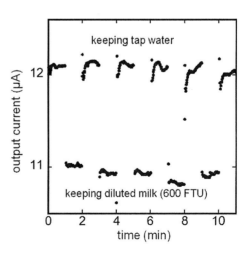

図7 マウスガード型唾液濁度センサ（左）と口腔内での唾液濁度の連続計測結果[12]

に応じて濁度は変動することが見込まれる。サンプリングした唾液のODスペクトルを分光光度計にて計測した結果，短波長ほど高いODを示す傾向にあり，また波長280 nm付近に唾液中タンパク質による吸光の影響とみられるピークが確認された。濁度定量にあたり，吸光によるOD変動と光散乱によるOD変動の重畳を回避するため，センサに用いるLEDの波長は，吸光の影響がなく光散乱のみが支配的となる波長405 nmとした。またこの波長は，歯科用レジンの硬化など歯科治療にも用いられる波長であり，安全性の観点からも口腔に設置するマウスガード型デバイスへの実装にも適していると考えられる。濁度検出部の光路上にはマウスガード材料も存在するため，デバイス作製に先立ち，市販の歯科用マウスガード材料について，405 nmでの光透過性を調査した。その結果，80％程度の高い光透過性を示したPETG（polyethylene terephthalate glycol）製，EVA（ethylene-vinyl-acetate）製のマウスガードを用いることとした。設計パラメータの一つであるLEDとPTの間隔は，表面張力による唾液保持特性や濁度定量の感度を実験的に検討し，2 mm幅とした。唾液グルコースセンサ，口腔温センサと同様に，測定・無線通信回路とともに各光学素子をマウスガードに封入し，マウスガード型唾液濁度センサを作製した。濁度検出部は，唾液腺の位置を考慮し切歯内側に配置した。

　作製したマウスガード型濁度センサのデバイス特性を，濁度標準液として広く用いられるホルマジン濁度標準液を用いて *in vitro* にて評価した。その結果，本センサを用いて一般的な唾液濁度範囲を含む1～4000 FTU（Formazin Turbidity Unit，ホルマジン濁度単位）の範囲で濁度定量が可能であることが確認された。本実験で得られた濁度検量式を用いて，被験者より採取した唾液サンプルの濁度を計測した結果，分光光度計にて別途計測した同サンプルの濁度と同等の結果を示し，唾液濁度センサとしての有効性が確認された。次に，飲用可能な濁度標準液として所望の濁度に希釈した牛乳を用い，*in vivo* での校正実験を実施した。作製したマウスガード型センサは，口腔内においても100～1000 FTUの範囲で線形性良く濁度定量が可能であった（図8）。また，上水（水道水，濁度0 FTU）と希釈牛乳（濁度600 FTU）を交互に口に含んだ場合でも，応答性良く濁度に応じた出力値を示し（図7右），本センサによる口腔内での無拘束唾液濁度計測の可能性が示された。

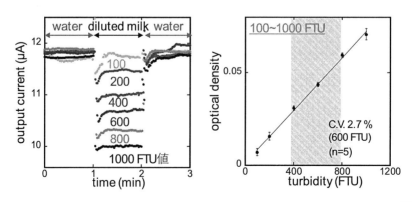

図8　異なる希釈濃度の牛乳を用いた口腔内 *in vivo* 濁度計測結果（左）と定量特性（右）[12]

第 9 章　医療・健康科学のための窩腔デバイス

　本マウスガード型濁度センサによる口腔内での濁度連続計測は，口腔衛生状態の静的な評価以外としてドライマウス等の動的な唾液分泌能の評価にも活用できると考えられる。マウスガード型濁度センサを装着した状態で調整した牛乳を口に含み，その後濁度を連続的に計測した結果，時間経過とともに濁度が減少していく様子が観察された。これは，分泌された唾液により牛乳が希釈されていく様子を反映するもので，この希釈速度を指標とすることで唾液分泌能評価の可能性が示された。その他，同じくマウスガード型センサを装着した状態で，口呼吸のみをした場合と鼻呼吸のみをした場合の唾液濁度変化を計測した結果，口呼吸のみの場合は鼻呼吸のみの場合と比較し，顕著に唾液濁度が上昇していく様子が観察された。実験前後の唾液サンプルの濁度を分光光度計にて計測した結果も同様の傾向を示しており，これは口呼吸による口腔内の乾燥により唾液が濃縮され濁度が増加したものと考えられる。この唾液濁度上昇は，口腔衛生評価の指標としてのみならず，呼吸状態のモニタリング指標としての活用も見込まれる。このように，口腔内唾液濁度計測は健康科学に関連した様々なアプリケーションの可能性を有しており，今後は健康状態との相関など，臨床応用に向けた評価を進めていく予定である。

5　おわりに

　本章では，医療・健康科学への活用を志向した次世代のウェアラブルデバイスとして筆者らが開発している窩腔デバイスについて概説した。眼窩を対象としたコンタクトレンズ型デバイスや，口腔を対象としたマウスガード型デバイスなど，心身の健康状態に密接に関連する豊富なバイオマーカー・バイタル情報が存在する窩腔にアクセス可能なデバイスを実現することにより，非侵襲にこれら生体情報をモニタリング可能となることが期待される。今後は電源等の実用課題に取り組み，窩腔デバイスによるヘルスモニタリングの有効性を示すことで，社会への展開を図る。

文　　献

1)　M. J. Fokkert *et al., BMJ Open Diab. Res. Care*, **5**, e000320（2017）
2)　M. X. Chu *et al., Talanta*, **83**, 960（2011）
3)　T. Arakawa *et al., Anal. Chem.*, **92**, 12201（2020）
4)　T. Arakawa *et al., Biosens. Bioelectron. X*, **11**, 100169（2022）
5)　M. Aihara *et al., J. Diabetes Investig.*, **12**, 266（2021）
6)　R. Badugu *et al., Talanta*, **65**, 762（2005）
7)　A. Polimeni, *Ann. Stomatol.（Roma）*, **5**, 1（2014）
8)　J. Morton *et al., Semin. Orthod.*, **23**, 3（2017）
9)　T. Arakawa *et al., Biosens. Bioelectron.*, **84**, 106（2016）

10) K. Iitani *et al., Sens. Mater.*, **35**, 1315 (2023)
11) S. F. Kane, *Gen. Dent.*, **65**, 30 (2017)
12) K. Ichikawa *et al., Sens. Actuators Phys.*, **376**, 115660 (2024)
13) K. Ichikawa *et al., Sensors*, **24**, 1436 (2024)

第2編

医療工学のための生体材料

第1章　ボロン酸科学による診断・治療技術

松元　亮[*]

1　はじめに

　ボロン酸（boronic acids）は，糖やRNA（リボース）などの生体分子に共通して見られる1,2または1,3-シス型ジオール基と可逆的に相互作用する。この性質は，ある局面ではリボースの安定性向上に寄与することから，生命起源説の一つである「RNAワールド仮説」の支持根拠とされることもある。また，糖との結合性が高く，糖結合性タンパク質の総称であるレクチンに準えて，「ボロノレクチン」とも呼ばれる。重要なことに，その結合強度，速度定数，選択性はいずれも合成化学的に制御できる。近年では，主にカップリング試薬としての需要拡大から，多種多様なボロン酸誘導体が合成されている。イミノボロネートやサリチルヒドロキサム酸などとの強力な結合性を応用したクリックケミストリーやメディシナルケミストリーの研究も活発化している。生体分子は恒常性維持のためにその発現量を常時変動させる。ボロン酸による分子認識は一般に可逆的なため，生体分子濃度変化とのフィードバック機構，クロストーク機能を備えた多くの医療工学研究が実践されている。本稿では，筆者らが展開する「ボロノレクチン」の機能を活用した疾病診断やドラッグデリバリーシステムに関する研究より，シアル酸認識によるがん診断および標的治療，糖尿病治療を目的としたグルコース応答型インスリン供給システム（人工膵臓）を中心に概説する。

2　シアル酸認識によるがん診断や治療

　糖鎖シアル酸の発現動態は，発生，分化，疾病等の細胞現象と深く関わる[1~3]。特に，がん細胞では一般に，シアル酸転移酵素（シアリダーゼ）の活性が高く，シアル酸発現が顕著に亢進している[4,5]。糖鎖シアル酸には，免疫系からの認識を回避（マスキング）させる作用があり，がん細胞での異常なシアル化度合いは，その攻撃性や転移活性と相関する[6]。最近の研究で，シアリダーゼにより腫瘍環境中のシアル酸を除去すると，抗腫瘍免疫が増強され，腫瘍の進行が停止することがマウスモデルで示されている[7]。シアリダーゼはウイルス感染においても重要な役割を果たし，例えば，モノシアル化糖脂質がコロナウイルス2（SARS-CoV-2）の侵入を促進する

---

[*]　Akira MATSUMOTO　東京科学大学[旧TMDU]　総合研究院　生体材料工学研究所
　　　有機生体材料学分野　教授：東京大学　大学院工学系研究科
　　　マテリアル工学専攻　特定客員教授

ことが最近報告された[8, 9]。ヒト免疫系では，シアル酸認識レセプターとして13種類の免疫グロブリン様レクチン（siglecs）が知られ，それぞれ特徴的なシアル酸含有糖鎖エピトープに対する選択性と比較的高い結合性（結合定数は10^3-10^4［M^{-1}］オーダー）を示す。しかし，これらを工学的に利用する上では，化学修飾の困難さ，生体内での不安定性，免疫原性等が課題となる。この点において，合成分子であるボロン酸（「ボロノレクチン」）の活用が魅力的なアプローチとなる。

筆者らは，ボロン酸の酸性度等の制御により，所望のpH条件下でシアル酸選択的な結合性が誘起することを見出し[10]，その応用可能性を多岐に検討してきた。例えば，フェニルボロン酸（PBA）を修飾した金電極を作製し，シアル酸が持つカルボキシル基の負電荷を電位測定的に捉える手法を提案した。ウサギ赤血球を用いた評価において，既知濃度の赤血球を金電極上に播種するだけで，そのシアル酸発現量をラベルフリーかつリアルタイムに求められることを実証した（図1左）[11]。同様の方法で，マウス黒色腫を肺に転移させた組織においても，その転移度を簡便に評価できることを示した（図1右）。通常の酵素的なシアル酸定量法は，多段階の酵素反応に

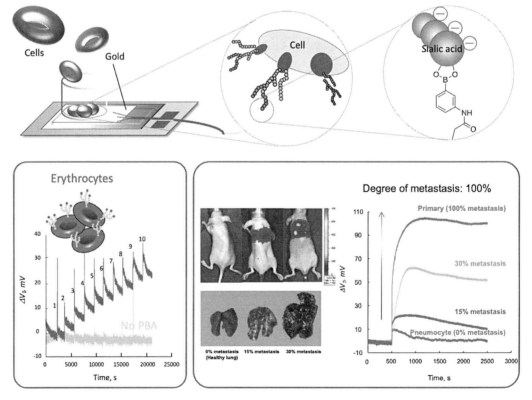

図1　Fabrication of a sialic acid-sensitive electrode and its application to cell analysis. (Reproduced with permission from ref 11 and 12.)

第 1 章　ボロン酸科学による診断・治療技術

加えて蛍光などの標識操作を伴い，高価で判定に数時間を要する。また，シアリダーゼや強酸処理によって糖鎖中のシアル酸を遊離させる前処理が必要なため，細胞にとっては致死的である。これに対して，我々が提案した方法は，細胞を生きたまま，播種するのみで計測可能なことが大きな特徴である[12]。ポリエチレングリコール（PEG）の ω 末端に PBA を導入した分子を修飾した金電極を用いることで，がん，糖尿病，非アルコール性脂肪肝疾患を含む種々病態の血中糖タンパクマーカーとして知られるフェツインを，血中濃度に迫る数 10 μM オーダーの感度で検出することに成功した[13]。続いて，後年筆者らが発見したより強力かつ選択的にシアル酸を認識するボロン酸誘導体（後述）を修飾した金電極を用いることで，血中存在濃度を十分にカバーする 100 nM オーダーの検出感度を達成した[14]。金電極に限らず，導電性高分子として知られるポリ（3,4-エチレンジオキシチオフェン）：ポリ（スチレンスルホネート）（PEDOT:PSS）電極によっても同様の計測に成功した[15]。さらに，当該分子を原子間力顕微鏡（AFM）のカンチレバー表面に修飾することで，細胞表面のシアリル化の二次元マッピングを可能とした（図2）。糖タンパク質のマイクロドメイン（脂質ラフト）形成の可視化に必要なサブミクロンレベルの分解能を達成した[16]。筆者らはさらに，PBA を表面呈示させた高分子ミセル型抗がん剤デリバリーシステムを開発している（図3）[17]。すなわち，ダハプラチン系抗がん剤とポリ-L-グルタミン酸-b-ポリエチレングリコールの自己会合により得られる高分子ミセル[18,19]の表層に PBA をシアル酸リガンドとして導入することで，マウス黒色腫に対する細胞取り込みの促進，同所および肺転移モデルにおける抗がん活性の強化を確認した。このアプローチに関連し，2017 年，ピリジル系

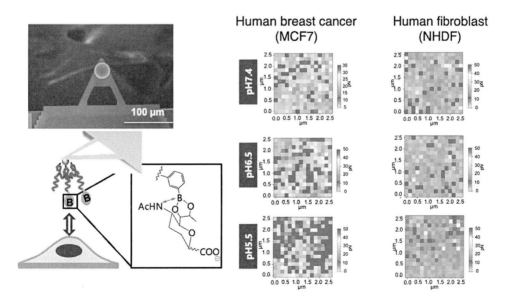

図2　Observation of cell surface sialylation by atomic force microscopy. (Reproduced with permission from ref 16.)

医療工学研究の最前線

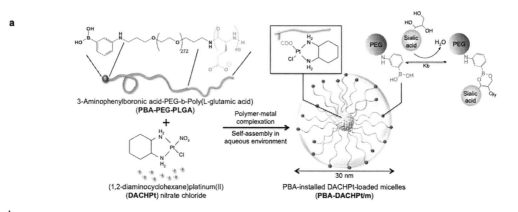

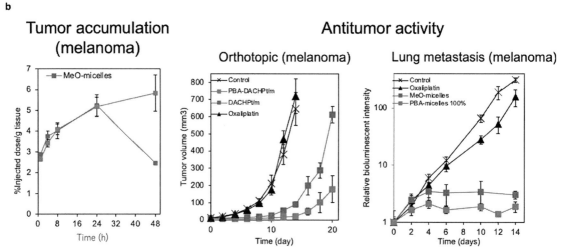

図3 Boronic acid ligand-mediated strategy for targeting nanomedicines to sialylated glycans overexpressed on cancer cells. (a) the chemical formula of the polymer and the micelle formulation. (b) Comparison of tumor accumulation and antitumor activity among different formulations. (Reproduced with permission from Ref. 17.)

ヘテロ環含有ボロン酸誘導体の一部が,従来知られる水準と比べて100倍程度強力かつ選択的にシアル酸と結合することを見出した[20]。興味深いことに,この挙動は,腫瘍内低酸素環境に特徴的な弱酸性条件下においてのみ顕在化し,生理的条件下（pH 7.4）では完全に失効するものであった。シアル酸は正常組織にも存在するため,安全性担保のためには腫瘍内で特異的に活性化させるための戦略的設計が必要となるが,上記の発見はこの要件に応えるものである。そこで,上記白金系製剤搭載型高分子ミセルにおいて,従来のPBA型と,よりシアル酸結合性の高い5-boronopicolinic acid（5-BPA）とをそれぞれリガンドとして表面提示させた系を用意し,両者の標的性を比較した[21]。白金製剤に耐性があり,かつシアル酸を高発現するがん幹細胞様細胞（CSC）が存在する頭頸部同所性腫瘍に対する抗がん活性を評価した。5-BPAリガンドは,

第1章　ボロン酸科学による診断・治療技術

腫瘍内の pH（およそ 6.5）で，PBA 型と比較してより強力に，高分子ミセルの腫瘍内への蓄積と細胞内への移行を促進し，悪性 CSC を効果的に除去することを確認した。その結果，腫瘍の成長を抑制し，マウスの生存期間を顕著に延長することを確認した。なお，ボロン酸リガンドの重要な利点の一つに，シアリル化に依存する複数タイプのエピトープ（CSC の亜集団）を並列的に標的可能なことが挙げられる。実際，このような複数のエピトープが発現する事象は，膵臓 CSC 等で知られている。抗体リガンドではこれらを独立に標的する必要があるが，最近我々は，5-BPA リガンドにより複数の膵臓 CSC 亜集団を同時にターゲティング可能なことを in vitro で示した[22]。

3　ボロン酸ゲルを応用した完全合成型人工すい臓デバイス

糖尿病は合併症を引き起こし，医療費増大や健康寿命の短縮など社会に大きな影響を及ぼす。超高齢社会に突入しつつある我が国においては，予防医学的，医療経済的な観点からも極めて重要な課題である。厳格な血糖管理は合併症の予防戦略の中核を成すが，安全かつ長期的に有効な治療法は未だ確立しておらず，糖尿病合併症は依然として増加している。糖尿病は，インスリンの絶対的または相対的な作用不足に起因するため，これに対する最も有効かつ安全な治療法はインスリン療法である。これは，患者個人の生活習慣と血糖値モニタリングに基づき，即効型から持続型のインスリン製剤を組み合わせて投与し，血糖値をできる限り正常域に保持するものである。しかし，頻回注射は生活の質を低下させ，低血糖リスクも存在する。インスリンポンプなど新技術が開発されているが，普及には課題が多く，簡便で低コストの代替技術が求められている。1990 年代以降，米国を中心に多くのベンチャー企業が，自律型インスリン投与システムの開発競争を展開した。具体的には，グルコースオキシダーゼやレクチンの一種であるコンカナバリン A を用いた方式が研究されたが，タンパク質変性や免疫毒性などの課題があり，実用化には至らなかった。これに対し，筆者らによるボロン酸を用いたシステムは完全合成系であり，上記諸課題を一手に解決するポテンシャルを秘めている。以下にその原理を述べる。

ボロン酸を，ポリ(N-イソプロピルアクリルアミド)のような高分子ゲルネットワーク中に適当な割合で導入すると，グルコース濃度変化に応答したボロン酸解離平衡シフトに伴う対イオン浸透圧変化を主な駆動力とするゲルの含水率変化が引き起こされる。このゲルにインスリンを内包しておけば，血糖値変化を追随したインスリンの供給制御が可能となる（図4）[23, 24]。すなわち，高グルコース下で膨潤したゲルを低グルコース環境へ移すと，ゲル表面に「スキン層」と呼ばれる薄い脱水収縮層が生成する。スキン層が形成されるとゲル外部へのインスリン分子の拡散が妨げられ，その放出量が著しく減少する。この仕組みを生理条件下（pH 7.4，37℃）で，かつ正常血糖値（100 mg/dL）を応答閾値として動作させることが長らく課題であったが，筆者らはこれを合成化学的手法により解決してきた[25〜30]。当該ボロン酸ゲルシステムの重要な利点として，非天然分子のため免疫毒性の回避，安定性，スキン層による拡散制御方式の特徴とし

医療工学研究の最前線

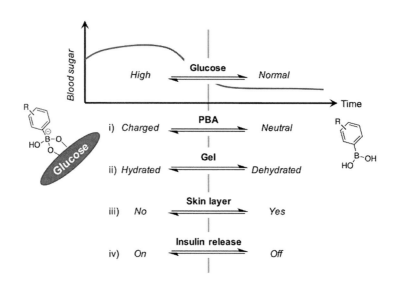

図4 Schematic illustration of boronate gel-based closed-loop system.

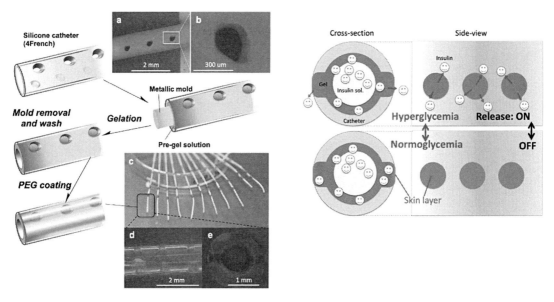

図5 Fabrication of catheter-combined device.（Reproduced with permission from Ref. 31.）

て，早い応答性，表面局在性，静注針や埋め込みデバイスなどの既存技術との親和性等が挙げられる。

医学的機能実証のため，まず，図5に示すような，「カテーテル融合型デバイス」を作製した[31]。正常マウスおよび糖尿病モデルマウスの皮下や腹腔にデバイスを外科的に留置して評価し

第1章　ボロン酸科学による診断・治療技術

た。正常マウスに大量のグルコースを静脈内投与すると，対照群では一過性に血糖値が上昇するが，治療群では血糖値の著明な改善が認められた。このとき，デバイスに由来するヒトインスリンの血中濃度が血糖値依存的に速やかに増減すること，また，その効果が3週間以上持続することを併せて確認した。1型糖尿病モデルに対する評価では，対照群と比べて治療群では持続的に良好な血糖コントロールが得られ，グルコース負荷時の血糖上昇も抑えられた。このとき，肝臓における糖脂質代謝異常も正常化された。さらに，相対的にインスリンが欠乏するやせ型の2型糖尿病モデル，インスリン抵抗性を示す肥満型2型糖尿病モデルに対しても同様に検討し，いずれのモデルに対しても随時血糖の低下，グルコース負荷試験における耐糖能の改善，平均血糖値を反映する糖化ヘモグロビン値（HbA1c）を有意に低下させた。本成果は，非機械型でかつ完全合成型のアプローチにより，糖代謝機能の改善効果を *in vivo* で初めて実証したものである[31]。

　糖尿病合併症を効果的に予防するためには，平均血糖値の正常化のみでは不十分であり，日内変動など急性の血糖値変動を抑制することで合併症の発症が予防できることを示すエビデンスが近年蓄積されている。また，糖尿病診断基準の範囲外ながら，「血糖値スパイク」と呼ばれる食後（隠れ）高血糖の病態も，心筋梗塞や脳卒中を含む心血管系疾患，がん，高齢者の認知症と強く相関することが明らかになっている。こうした急性の血糖値変動の抑制には，最新の機械型人工膵臓の有効性が報告されている。モデルラットを用いた実験の結果，我々のデバイスも同様に，平均血糖値（HbA1c）を正常化するのみならず，低血糖を引き起こすことなく，日内変動指標を大幅に改善することを見出した（図6）。グルコースオキシダーゼやレクチン等のタンパク質を基材とする従来システムでは，高々数時間程度の持続性しか得られないため，上記の日内変動に対する適応性を調べることがそもそも不可能な状況であったが，これを非機械型として初めて実証した[30]。

　以上の皮下留置型デバイスによる医学的機能実証を経て，現在，究極の低侵襲化を指向した無痛型のマイクロニードル融合型デバイス，すなわち「貼るだけ人工膵臓」の実用化研究を進めている[32〜34]。一例として，図7に，ボロン酸ゲルと再生絹フィブローインとを融合して作製した「貼るだけ人工膵臓」の概要を示す。フィブローインは優れた力学的特性，生体適合性，生分解性を有し，手術糸や硬組織代替材料としても広く利用されている。ボロン酸ゲルとの融合材料化のための化学構造の最適化，ミクロ相分離を制御した反応プロセスを開発し，内部ミクロ構造，分解安定性，力学的特性，皮膚刺入性，血糖値変動に応答したインスリンリリース挙動等について評価した。水中で2ヶ月程度安定で，かつ血糖値依存的なインスリン供給性能を週単位で持続しながら秒単位の急性応答性を両立するマイクロニードル技術を達成した[32]。現在，臨床医，医療機器・インスリンメーカーらと共同で，「硬貨サイズで最大1週間連続装用可能」なスペックを目標に掲げて実用化研究を推進中である。

医療工学研究の最前線

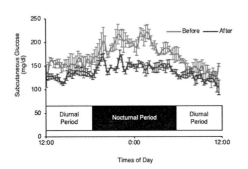
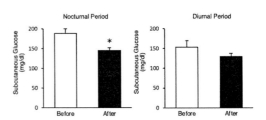
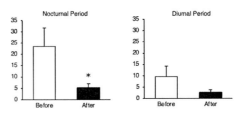

図6 Amelioration of glucose fluctuations in mild diabetic rats. (a) Daily glucose fluctuations in control and mild diabetic rats. (b) Mean subcutaneous glucose levels in the diurnal and nocturnal periods. (c) Evaluation of daily glucose fluctuations indicated by the *M*-value. (Reproduced with permission from Ref. 30.)

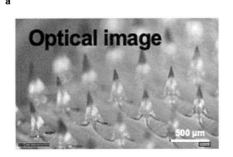

図7 Silk-hybrid glucose-responsive microneedles. (a) Optical image. (b) Insulin release behavior when challenged with continuous change in glucose concentrations. (Reproduced with permission from Ref. 32.)

106

第1章　ボロン酸科学による診断・治療技術

4　最近の注目すべき事例について

　ボロン酸の関わる分子認識では，それ自体の解離挙動と同期した物性変化が付随するため，これらを制御して高分子材料と組み合わせることで，複合的・階層的な環境応答性の付与が可能となる。対象をグルコースに限定しても，その試みは多岐にわたる。近年の特筆すべき事例として，例えば，ジボロン酸型の蛍光センサーを小型 LED とともに皮下へ埋め込む方式により，最長六ヶ月間連続使用可能な小型の連続血糖測定装置（Continuous Glucose Monitoring：CGM）が米・欧で上市に至っている（Eversense 社）[35]。今日世界的に汎用するグルコースセンサーでは，グルコース分解酵素であるグルコースオキシダーゼが用いられるが，タンパク質変性による不安定性が一般に課題である。これに対して，ボロン酸は合成分子であるため，原理的には年単位での連続使用が可能である。Anderson らは，インスリンの非活性部位に対し，末端にボロン酸構造を配した脂質分子をコンジュゲートすることにより，持続型でかつ血糖値依存的な活性制御が可能な「スマートインスリン」を報告している[36]。脂質修飾によりアルブミン等の血清タンパク質への吸着を促進することでその半減期を延長する原理は，臨床で用いられる持続型インスリンの一種と同様である。持続型インスリンは頻回投与が不要なため，患者 QOL 改善の観点で元来大きな強みを持つが，このアプローチによりさらに血糖値依存的な活性制御の機能が付与されたものである。米国のベンチャー企業 Protomer Technologies 社は，インスリンの活性部位（レセプター認識部位）にグルコース特異的に開裂する分子内コンプレックスを PEG リンカーを介して導入した，プロドラッグ型の「スマートインスリン」を提案している。なお，当該 Protomer Technologies 社は，2021 年 7 月に，インスリンメーカー大手のイーライ・リリー社により 10 億ドル余りで買収されている。持続型を含む改変型インスリンの長期使用に関しては，低血糖事象の頻発，蓄積毒性，分子機序の不明確さ等の諸課題が指摘されているが，今後の発展が大いに注目されるアプローチである。

5　おわりに

　本稿では，「ボロノレクチン」の機能を活用して進められている疾病診断やドラッグデリバリーシステム研究の最前線より，筆者らのアプローチを中心に概説した。合成分子であり，テーラーメード化が可能な「ボロノレクチン」ならではのユニークなバイオエンジニアリングが展開されている。本稿では，比較的弱い（可逆的な）分子認識機能を応用したトピックスに限定したが，近年のトレンドとして，比較的強い（不可逆的な）結合形態を活用したクリックケミストリーや環境依存的な開裂反応化学への展開も進められており[37,38]，「ボロノレクチン」の可能性は依然拡大している。今後も，バイオマテリアルやドラッグデリバリー分野への重要な貢献が期待される。

文　　献

1) M. Fukuda, *Cancer Res.*, **56**(10), 2237 (1996)
2) C. R. Bertozzi *et al.*, *Science*, **291** (5512), 2357 (2001)
3) R. Raman *et al.*, *Nat. Methods*, **2**(11), 817 (2005)
4) L. Dobrossy *et al.*, *Cancer Res.*, **41**(6), 2262 (1981)
5) J. S. Reichner *et al.*, *J. Biol. Chem.*, **263**(31), 16316 (1988)
6) C. Büll *et al.*, *Cancer Res.*, **74**(12), 3199 (2014)
7) M. A. Stanczak *et al.*, *Sci. Transl. Med.*, **14**, 669 (2022)
8) L. Nguyen *et al.*, *Nat. Chem. Biol.*, **18**(1), 81 (2022)
9) R. Uraki *et al.*, *Nat. Chem. Biol.*, **18**(1), 6 (2022)
10) H. Otsuka *et al.*, *J. Am. Chem. Soc.*, **125**(12), 3493 (2003)
11) A. Matsumoto *et al.*, *J. Am. Chem. Soc.*, **131**(34), 12022 (2009)
12) A. Matsumoto *et al.*, *Angew Chem. Int. Edit*, **49**(32), 5494 (2010)
13) A. Matsumoto *et al.*, *Bioconjugate Chem.*, **32**(2), 239 (2021)
14) Y. Horiguchi *et al.*, *Chem. Lett.*, **50**(8), 1467 (2021)
15) H. Fujisaki *et al.*, *Sci. Technol. Adv. Mat.*, **23**(1), 525 (2022)
16) S. Osawa *et al.*, *Anal. Chem.*, **92**(17), 11714 (2020)
17) S. Deshayes *et al.*, *J. Am. Chem. Soc.*, **135**(41), 15501 (2013)
18) M. Murakami *et al.*, *Sci. Transl. Med.*, **3**(64) (2011)
19) H. Cabral *et al.*, *Nat. Nanotechnol.*, **6**(12), 815 (2011)
20) A. Matsumoto *et al.*, *Chem. Sci.*, **8**(9), 6165 (2017)
21) T. Khan *et al.*, *ACS Appl. Bio. Mater.*, **3**(8), 5030 (2020)
22) T. Miyazaki *et al.*, *ACS Appl. Bio. Mater.*, **4**(9), 6647 (2021)
23) K. Kataoka *et al.*, *J. Am. Chem. Soc.*, **120**(48), 12694-12695 (1998)
24) A. Matsumoto *et al.*, *Macromolecules*, **37**(4), 1502-1510 (2004)
25) A. Matsumoto *et al.*, *Biomacromolecules*, **5**(3), 1038-1045 (2004)
27) A. Matsumoto *et al.*, *Chem. Commun.*, **46**(13), 2203-2205 (2010)
28) A. Matsumoto *et al.*, *Angew Chem. Int. Edit*, **51**(9), 2124-2128 (2012)
29) S. Y. Chen *et al.*, *Acs Appl. Polym. Mater.*, **2**(7), 2781-2790 (2020)
30) A. Matsumoto *et al.*, *Commun. Biol.*, **3**(1) (2020)
31) A. Matsumoto *et al.*, *Sci. Adv.*, **3**(11) (2017)
32) S. Y. Chen *et al.*, *Adv. Funct. Mater.*, **29**(7) (2019)
33) S. Y. Chen *et al.*, *Acs Biomater. Sci. Eng.*, **5**(11), 5781-5789 (2019)
34) S. Y. Chen *et al.*, *Gels*, **8**(2) (2022)
35) J. Kropff *et al.*, *Diabetes Care*, **40**, 63 (2017)
36) D. H. C. Chou *et al.*, *Proc. Natl. Acad. Sci. U.S.A.*, **112**(8), 2401 (2015)
37) S. Chatterjee *et al.*, *Chem. Sci.*, **12**(5), 1585-1599 (2021)
38) K. Barthelmes *et al.*, *Chem. Eur. J.*, (accepted)

第2章　自己集合性デザイナータンパク質が拓くバイオマテリアル

鳴瀧彩絵[*]

1　はじめに

多細胞生物の複雑かつ秩序立った構造や機能は，細胞と細胞外マトリックス（Extracellular matrix：ECM）との相互作用によって形成される。代表的な ECM にはコラーゲン，ラミニン，フィブロネクチン，エラスチン等があり，これらは通常，生体中で自己会合して繊維状・網目状に組織化している。細胞は ECM の超分子繊維に書き込まれた生化学的シグナル（接着シグナル等），あるいは物理的シグナル（ジオメトリや粘弾性）を読み取り，遊走，増殖，分化等の振る舞いを変化させる。たとえば近年，ECM が創傷治癒プロセスを創発する例が報告されている[1]。Pakshir らは，筋繊維芽細胞が収縮する際に周囲のコラーゲンをひずませる速度がある閾値以上のとき，マクロファージが ECM を介して筋線維芽細胞に引き寄せられることを見出した[2]。マクロファージの移動距離は 1 mm 以上におよび，ECM が長距離の細胞間コミュニケーションを媒介していると考えられる。また，このときコラーゲンは塑性変形し，繊維が一軸に配向した構造をとるが，このような配向構造は線維芽細胞から筋線維芽細胞への分化を促進することが Sapudom らによって示された[3]。マクロファージの遊走や線維芽細胞の分化は創傷治癒に欠かせないプロセスであり，ある細胞が誘発する ECM のダイナミックな変形が，多細胞の振舞いをトリガーする可能性を示唆している。このように，ECM という「物質」が生命現象に関与するのであれば，ECM に倣って適切に設計された材料は，細胞と対話しつつその機能を最大限に引き出すようなバイオマテリアルたりえるだろう。本稿では，ECM に着想を得て構築される人工 ECM，すなわちデザイナーマトリックスの開発について紹介する。

2　エラスチンおよびエラスチン類似ポリペプチド

数ある ECM 分子の中で，エラスチンは，ユニークな力学特性を持つタンパク質として知られる。エラスチンは，その名が示すとおり組織の elasticity（弾性）に関与し，皮膚・血管・肺・靭帯などにおいて組織に伸縮性を与える役割を果たす。エラスチンの前駆体はトロポエラスチンと呼ばれるアミノ酸残基数 700 程度のモノマータンパク質であり，これが細胞外に分泌された

＊　Ayae SUGAWARA-NARUTAKI　東京科学大学[旧 TMDU]　総合研究院
生体材料工学研究所　ソフトマター医工学分野　教授

後，自己会合しながらフィブリリンという繊維状タンパク質に沈着し，その後リシルオキシダーゼによる分子間架橋を経て成熟した弾性繊維となる[4]。エラスチンがゴムのような弾性を示すメカニズムについては 50 年以上にわたって議論されているが，その弾性は水和条件下のみで発現するため，疎水的なアミノ酸を多く含むトロポエラスチン分子が水との接触面積を減らそうとする疎水効果の寄与が大きいと考えられている[5]。このように，生体エラスチンは高度に化学架橋された不溶性組織であり，精製が困難でロット差が大きく，また，その後の成型加工も難しい。そのため，トロポエラスチン，あるいは類似する人工タンパク質を生体外で作製し，バイオマテリアルとして利用しようとする研究が発展してきた。1995 年に Weiss らは，トロポエラスチンを組換タンパク質として大腸菌から高収率で発現する技術を確立し[6]，これをフィルム，ゲル，スポンジ等に加工してきた。たとえば，組換トロポエラスチンに存在するリシン残基側鎖のアミノ基の一部をメタクリロイル基に置換することで，紫外線による光重合が可能な誘導体（methacrylated tropoelastin；MeTro）が作製された[7]。光架橋後に生じる MeTro ゲルは生体エラスチンのような伸縮性を示す。MeTro ゲルは，その伸縮性を活かした外科用組織接着剤[8]や再生医療用足場材[9]として応用研究が進められている。一方，1970 年から 90 年代にかけて，Urry らは，トロポエラスチンに頻出するペンタペプチド（VPGXG；V：valine, P：proline, G：glycine, X：proline 以外の任意のアミノ酸）を高分子量化したエラスチン類似ポリペプチド（Elastin-like polypeptide；ELP）が，トロポエラスチンの温度応答性（冷水に溶け，生理的温度以上で不溶となる性質）を再現できることを見出した[10]。この相転移温度は，X 部位に配置するゲストアミノ酸の種類によって精密に制御できるため，ELP を刺激応答性高分子として利用する研究が世界的に活性化した[11]。特に ELP が自己集合して形成するナノ粒子ミセルを用いたドラッグデリバリーシステムへの応用に向けた様々な研究が進められている[12]。

3　ナノファイバー形成能を持つエラスチン類似ポリペプチド

　従来の ELP あるいはトロポエラスチンは，水中で温度に応答して凝集体（コアセルベート）を形成できるが，コアセルベートは球状の液滴に過ぎず，生体エラスチンに見られる弾性繊維構造を再現することができなかった。そのため，生体エラスチンが形成するような異方的組織構造を得るためには，エレクトロスピニング法や 3D プリンティングなどのトップダウンのファブリケーション技術と組み合わせることが必要であった。さらに，ELP あるいはトロポエラスチンの温度応答性を活用して，昇温により物理ゲルを作製する試みが多くの研究者によって報告されたが，いずれも 10 wt％以上の溶質濃度が必要であり，実利用には不適であった[13]。これは，液滴状のコアセルベートから，ゲル化に必要な不溶性網目のネットワークを得ることが困難なためである。ELP に繊維形成能を持たせるために，エラスチン類似配列とシルク由来配列を組み合わせた Silk-Elastin 様人工タンパク質も報告された[14]。しかし，この場合はシルク由来配列が全体の 40％程度を占めるため，エラスチン由来の特性（たとえば血小板低粘着性）が失われる

110

第2章　自己集合性デザイナータンパク質が拓くバイオマテリアル

というトレードオフが避けられない。

　そこで筆者らは，昇温により自己集合してナノファイバーを形成できるような新しい ELP の創製に取り組んだ。トロポエラスチンのアミノ酸配列は，Glycine-rich 疎水性ドメイン，Proline-rich 疎水性ドメイン，架橋ドメインの3種類に分類されるが，大局的に見ると Proline-rich 疎水性ドメインが分子中央に，Glycine-rich 疎水性ドメインが分子両端に局在していることに気づく（図1)[15]。この生物学的意味は不明であったが，筆者は高分子化学の視点から，独自に「このブロック共重合体のようなドメイン構造は分子の自己組織化に寄与するのでは」と着想した。この検証のために，トロポエラスチンのドメイン構造を模した新規な ELP である GPG を，遺伝子工学の手法を用いて作製した（図 2a，b)[16~20]。GPG の基本配列においては，従来多くの研究者が使用してきた VPGXG の繰り返し配列（P 配列）を分子中央に，Glycine-rich 疎水性ドメインに頻出する VGGVG の繰り返し配列（G 配列）を両端に配置している。精製のために C 末端にはオリゴヒスチジンタグを付加し，さらにその外側に機能性モチーフを付与した誘導体も作製した。大腸菌を用いて発現し，金属イオンアフィニティークロマトグラフィーにより精製した GPG 粉末は，4℃の冷水に溶かすことができ，室温以上に加温すると自己組織化してナノファイバーを形成した（図 2c)[16]。ナノファイバーは沈殿のないコロイド分散液として得られ，分散液を塗布・乾燥するだけで簡単に基材へのコーティングができる[17]。ファイバー形成過程を円二色性分散計と原子間力顕微鏡を用いて調べることにより，まず温度応答性の P 配列が相転移温度以上で疎水的に凝集して粒子を形成した後，G 配列が分子間水素結合により β シート構造を形成しながら粒子間を連結する機構を提案した（図 2d)[16]。

　GPG の基本配列は約 200 残基のアミノ酸から構成されており十分に長いので，ナノファイバー形成能を維持したまま，末端へ様々な機能性モチーフを導入できる[17~19]。たとえば，トロポエラスチンの架橋ドメインに見られる KAAK モチーフを付加した誘導体である GPG2 は，ナノファイバー形成後に bis(sulfosuccinimidyl)suberate による化学架橋が可能である[18]。未架橋のナノファイバーは，室温以下の温度で 2 日程度静置すると可逆的に分解するが，架橋処理したナノファイバーは分解せず，温度変化に対して安定であった。

　GPG ナノファイバーは，細胞培養の足場材としても有用である。GPG に細胞接着性を付与す

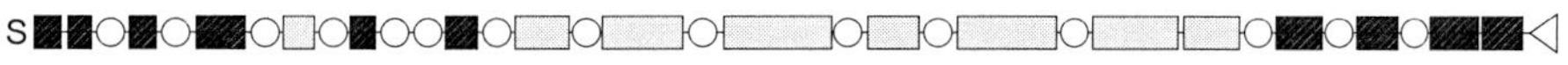

S▰▰◯▰◯▰◯□◯▰◯▰▰□◯□◯▰□◯□◯□□◯□◯□◯▰◯▰▰◯▰◁

	ドメインの名称	頻出モチーフ
▰	Glycine-rich 疎水性ドメイン	VGG, Z_1GGZ_2G (Z = V or L)
□	Proline-rich 疎水性ドメイン	VPGVG, VAPGVG
◯	架橋ドメイン	KAAK

図1　トロポエラスチンのドメイン構造。L：leucine，A：alanine，K：lysine，先頭の S はシグナル配列を表す。

111

医療工学研究の最前線

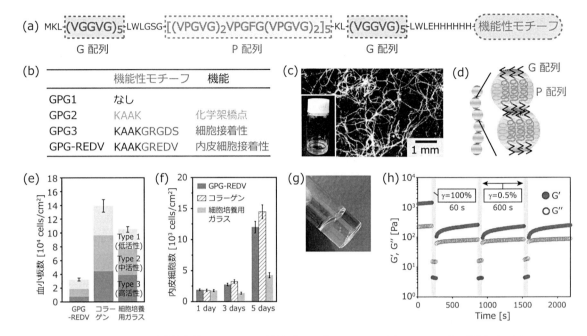

図2 ナノファイバー形成能を持つエラスチン類似ポリペプチドGPG。(a) GPGのアミノ酸配列，(b) GPGの様々な誘導体，(c) GPG1が0.3 mg/mLで形成するナノファイバー分散液の外観とナノファイバーの原子間力顕微鏡像，(d) ファイバー形成機構，(e) 各表面へのヒト血小板粘着性，(f) 各表面でのヒト血管内皮細胞増殖性，(g) GPG1が4 mg/mLで形成するハイドロゲルの写真，(h) 変動ひずみ下でのGPG3ゲル（5 mg/mL）の動的粘弾性。

るために，フィブロネクチン由来の細胞接着性配列であるGRGDSを付加した誘導体GPG3を作製した[17]。GPG3が形成するナノファイバーは，ポリスチレン製の細胞培養プレートにコーティングでき，血清を含む培地と接触させても安定にファイバー構造を保った。マウス胎仔由来線維芽細胞（NIH-3T3）を用いて細胞の接着性と増殖性を評価したところ，GPG3のナノファイバーはフィブロネクチンと同等の細胞接着性・増殖性を示した。一方，GRGDS配列を持たないGPG1の効果はポリスチレン製細胞培養プレートと同等であった。この結果は，自己集合性ナノファイバーにおいて，親水的なGRGDS配列がファイバー表面に効果的に提示されていることを示している。

さらに筆者らは，GPGの小口径人工血管用途への応用を見据え，血管内皮細胞のインテグリン$\alpha_4\beta_1$に特異的に認識されるGREDV配列を付加したGPG-REDVを作製した[19]。人工血管はポリエチレンテレフタレートや延伸ポリテトラフルオロエチレン製のものが広く臨床の現場で使用されているが，下肢の動脈など内径6ミリメートル未満の血管置換では，人工血管表面で凝固した血液により閉塞する傾向にある。そのため，長期の開存性を有する小口径人工血管が求められている。小口径人工血管が満たすべき要件には，生体適合性（抗血栓性，血管内皮細胞接着性，血管平滑筋細胞の表現型維持），自家血管と同等の力学特性，適切な生分解性が挙げられ

第2章　自己集合性デザイナータンパク質が拓くバイオマテリアル

る。動脈を構成する主要な ECM であるエラスチンは，このうち抗血栓性[21]，血管平滑筋細胞の表現型維持[22]，血管への適切な力学特性の付与[23]に関与している。エラスチン由来配列から構成され，さらに血管内皮細胞接着性を付与した GPG-REDV は，小口径再生型人工血管に適した新素材になると期待した。まず，材料表面の抗血栓性を，血小板付着量の測定により評価した。この評価では，付着する血小板数が少ないほど，抗血栓性にすぐれる表面であると判断される。GPG-REDV ナノファイバーあるいは I 型コラーゲンでコーティングしたホウケイ酸ガラス基材へ，ヒト全血から調製した血小板懸濁液（血小板濃度：1.75×10^7 cells/mL）を 37℃で 1 時間接触させたのち，走査型電子顕微鏡を用いて血小板付着数を評価したところ，GPG-REDV では，コラーゲンや非コーティングのガラス表面と比較して，有意に少ない血小板数であった（図 2e）。GPG-REDV に付着した血小板は，血栓形成へ移行しにくい低活性のタイプ 1 型が多く，表面から生化学的なシグナルを受けることなく物理的に付着していることが示唆された。続いて，各表面における血管内皮細胞の増殖性を調べた。人工血管は，移植後に内腔表面が内皮細胞で覆われることでさらなる抗血栓性を獲得するため，血管内皮細胞が接着，増殖しやすい表面を持つことが望ましい。GPG-REDV ナノファイバーあるいは I 型コラーゲンでコーティングした 96 ウェルプレートの表面へヒト臍帯静脈内皮細胞を 1.0×10^3 cells/well の濃度で播種し，1，3，5 日後の細胞数を調べたところ，GPG-REDV においてコラーゲンに迫る細胞増殖性がみられた（図 2f）。GPG-REDV ではヒト臍帯動脈平滑筋細胞の表現型維持と過増殖抑制効果も確認され[19]，小口径人工血管用素材として期待の持てる結果が得られた。

　上述の実験では GPG の濃度を 0.3 mg/mL 程度としてナノファイバー分散液を調製していたが，GPG の濃度を 2 mg/mL 以上に増加させると，容器内で自己支持性を有する透明なハイドロゲルを形成するようになる（図 2g）。動的粘弾性測定により，ゲルの硬さの指標となる貯蔵弾性率 G′ を調べたところ，G′ の値は GPG 濃度に依存して増大し，約 10 Pa〜3 kPa の範囲で力学特性の制御が可能であった[20]。また，GPG が形成するハイドロゲルは，チクソトロピー性（粘度が時間とともに変化する性質）を示し，このようなゲルの特徴として自己修復特性を示す。すなわち，振とうによって液状化し，静置すると再びゲル化する。図 2h は，GPG3 を 5 mg/mL の濃度としたゲルに周期的なひずみを印加し，貯蔵弾性率 G′ と損失弾性率 G″ の回復挙動を調べた結果である。ゲルに 100 %のひずみ（$\gamma = 100$ %）を印加すると G′ < G″ となり，粘性的性質が弾性的性質を上回った。その後 $\gamma = 0.5$ %とすると瞬時に G′ > G″ となり，弾性的性質を回復した[20]。$\gamma = 0.5$ %を保った 600 s の間に平衡時の G′（10^3 Pa 程度）を回復するには至らなかったが，3 回の周期的なひずみ印加では同様の回復挙動を示した。この粘弾性挙動は，ゲルに大きなひずみを印加するとナノファイバーの絡み合いがほどけて粘性的となり，ひずみを除くとファイバーが接触して再び物理架橋点を形成する過程を反映していると考えられる。

4 おわりに

エラスチンのドメイン構造に着想を得て構築されたデザイナータンパク質 GPG は，水中，生体温度付近で自己集合してナノファイバーを形成できる新しい ELP である。エラスチンの弾性繊維形成能，血小板低粘着性，平滑筋細胞の表現型維持といった特徴を引継ぎながら，末端への機能性モチーフの付加により選択的な細胞接着性等の任意の機能を付与できる点で設計性，拡張性が高い。また，生体抽出物と比較して均質性や再現性に優れるという利点もあり，新しいバイオマテリアルとして発展が期待される。これまでに GPG ナノファイバー上で細胞の二次元培養に成功しており，今後は GPG ハイドロゲルを用いた三次元培養系に展開することで，はじめに述べたような細胞と対話しその機能を最大限に引き出すようなデザイナーマトリックスとしての有効性を検証していきたい。また，GPG ハイドロゲルが有する可逆的なゲル形成と液状化挙動を利用すれば，簡便な細胞包埋と回収，インジェクタブルゲル，細胞 3D プリンティングのバイオインク等への応用も可能であると考えられる。小口径人工血管の創製等に向けたハイブリッド材料の作製や，トップダウン加工技術との連携も今後必要と考えている。遺伝子組換体ではなく完全化学合成の人工エラスチンの開発にも並行して取り組んでおり，実用化を目指した材料開発をさらに推進したい。

謝辞

共同研究者の皆様に心より御礼申し上げる。本研究の一部は，JSPS 科研費（23H04934, 23K08230, 23K18312），AMED 橋渡し研究戦略的推進プログラムシーズ A，文科省データ創出・活用型マテリアル開発プロジェクト JPMXP1122714694，および新化学技術推進協会 2021 新化学技術研究奨励賞ステップアップ賞の支援を受けて実施した。

文　　　献

1) 鳴瀧彩絵, 高分子, **73**, 101 (2024)
2) P. Pakshir *et al.*, *Nat. Commun.*, **10**, 1850 (2019)
3) J. Sapudom *et al.*, *Adv. Sci.*, **10**, 2301353 (2023)
4) W. F. Daamen *et al.*, *Biomaterials*, **28**, 4378 (2007)
5) N. M. Jamhawi *et al.*, *Proc. Natl. Acad. Sci. USA*, **121**, e2304009121 (2024)
6) S. L. Martin *et al.*, *Gene*, **154**, 159 (1995)
7) N. Annabi *et al.*, *Biomaterials*, **34**, 5496 (2013)
8) N. Annabi *et al.*, *Sci. Transl. Med.*, **9**, eaai7466 (2017)
9) S. Lee *et al.*, *Adv. Mater.*, **32**, e2003915 (2020)
10) D. W. Urry, *Angew. Chem., Int. Ed. Engl.*, **32**, 819 (1993)

第 2 章　自己集合性デザイナータンパク質が拓くバイオマテリアル

11) D. H. T. Le *et al.*, *Mol. Syst. Des. Eng.*, **4**, 545 (2019)

12) J. J. Milligan *et al.*, *Curr. Opin. Biotechnol.*, **74**, 146 (2022)

13) B. D. Olsen *et al.*, *Biomacromolecules*, **16**, 3762 (2015)

14) W. W. Huang *et al.*, *Adv. Funct. Mater.*, **26**, 4113 (2016)

15) A. M. Tamburro *et al.*, *Biochemistry*, **42**, 13347 (2003)

16) D. H. T. Le *et al.*, *Biomacromolecules*, **14**, 1028 (2013)

17) D. H. T. Le *et al.*, *J. Biomed. Mater. Res. A*, **105**, 2475 (2017)

18) D. H. T. Le *et al.*, *Chem. Lett.*, **44**, 530 (2015)

19) K. Natsume *et al.*, *Regen. Biomater.*, **10**, rbac111 (2023)

20) Y. Sugioka *et al.*, *Int. J. Mol. Sci.*, **22**, 4104 (2021)

21) A. Waterhouse *et al.*, *Tissue Eng. Part B Rev.*, **17**, 93 (2011)

22) T. Sugiura *et al.*, *Acta Biomater.*, **52**, 74 (2017)

23) J. E. Wagenseil *et al.*, *Physiol. Rev.*, **89**, 957 (2009)

第3章　先進医療用セラミックス

横井太史[*1]，川下将一[*2]

1　はじめに

本格的な高齢社会を迎えた我が国において，健康寿命の延伸とWell-beingを実現するための医療技術の一つとして，病気やけがで失われた生体の機能を修復する材料の発展は重要である。損傷を受けた生体の機能の回復・支援・代替を目的にして，身体の表面や内部の組織あるいは体液と接触して用いられる材料が生体材料（バイマテリアル）である。バイオマテリアルにはセラミックス，金属，高分子，複合材料，生物由来材料など多様な材料が用いられている。

セラミックスには骨・歯・関節といった硬組織との親和性に優れるものがある。それらの中でも特にリン酸カルシウム系材料は骨との親和性に優れることから骨修復材料（人工骨）として用いられている。従来の人工骨は骨修復に焦点が当てられてきたが，それだけではなく，骨欠損部近傍の情報を生体外に取り出して診断と治療の両方に貢献する新しい材料の研究が行われている。また，二酸化チタン（TiO_2）に代表される光触媒活性を有するセラミックスは抗菌性を発現することから，感染制御の目的でバイオマテリアルとして用いられている。さらに，交流磁場中において発熱するセラミックスや放射線を放出するセラミックスはがん治療用材料として注目されており，その特性向上を目指した研究が進められている。このようにセラミックスは硬組織修復からがん治療までバイオマテリアルとして幅広く用いられている。

本稿では上記の次世代骨修復用リン酸カルシウム系材料，チタン表面への光触媒抗菌性TiO_2層の形成，およびがん治療用材料について解説する。

2　次世代骨修復用リン酸カルシウム系材料

リン酸カルシウム系化合物は代表的なセラミックス系バイオマテリアルである。ヒドロキシアパタイトやリン酸三カルシウムを用いた骨修復材料が長く臨床で使われてきた。これらの生物学的機能向上を目指して開発された炭酸アパタイトやリン酸八カルシウム（OCP, Octacalcium phosphate, $Ca_8(HPO_4)_2(PO_4)_4 \cdot 5H_2O$）を用いた骨修復材料が国内で近年臨床応用されている。

---

*1　Taishi YOKOI　東京科学大学[旧 TMDU]　総合研究院　生体材料工学研究所
　　　　無機生体材料学分野　准教授

*2　Masakazu KAWASHITA　東京科学大学[旧 TMDU]　総合研究院　生体材料工学研究所
　　　　無機生体材料学分野　教授

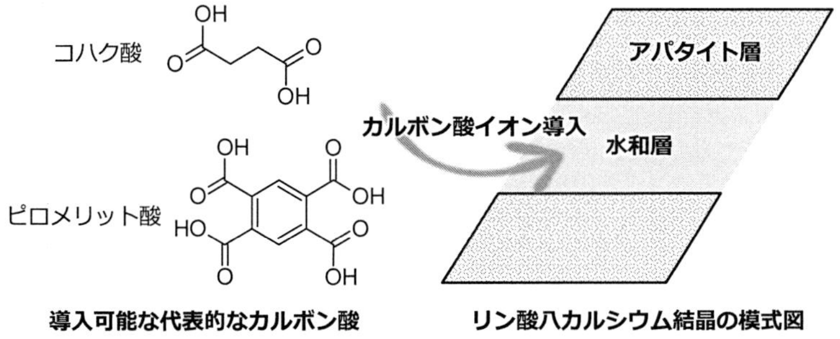

第 3 章　先進医療用セラミックス

図 1　リン酸八カルシウムの層間（水和層）へのカルボン酸の導入

　OCP はアパタイト層と呼ばれる無機層と水和層からなる層状構造を有する。その層間には本来 $HPO_4{}^{2-}$ が存在しているが，これを様々なカルボン酸イオンに置換することができるという層状化合物特有の性質を持っている（図1）。このような性質を持つリン酸カルシウム系化合物は OCP だけである。本節ではこの特異な性質を解説するとともに，この性質を活用した診断と治療の両方に貢献する次世代骨修復用リン酸カルシウム系材料創製に関する筆者らの研究について紹介する。

2. 1　カルボン酸含有 OCP の合成と結晶学的性質

　OCP は水溶液中において炭酸カルシウムとリン酸を原料に用いて合成される。OCP 合成の反応溶液にカルボン酸が共存しているとそれを結晶中に取り込んだ OCP が生成する場合がある。OCP にはカルボン酸を導入することができるが，選択性があるために導入できるカルボン酸は限られている。これまでに OCP への導入が報告されたカルボン酸は 25 種類（2022 年時点）である[1]。OCP に導入可能なカルボン酸の多くはジカルボン酸であり，モノカルボン酸の導入報告はない。その一方で，トリカルボン酸としてはクエン酸，テトラカルボン酸としてはピロメリット酸の導入が報告されている。したがって，多価カルボン酸であることは OCP に導入可能なカルボン酸に求められる要素と言える。これは OCP の層間に導入されたカルボン酸がアパタイト層を連結する役割を担っているためであると考えられる。

　OCP に導入できるジカルボン酸としてはコハク酸やスベリン酸などの脂肪族ジカルボン酸（$HOOC(CH_2)_nCOOH$）が代表的である。導入された同カルボン酸は OCP の a 軸方向に平行になっており，同カルボン酸含有 OCP の(100)面間隔は同カルボン酸のサイズに比例して大きくなる。脂肪族カルボン酸含有 OCP の(100)面間隔と同カルボン酸のサイズには一次式が成立する。この関係式を他のカルボン酸に適応すると，層間におけるカルボン酸の立体構造を推定することができる[2]。

2.2 カルボン酸含有 OCP のバイオメディカル応用

セラノスティクスとは，治療（Therapy）と診断（Diagnostics）を融合させた造語であり，診断と治療を一体化して行う考え方やその手法のことで，バイオマテリアル分野において注目されているキーワードである。セラノスティクスの概念は，セラミックス系バイオマテリアルの研究・開発における材料設計指針の一つである。

セラノスティクスは主にがん治療薬分野を中心に発展してきた。低分子量の有機化合物や錯体に比べて，構造を精密に制御するという点でセラミックスはハードルが高い。しかし，セラミックスの中でも層状化合物は構造の自由度が大きいため，セラミックスを用いたセラノスティクスを実現するための素材として有望である。先述の通り，OCP は骨修復材料として実用化されており，生体との親和性に優れた材料である。そのため，層間にカルボン酸を導入して機能化した OCP のセラノスティクス応用を検討することは理にかなっている。

OCP はそれ自体が骨修復材料として作用する。そのため，セラノスティクスの観点からは，層間有機修飾による付与が求められるのは診断に役立つ機能である。そこで筆者らが注目しているのが蛍光性である。半導体量子ドット（例えば PbS）を用いた $in\ vivo$ 蛍光バイオイメージング技術が盛んに研究されているが，プローブ自体に毒性元素を用いている点は実用上の大きな課題であると言える。それに対してこのような $in\ vivo$ イメージングを層間有機修飾した OCP を用いて実現できれば，骨欠損修復部位における情報（炎症，感染，骨修復材料の残存量など）を体外に取り出し，診断に役立てることができると期待される。蛍光性を付与した OCP を用いたセラノスティクスの概念図を模式的に図2に示す。

これまでに，カルボン酸導入によって蛍光性を付与した OCP が報告されている。蛍光の起源となる芳香族カルボン酸としては，2,2'-ビピリジン-5,5'-ジカルボン酸[3]，ピロメリット酸[4]，イソフタル酸[5]，2,5-ピリジンジカルボン酸[6]，4-（カルボキシメチル）安息香酸[7]，4-フェニレン二酢酸[7]がある。これらの蛍光性 OCP に適した励起光の波長は紫外域にある。これは共役系の電子構造が蛍光挙動を支配しているためである。セラノスティクスへの応用を考えると，励起光の波長は生体の窓と呼ばれる軟組織透過性が高い近赤外域であることが望ましい。この観点から

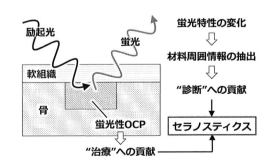

図2 蛍光性 OCP を用いたセラノスティクスの概念図

第3章 先進医療用セラミックス

は，蛍光性 OCP をセラノスティクスに応用するためには技術的課題があると言える。これをクリアするためには，より大きな共役系を有する分子を導入する合成技術や，導入した分子同士を反応させてより大きな共役系の分子を層間で合成する，あるいは，層間において芳香環の π-π 相互作用を利用して蛍光を長波長化するなどの工夫が必要である。

層間有機修飾によって機能付与した OCP のバイオメディカル応用は始まったばかりの新しい研究である。同材料は未来の高度医療の発展に貢献するものと期待される。

3 チタン表面への光触媒抗菌性 TiO$_2$ 層の形成

TiO$_2$ は代表的な光触媒活性を有するセラミックスである。それと同時に，TiO$_2$ が表面に有する Ti-OH は生体内においてアパタイトの生成を誘起する官能基として知られており，チタンやチタン合金の表面に TiO$_2$（Ti-OH）を形成する処理を施すことで骨と結合する性質を付与できる。生体内における材料表面でのアパタイト形成と，材料と骨との結合性の発現の関係については成書を参照していただきたい[8]。ここでは簡単に，生体内で表面にアパタイトを形成する材料は骨との結合性を有すると理解して本節を読み進めていただきたい。

チタンやチタン合金製のバイオマテリアルに骨結合性を付与するための処理を行うと，材料表面には主に TiO$_2$ からなる層が形成される。この TiO$_2$ の光触媒効果を利用すれば抗菌性を得られる。しかし，TiO$_2$ の光触媒効果を得るためには一般的には紫外線が必要である。もし生体に害の無い可視光によって TiO$_2$ の光触媒活性を得ることができれば，バイオマテリアルとしての応用範囲がさらに広がると期待される。そこで本節では，チタン表面への可視光応答型光触媒抗菌性 TiO$_2$ 層の形成について解説する。

3. 1 チタン表面への窒素ドープ TiO$_2$ 層の形成

窒素ドープ TiO$_2$ は可視光応答型光触媒活性を有する材料として知られている。バイオマテリアル分野においては，チタンの表面に TiO$_2$ 層を形成して骨結合性を付与する方法として，アルカリ－温水－加熱処理が知られている。この処理によってチタン表面に形成した TiO$_2$ 層に窒素をドープできれば，同層に可視光応答型抗菌性を付与できると期待される。

そこで，アルカリ-温水処理後の試料をアンモニア気流中で 600℃ にて 1～5 時間加熱して TiO$_2$ 層への窒素ドープを行った[9]。この処理により，TiO$_2$ 層に窒素がドープされたことを X 線光電子分光法によって確認した。さらに，同試料を用いて大腸菌に対する抗菌性試験を行ったところ，これらの試料は暗所では抗菌性を示さなかったが，可視光照射下では抗菌性を示すことを明らかにした（図3）。特にアンモニア気流中における処理が 1 時間と 3 時間の試料において抗菌活性が顕著であった。したがって，チタン表面に形成された窒素ドープ TiO$_2$ 層は手術時に材料が体内に埋入される直前まで抗菌性を発現するため，術後感染症の制御に有効であると期待される。

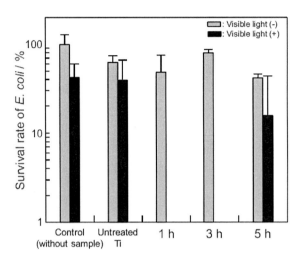

図3　大腸菌を用いた抗菌性試験結果（Control：サンプル無し，Untreated Ti：未処理のTi基板，1 h，3 h，5 h：アンモニア気流中で1〜5時間熱処理して作製した窒素ドープTiO_2層）。

3.2　チタン表面への銅ドープTiO_2層の形成

3.1項で述べた窒素ドープTiO_2層は抗菌性発現のために可視光照射が必要である。そのため，生体内に埋入後には抗菌性を発現しない。これに対して，抗菌性の元素を用いてTiO_2に可視光応答型光触媒活性を付与できれば，それによって埋入直前まで光触媒活性によって抗菌性を発現し，埋入後にはTiO_2からの抗菌性元素の溶出による抗菌性の発現を期待できる。このような設計の材料として筆者らはチタン表面への銅ドープTiO_2層形成に関する研究を進めている。

過酸化水素処理によってチタン表面を酸化し，それを1〜100 mMの酢酸銅水溶液に浸漬した後，600℃にて1時間加熱して銅ドープTiO_2層を作製した[10]。得られた試料表面には酸化銅微粒子が生成していた。これらの試料を用いて大腸菌に対する抗菌性試験を行ったところ，可視光照射下で抗菌性を示すとともに，暗所でも若干の抗菌性を示すことが分かった（図4）。抗菌性や細胞適合性の向上といった課題は残されているものの，チタン表面への銅ドープTiO_2層の形成は，可視光下だけでなく，埋入後の生体内でも抗菌性を示すチタンを得るのに有用であると言える。

第3章　先進医療用セラミックス

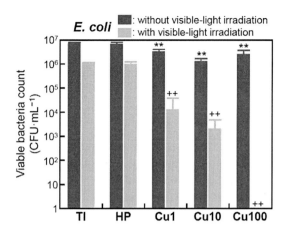

図4　大腸菌を用いた抗菌性試験結果（TI：未処理のTi基板，HP：過酸化水素処理と熱処理を行ったTi基板，Cu1，Cu10，Cu100：1〜100 mMの酢酸銅処理した銅ドープTiO_2層）。

4　がん治療に貢献するセラミックス

現在，日本人の2人に1人はがんに罹患し，3人に1人はがんで死亡するといわれている。がんの主な治療法としては，手術療法，放射線療法，化学療法，免疫療法の4つがあり，これらはがんの四大治療法と呼ばれている。しかし，手術療法においては，患部の切除により臓器の機能が低下する場合がある。放射線療法においては，体内深部のがんに対して十分な量の放射線を照射することは容易ではなく，副作用も懸念される。化学療法においては，抗がん剤の副作用が懸念される。近年では免疫療法に注目が集まっているが，現時点では，治療効果が証明されている免疫療法はあまり多くない。本節では，磁気温熱療法や放射線療法に有用なセラミックスをいくつか紹介する。

4.1　磁気温熱療法用セラミックス

がん細胞は正常細胞に比べて熱に弱く，43℃以上に加温されると死滅する。交流磁場は減衰することなく体内深部にまで侵入し，磁性セラミックスの一つであるマグネタイト（Fe_3O_4）は交流磁場の下に置かれると発熱する。したがって，磁性セラミックスをがん近傍に留置し，体外から交流磁場を印加すれば，がんが体内深部にある場合でも，がん細胞を局所的に加温して死滅させ得る（磁気温熱療法）。海外ではFe_3O_4ナノ粒子を含む磁性流体が悪性脳腫瘍の磁気温熱療法に用いられ，前立腺がんやすい臓がんの磁気温熱療法への応用を目指した臨床研究が進められている。現在，筆者らは，Fe_3O_4よりも高い飽和磁化を有する窒化鉄（Fe_xN_y）に着目して研究を進めている[11〜14]。これまでに，Fe_3O_4を還元・窒化することによって得られる$α''$-$Fe_{16}N_2$や，ヘマタイトとナトリウムアミドとの反応により得られる$ε$-$Fe_{2-3}N$（図5）が優れた発熱能を有す

121

医療工学研究の最前線

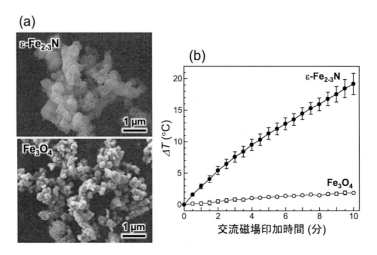

図5 ε-Fe$_{2-3}$N および Fe$_3$O$_4$ の電界放出形走査電子顕微鏡写真(a)，および ε-Fe$_{2-3}$N および Fe$_3$O$_4$ を分散させた寒天ファントムの交流磁場下（100 kHz, 125 Oe）での温度変化（ΔT）(b)。

ることが見出されている。

4.2 放射線療法用セラミックス

自然界に存在するイットリウム（^{89}Y）は非放射性であるが，これに熱中性子線を照射すると，半減期約64時間のβ線放射体の^{90}Yとなる。海外では直径20～30 μm の Y$_2$O$_3$-Al$_2$O$_3$-SiO$_2$（YAS）ガラス微小球が手術不可能な肝臓がんの放射線治療に用いられている（図6）。同微小球は肝臓がんの近傍の肝動脈を塞栓するので，がんへの栄養補給を低減させる効果も期待できる。筆者らは，高周波誘導プラズマ溶融法によって直径20～30 μm の酸化イットリウム（Y$_2$O$_3$）微小球を作製し，動物実験により放射性 Y$_2$O$_3$ 微小球の腫瘍増殖抑制効果を確認している（図7）[15]。Y$_2$O$_3$ 微小球は YAS ガラス微小球よりも多量のイットリウムを含むので，高い放射線治療

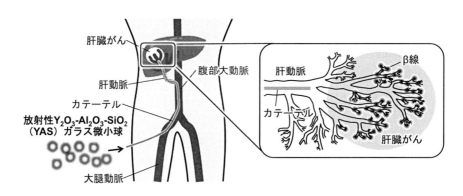

図6 Y$_2$O$_3$-Al$_2$O$_3$-SiO$_2$（YAS）ガラス微小球による肝臓がんの放射線療法

第 3 章　先進医療用セラミックス

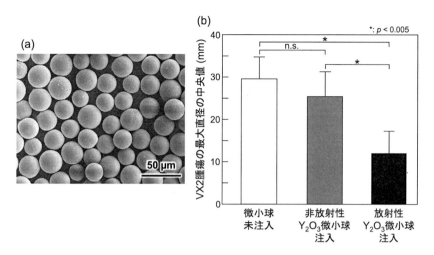

図7　Y₂O₃ 微小球の走査電子顕微鏡写真(a)，ウサギ肝臓における VX2 腫瘍の最大直径の中央値（微小球未注入，非放射性 Y₂O₃ 微小球注入，放射性 Y₂O₃ 微小球注入）(b)。

効果を期待できる。残念ながら Y_2O_3 微小球の実用化には至っていないが，さらに放射線治療効果の高いセラミック微小球が得られれば，血管内放射線療法用セラミックスとして実用化されるものと期待される。

5　おわりに

本稿では治療と診断の両方に貢献する有機修飾型 OCP，可視光応答型光触媒抗菌性 TiO_2 層，およびがんの磁気温熱・放射線療法用材料について解説した。バイオマテリアルの研究ではともすると明日にも実用化できるような材料が求められがちであるが，いずれの材料の研究も萌芽的な段階であって，臨床応用が実現するまでには長い時間が必要である。しかし，10～20 年先の将来を見据えてバックキャスト的な視点で長期的な研究に取り組むことも必要であろう。本稿で解説した材料が 20 年後に一つでも実用化されることを目指して研究に邁進していきたい。

文　献

1) T. Yokoi *et al.*, *Sci. Technol. Adv. Mater.*, **23**, 434 (2022)
2) T. Yokoi *et al.*, *Materials*, **14**, 2703 (2021)
3) I. Yamada *et al.*, *Colloid Interface Sci. Commun.*, **30**, 100182 (2019)
4) T. Yokoi *et al.*, *Commun. Chem.*, **4**, 4 (2021)

5) T. Yokoi *et al.*, *J. Ceram. Soc. Jpn.*, **130**, 337 (2022)
6) T. Yokoi *et al.*, *J. Ceram. Soc. Jpn.*, **131**, 701 (2023)
7) T. Yokoi *et al.*, *Dalton Trans.*, **53**, 14163 (2024)
8) 石原一彦ほか，バイオマテリアルの基礎，63-65，日本医学館 (2010)
9) M. Kawashita *et al.*, *Colloids Surf., B*, **145**, 285 (2016)
10) P. -C. Sung *et al.*, *J. Func. Biomater.*, **15**, 114 (2024)
11) M. Shibata *et al.*, *Ceram. Int.*, **45**, 23707 (2019)
12) M. Shibata *et al.*, *J. Biomed. Mater. Res.*, **109**, 1784 (2021)
13) 臼杵壮一朗ほか，日本セラミックス協会第 36 回秋季シンポジウム講演予稿集，1A14 (2023)
14) 臼杵壮一朗ほか，第 45 回日本バイオマテリアル学会大会予稿集，381 (2023)
15) 川下将一，セラミックス，**53**，814 (2018)

第4章　新規歯科治療用セラミクス

野﨑浩佑[*]

1　緒言

　口腔領域における代表的な疾患として，う蝕と歯周疾患が挙げられる。厚生労働省より報告されている令和4年歯科疾患実態調査によると，う蝕を有する割合は25歳以上で80％以上であり，歯周疾患を有する割合は25歳以上で32％以上である。また，世界中の疾病や傷害，その他の危険因子による健康損失を体系的に測定・比較することを目的とした世界疾病負担研究（Global Burden of Disease：GBD）においても，口腔疾患による健康損失（Disability-adjusted life year：DALY）は，死因別では第5位，疾病負荷別では第1位となっており，その予防と対策が急務とされている[1]。

　う蝕による歯質欠損に対する治療方法には，口腔内細菌に感染した歯質を除去した後に，小範囲であればセラミクス粒子とレジンの複合材料であるコンポジットレジンによる直接修復が主体である。しかしながら，欠損領域の拡大に伴い，歯科用セラミクス単体による修復処置が必要となる。また，歯周疾患により失われた骨欠損に対しては，患者本人の骨を他の部位から採取し移植する自家骨移植が信頼性の高い治療法であるが，必要とする骨量が不十分な場合に，自家骨とセラミクス人工骨を混合して利用することが一般的である。

　歯科用セラミクス材料は，歯冠補綴装置，歯科用インプラント，骨補填材など多岐に亘り応用されている。歯冠補綴装置用材料には，イットリア部分安定化ジルコニア（YSZ：yttria-stabilized zirconia）やガラスセラミクスが利用されている。YSZはその優れた機械的特性から整形外科領域で人工関節として応用が始まったが，湿潤環境下において物性が低下する低温劣化現象が2000年前後に問題となり，歯科領域では限られた症例で利用が開始された。しかし現在では，材料および加工技術の発展により，ほぼすべての症例に適応可能となっている。

　また，歯科用インプラントや骨補填材では，酸化チタン（TiO_2）やハイドロキシアパタイト（HAp：$Ca_{10}(PO_4)_6(OH)_2$），リン酸三カルシウム（β-TCP：$Ca_3(PO_4)_2$）などが利用されている。これらの材料には，埋入された生体材料表面に沿って骨形成が促進する骨伝導能と生体材料により異所性に骨再生を促進する骨誘導能が求められている。現在，臨床応用されている生体材料は主に骨伝導能が優れており，骨誘導能の向上には骨形成を誘導するタンパク質や細胞などを複合化する必要があり，様々な研究が行われている。

　＊　Kosuke NOZAKI　東京科学大学［旧TMDU］　大学院医歯学総合研究科
　　　生体補綴歯科学分野　講師

医療工学研究の最前線

　歯科用セラミクス材料には，歯の色調と一致する審美性や生体適合性，咬合力など機能力に抵抗する力学的強度が求められるが，近年では付加的価値として抗菌性などの機能が求められている。う蝕や歯周疾患は，いずれも口腔内細菌が歯面や歯科材料表面で増殖し，細胞外基質などとともにプラークを形成し，生成される酸による歯質の脱灰や毒素による炎症性反応により生じる。そのため，歯質欠損や歯周組織の欠損をセラミクス材料にて治療した際においても，再度細菌感染が生じると，う蝕や歯周疾患が再発し再治療を要する。

　口腔内に装着された歯冠補綴装置やインプラントは良好な臨床成績を有するもの，長期臨床経過報告によると，5年後にそれぞれ約10%，18%で再感染が生じ再治療を有することが報告されている[2,3]。セラミクス材料は金属材料と比較して，細菌付着が抑制されるものの，再感染を完全に抑制することは困難である。従来，細菌感染に対する治療方法としては外科的な処置や抗生物質による治療が主流であったが，抗菌性を有する歯科材料を用いた治療方法や感染予防が求められている。抗菌性歯科材料の種類には，抗菌剤を放出する材料や，抗菌剤を封入した材料，抗菌作用を持つ表面改質材料等が挙げられる。しかしながら，いずれの材料においても抗菌効果の持続性や生体適合性，抗菌剤を付加することによる物理的特性の変化が課題となる。そこで本章では抗菌活性を有する無機系抗菌剤の開発とその高機能化に関して紹介する。

2　結晶成長制御によるチタニアナノ粒子の高機能化

2.1　緒言

　チタニア（TiO_2）は，化学的・生物学的に不活性で，毒性がなく，安価，かつ環境安全性が高いことから，その優れた光触媒活性に加え，最も実用的な光触媒材料の一つとして研究されている。歯科分野では，チタニアは義歯洗浄剤，ホワイトニング材，歯科インプラント材としてすでに広く使用されている。しかし，チタニアの光触媒活性は現状では十分ではなく，さらなる活性の向上が求められている。

　チタニアの光触媒効果は，紫外線照射によって励起された電子と正孔が材料表面で酸化還元反応を生じ，水中においてスーパーオキシドやヒドロキシラジカルなど反応性の高い活性酸素種を生成することにより得られる。チタニアの光触媒活性を向上させる方法の一つとして，チタニア表面の{001}面と{101}面の比率を調整することで，電子と正孔の再結合が遅延し，光触媒活性を高めることが可能であることが報告されている[4]。チタニアの合成においてフッ素イオンをキャッピング剤として用いると，{101}面の結晶成長が抑制され，結晶方位の制御が可能である（図1）[5]。

　また，粒子サイズは，光触媒材料としての性能に極めて重要な役割を果たす。先行研究では，F/Ti比を調整することで29～550 nmのサイズのチタニアナノシートを合成し，その結果，一辺が29 nmのチタニアナノシートが最も高い触媒活性を示すことを報告した[6]。しかし，10 nm以下のシングルナノメートルサイズ粒子の合成は困難とされてきたため，光触媒活性に及ぼすサ

第 4 章　新規歯科治療用セラミクス

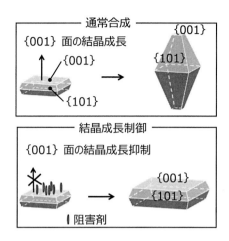

図1　結晶成長制御による高次構造制御チタニアナノシートの作製

イズ効果は十分に明らかになっていなかった。そこで，本研究では，従来困難とされてきた側長 10 nm 以下のナノメートルサイズのチタニアナノシートを作製し，その光触媒活性を明らかにすることを目的とした。

2.2 材料と方法
2.2.1 チタニアナノシートの作製
　ヘキサフルオロチタン酸アンモニウムを塩酸に溶解し，チタンブトキシドを滴下，混合した。作製した前駆体溶液で，180℃，6 時間の水熱反応を行った。合成後の粉体を超音波洗浄した後に凍結乾燥し試料を得た。前駆体中の F/Ti 比を 0.3, 0.5, 0.8, 1.0, 1.5, 2.0 として混合し，各チタニアナノシートを作製した（NS0.3, NS0.5, NS0.8, NS1.0, NS1.5, NS2.0）。得られた粉末の特性を X 線回折（XRD），紫外可視分光光度計，透過電子顕微鏡（TEM）を用いて評価した。さらに，格子定数の解析を，解析ソフトウェアを用いて全粉末パターン分解法（WPPD 法）により測定した。TEM 像から，測定されたチタニアの長さと厚さに基づきチタニア表面に露出した {001} 面の比率を以下の式で計算した。

$$S_{001} = 2\left(L - \frac{d}{\tan\theta}\right)^2$$

$$S_{101} = \frac{2d}{\sin\theta}\left(2L - \frac{d}{\tan\theta}\right)$$

$$P_{001} = \frac{S_{001}}{S_{001} + S_{101}}$$

ここで，L はチタニアナノシートの平均長さ，d は平均厚さである。S_{001} は単結晶中に露出した

全ての {001} 面，S_{101} は {101} 面を表す。$\theta = 68.3°$ はアナターゼの {001} 面と {101} 面の間の角度の理論値である。

バンドギャップエネルギー（Eg）の算出のため，紫外可視分光スペクトルより以下の式を用いて，Tauc プロットを作成した。

$$(h\alpha\nu)^{\frac{1}{n}} = k(h\nu - Eg)$$

ここで，h はプランク定数，ν は周波数，α は吸収係数，k は比例定数，Eg はバンドギャップ，n は半導体材料の遷移の種類に依存し，$n = 1/2$ とする。また，使用する波長域で散乱が一定であると仮定し，チタニアの吸収係数の代わりに Kubelka-Munk 関数を使用した。次式の Kubelka-Munk 変換を適用し，拡散反射率の測定値を代入して吸収係数を算出した。

$$K = \frac{(1 - R)^2}{2R}$$

作成した Tauc プロットをもとに，グラフの変曲点を通る直線の x 切片をバンドギャップとした。

2. 2. 2　チタニアナノシートによる色素分解評価

チタニアナノシートの色素分解能を評価するために，MB の溶液を用いた脱色試験を実施した。チタニア試料と MB 溶液を混合し，紫外線を照射した。対照群として同じ試料を遮光し，紫外線を照射した。所定時間紫外線を照射した後，吸光度をマイクロプレートリーダーで測定した。

2. 2. 3　チタニアナノシートの活性酸素生成の化学分析

チタニアから放出される活性酸素と紫外線照射下での反応を評価するため，20 mM テレフタル酸二ナトリウム（DTA）および 1 mM ニトロブルーテトラゾリウム（NBT）の溶液を調製した。4 mg/mL になるようにチタニアナノシートを添加した NBT 溶液および DTA 溶液を 2 時間照射した。照射後遠心分離し，上清を回収し，NBT 溶液にはジメチルスルホキシドを加え撹拌し吸光度を測定し，DTA 溶液は蛍光強度を蛍光マイクロプレートリーダーにより測定した。先行研究[6]を参考にしてスーパーオキシドとヒドロキシラジカルの生成量を算出した。

2. 3　結果

2. 3. 1　NS の粒径および結晶相評価

XRD による結晶構造解析の結果，すべての試料はアナターゼ型チタニア（PDF#21-1272）であった。チタニアナノシートの格子定数を WPPD 法で解析したところ，F/Ti 比は a 軸と c 軸の格子定数に影響を与えないことが明らかとなった。TEM 画像から（図 2），チタニアナノシートの平均長さと厚さは，それぞれ NS0.3 が 6.3 nm と 4.9 nm，NS0.5 が 14 nm と 8.3 nm，NS0.8 が 21 nm と 9.5 nm，NS1.0 が 34 nm と 13 nm，NS1.5 が 69 nm と 15 nm，NS2.0 が 445 nm と 64 nm であった。{001} 面の割合は F/Ti 比の増加とともに増加し，結晶サイズの減

第 4 章　新規歯科治療用セラミクス

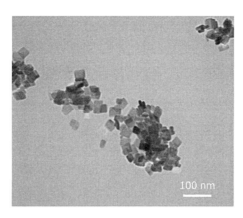

図 2　NS1.0 の透過型電子顕微鏡像

少に伴いバンドギャップは減少した。

2. 3. 2　チタニアナノシートによる色素分解分析

UV 照射時間の増加とともに，各 MB 溶液の吸光度が低下し，MB の脱色が促進した。紫外線を照射した試料と遮光した試料を比較すると，紫外線を照射した溶液はより強く脱色された。480 分後，NS0.3 が最も脱色し，次いで NS0.5，NS1.0，NS0.8，NS1.5，NS2.0，チタニア NPs の順に脱色効率が減少した。また，吸光度から求めた速度定数は，F/Ti 比の減少とともに増加した。一方，ナノシートおよびナノ粒子を添加した MB 溶液は，紫外線非照射下においても吸光度が低下し，NS0.3 は高い脱色能力を示した。

2. 3. 3　紫外線照射下におけるチタニアナノシート上の活性酸素発生量の比較

各チタニアナノシートの中では，NS1.0，NS1.5，NS0.8 が最も多くのヒドロキシルラジカルを生成し，次いで NS2.0，NS0.3，NS0.8 の順だった。さらに，NS1.0 と NS1.5 は最も多くのスーパーオキシドを生成し，次いで NS0.5，NS0.8，NS2.0，NS0.3 の順だった。

2. 4　考察

TEM 像分析の結果，F/Ti 比が大きくなると {001} 面方向の結晶成長が抑制され，{101} 面の方向が促進されることが明らかになった。この結果は，ヘキサフルオロチタン酸アンモニウムに含まれるフッ素イオンがチタニアの結晶成長に重要な役割を果たすことを示している。また，先行研究では，チタニアナノシートのバンドギャップは，側面の長さが 256 nm から 6.7 nm に減少すると，3.29 eV から 3.20 eV に減少することが明らかになっている。本研究の結果は，先行研究の報告と一致しており，バンドギャップはイオンのエネルギー状態だけでなく，結晶のサイズや形状によっても決定されることが示された。

MB の脱色試験の結果，NS0.3 は紫外線照射下および暗所下で最も高い脱色能力を持つことが明らかとなった。これは，脱色プロセスには，チタニア表面への色素の吸着と，その後の光触媒

反応による分解の2つのステップがあるためと考えられる。紫外線照射下においては，サイズ減少に伴う比表面積の増加に伴い，光触媒反応が促進したと考えられる。また，暗所条件下では反応時間に対するMBの$\ln(A_0/A)$の変化が120分まで継続しており，色素吸着が促進していると考えられる。

　ヒドロキシルラジカルとスーパーオキシドアニオンは，水中における酸化還元反応の主要な担体であり，色素分解において重要な役割を果たすと考えられている。本研究では，NS1.0が活性酸素種生成に最適な面割合を持つにもかかわらず，MB脱色においてはNS0.3が最も優れた性能を示した。この興味深い結果は，NS0.3の{001}面割合の減少による光触媒活性の低下と，サイズ減少に伴う色素吸着量の増加の相互作用に起因すると考えられ，NS0.3のサイズ縮小による比表面積の増加が脱色性能の向上に大きく影響することを示唆している。

　本研究では，シングルナノメートルサイズのチタニアナノシートを安全かつ容易に作製することができ，NS0.3が最も高い色素分解能力を持つことを明らかにした。そのメカニズムは，生成される活性酸素種の量ではなく，サイズ縮小による比表面積の増加と吸着力の向上が主要な役割を果たしていることが示唆された[7]。

3　双極子モーメント制御によるチタニアナノシートの高機能化

3. 1　緒言

　物質表面への色素吸着は，ファンデルワールス力，水素結合，極性，双極子間相互作用などによって制御されている[8]。表面電荷も色素吸着において重要な役割を果たすことが報告されている。先行研究において，異種元素の固溶やコーティングをすることなく，セラミクスの表面電荷を制御する電気分極処理について報告してきた[9]。電気分極処理は，高温下にてセラミクスに直流電界を付与することにより電気的双極子モーメントを配向させ，室温まで冷却した際にもその配向性を維持すること可能である[10]。しかしチタニアの電気分極処理による表面電荷誘起に関する知見は限られている。

　そこで本研究ではチタニアの色素分解能力を向上するために，NSおよびNPの表面電荷を電気分極により誘起し，分極チタニアによるメチレンブルー溶液の脱色から光触媒活性を評価した。

3. 2　材料と方法

3. 2. 1　チタニアナノシートの合成

　ヘキサフルオロチタン酸アンモニウムを塩酸に溶解し，出発原料中のF/Ti比が0.3になるようにチタンブトキシドを滴下・混合した。作製した前駆体溶液は，180℃，6時間の水熱合成を行った。得られた粉体をメタノールおよび蒸留水にて洗浄し，凍結乾燥により実験用試料を得た。対象群として市販のTiO_2ナノ粒子（NP）（FUJIFILM Wako Pure Chemical Corp.）を使

用した。

3. 2. 2 電気分極処理による表面電荷の誘起

得られた粉体（NS および NP）をアルミナリングに充填し，白金箔にて挟み，300 V/mm の直流電界を付加し，300℃，1時間加熱，直流電界を付加したまま室温まで徐冷した（分極試料：P-NS，P-NP）（図3）。なお，直流電界は付加せず，加熱した試料を対照群として供した（加熱試料：H-NS，H-NP）。

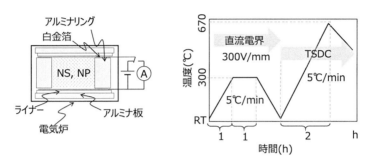

図3 チタニアナノ粒子の電気分極処理による表面電荷制御と熱刺激脱分極電流測定（TSDC）

3. 2. 3 粉体の微細構造および表面電荷，光学特性の解析

得られた粉体の結晶構造を XRD にて解析し，微細構造を TEM で観察した。表面電荷を評価するために熱刺激脱分極電流（TSDC）測定を行った。電気分極処理と同様に白金箔に挟まれた粉体を，670℃まで加熱し，双極子モーメントの緩和に伴う脱分極電流を測定した。また，分極試料および加熱試料の光学的特性を紫外可視分光光度計で測定し，光学的バンドギャップを Tauc プロットにより算出した。

3. 2. 4 活性酸素生成の評価

紫外線照射下でチタニアから生成される活性酸素生成を評価するため，20 mM テレフタル酸二ナトリウム（DTA）および 1 mM ニトロブルーテトラゾリウム（NBT）の溶液を調製した。4 mg/mL になるように分極および加熱試料を添加した NBT 溶液および DTA 溶液を 2 時間照射した。照射後遠心分離し，上清を回収し，NBT 溶液にはジメチルスルホキシドを加え撹拌し 570 nm における吸光度を測定し，DTA 溶液は励起波長 340 nm，蛍光波長 460 nm における蛍光強度を蛍光マイクロプレートリーダーにより測定した。先行研究を参考にしてスーパーオキシドとヒドロキシラジカルの生成量を算出した。

3. 2. 5 色素分解評価

分極および加熱試料の色素分解能を評価するために，MB の溶液を用いた脱色試験を実施した。チタニア試料と MB 溶液を混合し，紫外線を照射した。対照群として同じ試料を遮光し，紫外線を照射した。所定時間紫外線を照射した後，630 nm における吸光度をマイクロプレートリーダーで測定した。

3.3 結果
3.3.1 NS および NP の粒径及び結晶相評価

XRD による結晶構造解析により,得られた NS はアナターゼ型であり,対象群として使用した NP はアナターゼ型とルチル型の混相であった。TEM 画像から P-NS および H-NS は幅 6.3 nm,厚さ 4.9 nm のナノシート構造を示していた。また,P-NP および H-NP は,不定形で約 80〜450 nm の大きさであった。いずれも分極試料および加熱試料で微細構造の違いは認められなかった。

3.3.2 分極チタニア表面電荷と光学的特性

TSDC 測定により,P-NS および P-NP では脱分極電流が測定され(図 4),H-NS および H-NP ではわずかに計測された。得られた脱分極電流より蓄積電荷量を計算したところ,P-NS は 315.4 μC·cm^{-2},P-NP は 106.4 μC·cm^{-2},H-NS は 3.2 μC·cm^{-2},H-NP は 0.9 μC·cm^{-2} であった。また,Tauc プロットより光学的バンドギャップを求めたところ,P-NS は 3.14 eV,H-NS は 3.13 eV,P-NP は 3.31 eV,H-NP は 3.31 eV であった。

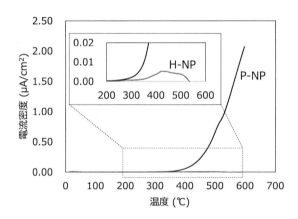

図 4 表面電荷を誘起したチタニアナノ粒子(P-NP)の熱刺激脱分極電流測定

3.3.3 電気分極処理のチタニアナノシートが光触媒活性に及ぼす影響

活性酸素種であるスーパーオキシドおよびヒドロキシラジカルを算出したところ,P-NP が最も活性酸素種を発生させ,次いで P-NS となった。また,NP および分極試料は,NS および加熱試料よりもそれぞれ活性酸素種を多く生産した。

UV 照射下におけるメチレンブルー溶液の色素分解能を評価したところ,P-NS が最も高い分解効率を示し,時間経過とともに脱色が促進した。UV 非照射下においては,P-NS において,初期の 30 分まで吸光度が減少しその後に定値に達した。

第4章 新規歯科治療用セラミクス

3. 4 考察

　本研究成果は，チタニアナノ粒子（NS および NP）の表面電荷を電気分極処理により制御した初めての報告であり，分極 NS の優れた色素分解能を示した。チタニアの NS 化は，{101} / {001} 面の割合が制御されヘテロジャンクションを形成することにより，一般的な合成手法で得られるナノ粒子と比較して，高機能化が達成される。合成時の F/Ti 比を制御することにより，NS の大きさも制御することが可能で，6.3 nm から 445 nm の NS の合成に成功している。本研究では，これらの中で最も光触媒活性が高い 6.3 nm の NS を分極用材料として供した。

　電気分極処理による表面電荷は，直流電界によりセラミクスの双極子モーメントの再配列が生じることにより誘起されると考えられている。P-NS および P-NP いずれも TSDC 測定により脱分極電流が測定できたが，P-NS がより多くの蓄積電荷量を有していた。NP は通常，酸素欠陥を約 1% 有しており[11]，酸素欠陥が双極子モーメントの形成に寄与していると考えられる。一方，NS は，出発原料に含まれるフッ素イオンが表面および内部に固溶されており，酸素イオンとの置換反応が生じていると考えられる[12]。そのため，P-NS の表面電荷の形成は。酸素欠陥とフッ素イオンがキャリアとして双極子モーメントを形成しているためと考えられる。

　P-NS は色素分解において優れた光触媒活性を示した。色素分解は，色素のチタニア表面への吸着と酸化還元反応による分解のプロセスに依存することが報告されている[13]。表面電荷を制御した NS はより多くの色素を吸着したと考えられ，UV 非照射における P-NS の脱色能が優れていたことが根拠となりえる。また，液相中での色素分解は，光触媒活性により生成した活性酸素種によるもの以外に，吸着した色素のチタニアによる直接的な酸化還元反応が考えられる。本研究では，生成した活性酸素種の量に依存せずに色素分解が促進した。これは，P-NS の優れた色素吸着能と UV 照射による直接的な酸化還元反応による効果と考えられる[14]。

4 結論

　本章では，歯科材料として利用されているチタニアの高機能化のため，結晶成長制御により {001} 面が露出したチタニアと電気分極処理により表面電荷が制御されたチタニアの有用性を紹介した。本技術はチタニアナノ粒子を粉体のまま応用しており，歯科臨床においては義歯洗浄剤やブリーチング材料に応用可能と考えられる。しかしながら，粉体を歯冠補綴装置やインプラント材料など構造材料に応用するためには，高機能化したチタニアナノ粒子の機能を損なうことなく応用するためのコーティング法の確立などが必須と考えられる。

133

文　　　献

1) C. J. L. Murray *et al.*, *The Lancet*, **396**(10258), 1223-1249 (2020)
2) F. O. Costa *et al.*, *J. Clin. Periodontol.*, **39**(2), 173-181 (2012)
3) B. E. Pjetursson *et al.*, *Clin. Oral Implants Res.*, **18 Suppl 3**, 73-85 (2007)
4) Y. Nosaka *et al.*, *Chem. Rev.*, **117**(17), 11302-11336 (2017)
5) Z. Tan *et al.*, *RSC Advances*, **3**(42), 19268-19271 (2013)
6) K. Hayashi *et al.*, *Materials（Basel）*, **13**(1), 78 (2019)
7) Y. Kowaka *et al.*, *Materials（Basel）*, **16**(3), 1229 (2023)
8) M. T. Yagub *et al.*, *Adv. Colloid Interface Sci.*, **209**, 172-184 (2014)
9) K. Yamashita *et al.*, *Chemistry of Materials*, **8**(12), 2697-2700 (1996)
10) A. Nagai *et al.*, *J. Euro Ceram. Soc.*, **32**(11), 2647-2652 (2012)
11) X. Bi *et al.*, *Chemical Engineering Science*, **234**, 116440 (2021)
12) R. Fu *et al.*, *Angew. Chem. Int. Ed. Engl.*, **60**(20), 11173-11179 (2021)
13) F. Azeez *et al.*, *Scientific Reports*, **8**(1), 7104 (2018)
14) T. Mihara *et al.*, *Nanomaterials*, **14**(2), 171 (2024)

第5章　骨組織再建・感染予防のための
ハードバイオマテリアル

島袋将弥*

1　はじめに

　骨組織は，自重の支持や臓器の保護といった力学的機能に加え，代謝機能，造血機能を有する重要組織である。老化，疾患，事故などにより骨組織を損失すると，その規模に応じて人工材料を用いた再建術が必要となる。現代の医療では，再建部位における力学的・化学的・生物学的要求に応じて，適切な人工材料が選択されている。骨組織再建に使用される人工材料としては，主に金属材料，無機材料，固体高分子材料，またはそれらの複合材料が使用されており，いずれも固体状態で骨組織と接触することによってその機能を発揮している。本稿では，固体状態で骨組織と接触し，再建部位の力学的・化学的・生物学的要求を満たす人工材料を「ハードバイオマテリアル」と分類し，筆者の研究成果を中心に抗菌性ハードバイオマテリアルについて紹介する。本稿では，材料表面において骨を形成する能力，あるいは材料表面と骨組織が一体化する能力を骨伝導能，未分化細胞を骨芽細胞に分化させる能力を骨誘導能とし，これらを包括した能力を骨形成能として取り扱う。また，オッセオインテグレーションや骨結合能については，骨伝導能と同義として取り扱うため，本稿ではこれらの専門用語を使用していない。

2　代表的な骨組織再建用ハードバイオマテリアル

　表1に示すハードバイオマテリアルは，骨組織再建を主目的とした医療機器として実用化されている。例えば，人工関節のうち人工股関節においては，ステムやカップはチタン合金，骨頭はコバルトクロム合金，ライナーは超高分子量ポリエチレン（UHMWPE）によって構成されている。骨補填材においては，主としてリン酸カルシウム系化合物単独あるいはコラーゲンとの複合体によって構成されている。表1の材料を大まかに分類すると，生体内で半永久的に固体状態を維持し機能を発現する非生体吸収性材料と，時間経過とともに生体内で分解し機能を発現する生体吸収性材料に大別できる。

---

　*　Masaya SHIMABUKURO　東京科学大学[旧 TMDU]　総合研究院　生体材料工学研究所
　　　　　　　　　　　　　無機生体材料学分野　助教

表1　骨組織再建を主目的とした代表的なハードバイオマテリアル（文献1を改変）

医療機器	主な構成材料
人工関節	SUS316L鋼，Fe-Cr-Ni-Co合金，Co-Cr-Mo合金，Ti-6Al-4V合金，Ti-6Al-7Nb合金，Ti-15Mo-5Zr-3Al，Ti-6Al-2Nb-1Ta-0.8Mo合金，タンタル，アルミナ，ジルコニア，UHMWPE
骨補填材	水酸アパタイト，α型リン酸三カルシウム，β型リン酸三カルシウム，リン酸八カルシウム，炭酸アパタイト，バイオガラス，コラーゲン
骨折固定材 （スクリュー，プレート，髄内釘，外固定器，ピン，ワイヤー）	SUS316L鋼，Co-Cr-W-Ni合金，Ti，Ti-6Al-4V合金，Ti-6Al-7Nb合金，Mg合金，PEEK，PLA，PGA，PLGA
骨セメント	リン酸カルシウム，PMMA
脊椎インプラント	SUS316L鋼，Ti-6Al-4V合金，Ti-6Al-7Nb合金，ジルコニア，アルミナ，PEEK

　チタンおよびその合金，ステンレス鋼，コバルトクロム合金，タンタル，アルミナ，ジルコニア，ポリエーテルエーテルケトン（PEEK），ポリメチルメタアクリレート（PMMA）などの材料は，いずれも生体内における化学的安定性に優れ，抜去しない限りは生体内で半永久的に残存する材料である。これらの非生体吸収性材料の課題としては，以下の項目などが挙げられる。

　　・限定的な骨形成能

　　・応力遮蔽による骨吸収

　　・摩耗・劣化による耐久性の低下

　　・細菌感染

　一方，水酸アパタイトをはじめとするリン酸カルシウム系化合物は，その結晶性や組成によって生体内で分解され，材料が骨組織へと置換される。また，マグネシウム合金，ポリ乳酸（PLA），ポリグリコール酸（PGA），ポリ乳酸-グリコール酸共重合体（PLGA）も，時間経過とともに生体内で分解される。このように，生体吸収性材料は，時間経過とともに生体内で分解するため，非生体吸収性材料よりも短期間の使用が想定されている。また，これらの生体吸収性材料の課題としては，以下の項目などが挙げられる。

　　・分解速度の制御

　　・分解による強度低下

　　・副産物による炎症惹起

　　・細菌感染

3　骨組織再建用ハードバイオマテリアルの課題—細菌感染—

　ハードバイオマテリアルは，いずれも細胞の生育や組織形成の足場として機能することで，材料埋入部位近傍の骨組織再建を促すことができる。しかし，これらの材料は細胞だけでなく，細

第5章 骨組織再建・感染予防のためのハードバイオマテリアル

菌の生育やバイオフィルム形成の足場としても機能してしまうため，材料表面に細菌が接着すると，材料埋入部位近傍，すなわち骨領域において感染症を惹起することが懸念される。

人工関節周囲感染，骨折関連感染，骨髄炎は代表的な骨・関節領域感染症である。これらの感染症は材料や壊死骨への細菌接着を開始点としたバイオフィルム形成（図1）によって引き起こされる。細菌とその分泌物である細胞外高分子物質（EPS）によって構成されるバイオフィルムは，分離培養で同定される浮遊細菌とは大きく異なり，薬剤や免疫応答からマトリックス内部の細菌を保護する特性を有している。この特性により，診断・治療技術が発展した今日においても，骨領域感染症は難治性であり，骨組織の喪失を伴う重篤な機能障害や，入院期間の長期化による医療費の増加が問題視されている。

バイオフィルム形成を防止する性質として，「抗菌性」が効果的な特性として期待されている。抗菌性は細菌増殖を抑制する性質であり，材料表面に接着した細菌や表面近傍の細菌を死滅させることができる。材料表面への抗菌性付与においては，有機系あるいは無機系抗菌剤を用いる手法が主流である。とりわけ，無機系抗菌剤である銀，銅およびそれらの化合物は，骨領域感染症の原因菌である表皮ブドウ球菌，黄色ブドウ球菌およびメチシリン耐性黄色ブドウ球菌（MRSA）を含む様々な細菌の増殖を抑制することができる。一方，無機系抗菌剤は細胞や生体組織に対して毒性や悪影響を及ぼすことが知られている。例えば，純銅は主として表面からの銅イオン溶出によってMRSAの増殖を抑制するが，同様の理由で骨芽細胞様細胞であるMC3T3-E1細胞の増殖も抑制してしまう。このため，細菌と細胞は，いずれも純銅表面で増殖することはできない。さらに純銅をラットの頭蓋冠上に設置すると，4週間経過時点で骨組織は形成されず，炎症性骨吸収が惹起される（図2c, f）。すなわち，無機系抗菌剤をハードバイオマテリアルとして単独使用すると，抗菌性と骨形成能を両立することはできない。一方，微量の銅を担持したチタンは，炎症反応や骨吸収などの悪影響を及ぼすことはない（図2b, e）。Liらによれば，MC3T3-E1細胞に対する銅イオンの半数阻害濃度は 135 µmol·L^{-1} であるのに対し，

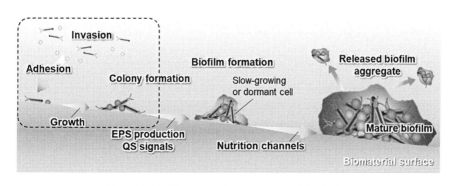

図1 材料表面におけるバイオフィルム形成の概略図

材料表面への浮遊細菌の接着を開始点とし，増殖とともにEPSを産出することで最終的にバイオフィルムが形成される。バイオフィルムが成熟すると，凝集体の一部を外部へ放出するため，広範囲で感染が起こる。図中破線部は形成初期に分類される（QS：クオラムセンシング（細菌間のコミュニケーション））[2]。

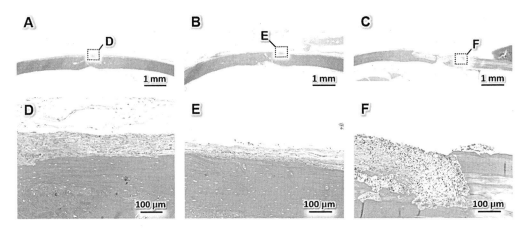

図2 純チタン(a, d), 銅担持チタン(b, e), 純銅(c, f)をラット頭蓋冠上に4週間設置した検体のHematoxylin-eosin (HE) 染色標本[4]。

黄色ブドウ球菌や大腸菌の増殖を抑制する銅イオン濃度は 37 $\mu mol \cdot L^{-1}$ と報告されている[3]。すなわち, 無機系抗菌剤に対する細菌と細胞の感受性には相違があり, 至適量の無機系抗菌剤であれば, 細菌増殖のみを抑制することができる。このため, 次世代ハードバイオマテリアル開発においては, 至適量の無機系抗菌剤を活用し, 材料本来の骨形成能を維持あるいは向上しつつも, 抗菌性を併せ持つことが要求される。

4 チタン表面への抗菌性付与

非生体吸収性材料であるチタンは骨誘導能を有しておらず, 骨伝導能も限定的であるため, これまでに骨形成能向上を主目的とした様々な表面処理技術が考案されている。既存の表面処理技術では, チタン表面の粗ぞう化あるいは多孔質化を通じて, 骨形成能向上を実現している。例えば, ヒト骨髄由来間葉系幹細胞を用いた in vitro 試験では, 平滑チタンと比較して, 粗面チタンが骨形成マーカーの発現と石灰化を促進したことが報告されている[5]。また, in vivo 試験においても, チタンは平滑面よりも粗面で優れた骨形成能を示すことが報告されている[6]。このように, 骨形成能向上を実現するには, 表面の多孔質化や粗造化が有効である。一方, 表面粗さの増加によって, 骨形成能は向上するものの, 黄色ブドウ球菌を用いた細菌実験では, 粗面が細菌の増殖を促し, 生体内で感染リスクを高めることが示されている[7]。したがって, 骨形成能に優れるチタン表面は, 同時に細菌定着リスクも高いといえる。

電気化学的処理であるマイクロアーク酸化は, 絶縁破壊現象を伴う陽極酸化処理であり, チタンをはじめとするバルブメタル (弁金属) 表面に, 電解浴と基板成分からなるポーラス金属酸化物層を形成することができる。例えば, カルシウムイオンとリン酸イオンを含んだ電解浴を用い

第5章　骨組織再建・感染予防のためのハードバイオマテリアル

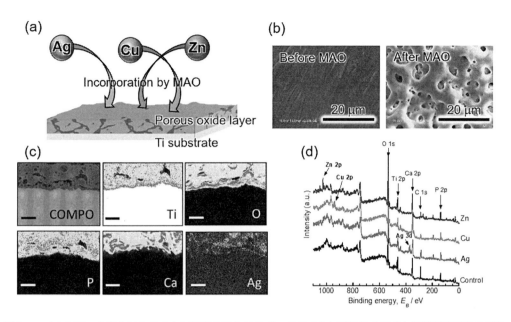

図3　マイクロアーク酸化によるチタン基板上におけるポーラスチタン酸化物の形成と抗菌元素導入の概略図(a)，マイクロアーク酸化処理前後のチタン表面のSEM像(b)，リン酸カルシウムと酸化銀を含有したポーラスチタン酸化物の断面図とEPMAによる元素マッピング像（Scale bars：10 μm）(c)，銀，銅，亜鉛イオン含有電解浴を用いてマイクロアーク酸化を行ったチタン表面のXPS広領域スペクトル(d)。

て，チタンにマイクロアーク酸化を施すと，チタン表面にはリン酸カルシウムを含有したポーラスチタン酸化物層が形成される（図3b）。またポーラスチタン酸化物の構造（孔サイズ・表面粗さ・膜厚）は，上限電圧，電流密度といった処理条件によって制御できるため，マイクロアーク酸化はチタン表面の組成および微細構造制御に有用な手法である。さらに，リン酸カルシウムを含有したポーラスチタン酸化物層は良好な骨-インプラント接触率を示し，骨伝導性に優れている。

マイクロアーク酸化は，チタン表面に電解浴と基板成分からなるポーラスチタン酸化物を形成することができる。同特性を利用すれば，カルシウムイオンとリン酸イオンからなる電解浴中に微量の金属イオンを添加した溶液を用いることで，リン酸カルシウムと金属酸化物を含有したポーラスチタン酸化物を形成することができる（図3a）。例えば，電解浴中に微量の銀イオンを添加すると，基板成分であるチタン元素，電解浴成分であるリン元素やカルシウム元素に加えて，微量の銀元素から構成されるポーラスチタン酸化物を形成することができる（図3c）。さらに詳細な分析を行うと，当該酸化物はリン酸カルシウムと酸化銀を含有したポーラスチタン酸化物であった。また，形成したポーラスチタン酸化物の抗菌性と骨形成能は，電解浴中に添加した銀イオン濃度に応じて変化した。これは，電解浴中の銀イオン濃度に応じてポーラスチタン酸化物中の酸化銀含有量が変化したことに起因していた。したがって，適切な銀イオン濃度条件でマ

イクロアーク酸化を行うと，抗菌性と骨形成能を両立したポーラスチタン酸化物をチタン表面に形成することができる[8]。その他にも至適量の銅や亜鉛イオンを添加することで，抗菌性と骨形成能を両立したポーラスチタン酸化物を形成することができる（図3d）。

　陽極酸化によって形成された酸化被膜が整流作用を示す場合，その金属は弁金属に分類される。マイクロアーク酸化はチタンをはじめとする弁金属に適応可能である。ジルコニウムは，チタンと同様に弁金属に分類され，銀イオンを含む電解浴中でジルコニウム表面にマイクロアーク酸化を施すと，ジルコニウム表面においても，ポーラスジルコニウム酸化物層を形成することができる。ただし，ポーラスジルコニウム酸化物中の銀の存在状態は，酸化銀と金属銀の中間的な状態である可能性が高い。またポーラスチタン酸化物とポーラスジルコニウム酸化物中の銀の存在状態の相違によって，試料表面から溶出する銀イオン量が異なるため，金属基板によって細胞や細菌の応答が変化する[9]。また弁金属としての特性を反映し，ポーラスチタン酸化物は整流作用を示すため，カソード反応を利用することで，ポーラスチタン酸化物上に無機系抗菌剤を担持することができる。カソード反応により至適量の銅を担持したポーラスチタン酸化物は，抗菌性と骨形成能を両立することができる[10]。

5　抗菌性炭酸アパタイト

　骨組織の組成は，主にⅠ型コラーゲンと炭酸基を含有した水酸アパタイトであり，それらがナノレベルで複合化することによって骨組織が構築されている。骨組織の恒常性は，組織内に存在する構成細胞によって維持されており，骨芽細胞による骨形成，破骨細胞による骨吸収，および両者の活動を調節する骨細胞によって，骨組織は再構築（骨リモデリング）されている。このため，生体吸収性材料は，骨リモデリングに調和して吸収されることが理想的である。骨の無機成分と類似組成を示す炭酸アパタイト（$Ca_{10-a}(PO_4)_{6-b}(CO_3)_c$）は，他のリン酸カルシウム系化合物と比較して，優れた骨形成能を示す[11,12]。さらに，アパタイト中の水酸基あるいはリン酸基が炭酸基に置換されると，アパタイトの結晶性が低下し，それに伴って溶解度が増加する[13]。このため，炭酸アパタイトは他のリン酸カルシウム系化合物よりも骨形成と材料吸収のバランスに優れ，骨組織へと徐々に置換することができる[12]。また，炭酸アパタイトのマクロ〜ナノ構造は，その骨形成能や生体吸収性に影響を及ぼすことが報告されており[14~16]，様々な手法によって構造制御が行われている[17~20]。一軸貫通孔を秩序正しく整列した炭酸アパタイトハニカム構造体は，骨形成能や生体吸収性のみならず，感染予防においても効果的な構造機能を発揮することを最近 Hayashi らが報告した[21,22]。これは無秩序な多孔質構造体よりも，ハニカム構造体がその構造機能によって細菌の付着防止や腐骨・細菌排出に優れることに起因していた。このため，炭酸アパタイトハニカムに抗菌性を付与することができれば，構造機能・組成機能の協奏によって骨組織再建・感染予防を達成することができる。筆者らはこれまでに，溶解-析出法による炭酸アパタイトへの抗菌性付与に取り組んできた[21~24]。とりわけ，骨組織再建におけるリン酸銀の

第5章 骨組織再建・感染予防のためのハードバイオマテリアル

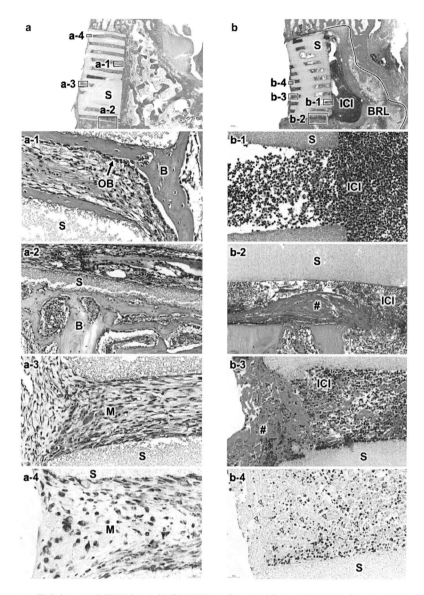

図4 MRSAの菌液中に10分間浸漬した抗菌性炭酸アパタイト(a)および炭酸アパタイト(b)を2週間埋入した検体のHE染色(1-3)とGiemsa染色(4)標本。(BRL：骨吸収, ICI：炎症性細胞浸潤, B：新生骨, OB：骨芽細胞, #：壊死骨, S：試料, M：間葉組織, 黄色矢印：細菌)[21]。

　最大無影響量[21]に基づいて，至適量のリン酸銀を炭酸アパタイトハニカム表面に修飾すると，感染動物実験においても，感染予防と骨組織再建を同時達成することに成功した（図4）。
　以上のように，至適量の抗菌剤を活用した抗菌性ハードバイオマテリアルは，抗菌性と骨形成能を両立することによって，感染予防と骨組織再建を同時に達成することができる。このため，抗菌性ハードバイオマテリアルは，骨領域感染症の予防に効果的な戦略といえる。

141

6 おわりに

本稿では，骨組織再建・感染予防を目指した抗菌性ハードバイオマテリアルについて紹介した。骨組織再建において，合併症である感染症の発症は無視できない問題である。抗菌性ハードバイオマテリアルは，骨領域感染症の予防に有効であるが，その有効性の持続期間については，さらなる研究が必要である。また，抗菌性ハードバイオマテリアルは細菌に対して有害な影響を及ぼす特性を有するが，対象が細菌のみならず細胞や生体組織まで拡大するとそれはむしろ毒物といった方が適切である。このため，抗菌性ハードバイオマテリアル開発においては，如何に毒性リスクを払拭し，骨形成能と抗菌性を両立するかが重要である。

謝辞

今回紹介した研究の遂行に際しては，東京医科歯科大学 塙隆夫名誉教授，川下将一教授，九州大学 石川邦夫教授，林幸壱朗准教授，岸田良助教，北九州市立大学 土谷享准教授，物質材料研究機構 堤祐介 主席研究員にご指導・ご助言を賜りました。ここに深く感謝の意を表する。本稿で紹介した研究成果は，JSPS 科研費 JP21K18057，JP23H04614，公益財団法人 MSD 生命科学財団の助成を受けて行われたものである。

文　献

1)　塙隆夫，医療用金属材料概論　第 1 版，日本金属学会（2010）
2)　M. Shimabukuro, *Antibiotics*, **9**(10), 716 (2020)
3)　K. Li *et al.*, *Journal of Trace Elements in Medicine and Biology*, **55**, 127-135 (2019)
4)　M. Shimabukuro *et al.*, *Science and Technology of Advanced Materials*, **25**(1), 2303327 (2024)
5)　I. Wall *et al.*, *Bone*, **45**(1), 17-26 (2009)
6)　C. Larsson *et al.*, *Biomaterials*, **15**(13), 1062-1074 (1994)
7)　X. Wang *et al.*, *Surface and Coatings Technology*, **203**(22), 3454-3458 (2009)
8)　M. Shimabukuro *et al.*, *ACS Biomaterials Science & Engineering*, **5**(11), 5623-5630 (2019)
9)　M. Shimabukuro *et al.*, *ACS Applied Engineering Materials*, **1**(8), 2288-2294 (2023)
10)　S. Aoki *et al.*, *ACS Applied Bio Materials*, **6**(12), 5759-5767 (2023)
11)　K. Ishikawa, K., & K. Hayashi, *Science and Technology of Advanced Materials*, **22**(1), 683-694 (2021)
12)　K. Hayashi *et al.*, *Materials Today Bio*, **4**, 100031 (2019)
13)　H. Madupalli *et al.*, *Journal of solid state chemistry*, **255**, 27-35 (2017)
14)　K. Hayashi *et al.*, *Materials Science and Engineering: C*, **111**, 110848 (2020)
15)　K. Hayashi & K. Ishikawa, *Journal of Materials Chemistry B*, **8**(37), 8536-8545 (2020)

第5章　骨組織再建・感染予防のためのハードバイオマテリアル

16) K. Hayashi *et al.*, *Journal of Advanced Research*, **41**, 101-112 (2022)

17) J. L. T. Tan *et al.*, *Journal of Biomedical Materials Research Part B : Applied Biomaterials*, **111**(3), 560-567 (2023)

18) J. L. T. Tan *et al.*, *Journal of Biomedical Materials Research Part A*, **112**(1), 31-43 (2024)

19) M. Shimabukuro *et al.*, *Ceramics International*, **48**(1), 1032-1037 (2022)

20) Z. Wang *et al.*, *Frontiers in Bioengineering and Biotechnology*, **12**, 1396275 (2024)

21) K. Hayashi *et al.*, *ACS Applied Materials & Interfaces*, **14**(3), 3762-3772 (2022)

22) K. Hayashi *et al.*, *Materials Today Bio*, 101161 (2024)

23) M. Shimabukuro *et al.*, *Biomaterials Advances*, **135**, 212751 (2022)

24) M. Shimabukuro *et al.*, *ACS Infectious Diseases*, **8**(1), 159-169 (2021)

第6章　3次元積層造形による
金属バイオマテリアルの高機能化

野村直之[*1]，董　明琪[*2]，周　振興[*3]，周　偉偉[*4]

1　はじめに

付加製造技術（積層造形法，Additive Manufacturing）は複雑形状の部品製作を可能とする新しい方法として期待されている。航空宇宙，金型，自動車産業では部材の軽量化，冷却機能の向上や部品の一体化など，様々なメリットがあることから，新しい金属および樹脂部品製造技術として期待されている。特に医療分野においては，患者個人の体型や病状に適合したカスタムメイドデバイスだけではなく，硬・軟組織の導入を可能とするミクロな多孔質または表面凹凸の形状付与を可能とする技術としても検討が進められている。

付加製造技術は，その使用熱源や材料供給法により種々のカテゴリーに分類されており其々に特徴を持つが，本稿では，レーザを熱源として金属粉末を溶融しながら部品製造を行うレーザ粉末床溶融結合法（Laser powder bed fusion, L-PBF）に焦点を当て，本法を用いた金属バイオマテリアルの高機能化について述べる。

図1にレーザを熱源とした粉末床溶融結合法の一例を示す[1]。粉末貯蔵チャンバー（ドーズチャンバー）の底面が設定した粉末供給量に応じて上昇し，造形基板が造形一層当たりの厚さに応じて下降する。リコーターがドーズチャンバー上面から造形基板へ移動することで粉末を敷設する。敷設した粉末層を，レーザが造形物の一層分に相当するスライスデータに沿って照射されることで粉末が溶融・凝固する。その後，再びドーズチャンバー底面が上昇し，造形基板が下降し粉末が供給され，次層分のレーザ照射が行われる。この工程が数千から数万回繰り返されることで積層造形体が得られる。

レーザが照射された粉末は，下層の金属とも瞬時に溶融し，溶融池（メルトプール）を形成する。溶融池の形状はレーザ照射部における出力分布に依存するが，一般的には深さ方向に対して逆三角形や楕円形状の形をとる[2]。溶融池内では温度分布に応じたマランゴニ対流が発生して溶

＊1　Naoyuki NOMURA　東北大学　大学院工学研究科　材料システム工学専攻　教授
＊2　Mingqi DONG　東北大学　大学院工学研究科　材料システム工学専攻
　　　　　　　日本学術振興会特別研究員（PD）
＊3　Zhenxing ZHOU　東北大学　大学院工学研究科　材料システム工学専攻　学術研究員
＊4　Weiwei ZHOU　東北大学　大学院工学研究科　材料システム工学専攻　准教授

第6章　3次元積層造形による金属バイオマテリアルの高機能化

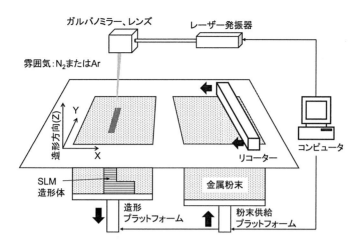

図1　レーザを熱源とした粉末床溶融結合法の模式図[1)]
日本バイオマテリアル学会より許諾を得て文献1より転載。

湯が撹拌される。レーザ照射部の温度は数千度にも達し，WやTaなどの高融点金属の溶融も可能である。レーザが通過すると，溶融池と接する周囲金属の固相と液相の界面から凝固が開始（核発生）し，溶融池の中心（温度勾配の高い方向）に向かって結晶が成長して凝固が完了する。一般的にレーザのスポット径は100 μm程度であり，溶融池の幅も同程度であることから溶融と凝固が大きな冷却速度（10^3-10^8 K/s）を伴って行われる。そのため積層造形体では超高温での溶融と急速凝固を経た金属部品を製造することになる。このことは，従来溶融することのできなかった材料が溶融でき，それを急速凝固することで組織の粗大化を防ぐことができる。著者らはレーザ積層造形法が持つこれらの特徴に注目し，新しいチタン基生体材料開発を試みた。以降，その実施例について紹介する。

2　L-PBFを用いた軽元素添加チタン基生体材料開発

2.1　炭素添加β型チタン合金[3)]

β型チタン合金とは，体心立方（BCC）構造を持ったチタン合金の総称であり，その結晶構造は純チタンではα-β変態温度（1168 K）以上で存在する。チタンにβ安定型元素となる元素（V, Cr, Nb, Mo, Ta, 等）を添加することで，室温にてβ相を存在させることができる。β相は六方最密充填（HCP）構造を持つα相と比べてヤング率が低いことが知られており，骨に埋入する金属製インプラントとして望ましい性質を有する。しかし，β型チタン合金はα型チタン合金よりも0.2%耐力や引張強さが低く，その改善が望まれている。

本研究では，β型チタン合金としてTi-15Mo-5Zr-3Al（数字はwt%，以降Ti1553と呼称）を選択し，これをL-PBF法によりこれに軽量で安価な炭素を添加することで機械的性質を向上

させることを目指した。

炭素添加Ti1553積層造形体の作製には，まず原料粉末を準備する必要がある。本研究では，粒子の形状を変化させずに粉末同士を複合化できるヘテロ凝集法を用いた。水溶液中におけるホスト粒子とゲスト粒子表面の電気的な極性の違いを用いて複合化させる方法である（図2）。この手法を用いて，チタン合金粒子表面にGraphene oxide（GO）を付着させることを試みた。

図3にTi1553粉末およびヘテロ凝集法により得られたGO/Ti1553複合粉末の外観を示す。ホスト粉末となるTi1553粉末は球形（図3(a)）で，GOシートはTi1553粉末の表面に凝集することなく付着している（図3(b)）。GO/Ti1553複合粉末はTi1553粉末とほぼ同じ粒度分布を維持し，メジアン径（D_{50}）は両者とも32.2 μmであった（図3(c)）。

粉末の流動性とレーザ吸収率は，積層造形性を左右する二つの重要な要因である。高い粉末流動性によって，高い充填密度と均一な粉末分布を持った粉末床を実現できる。粉末流動性は，粉末回転試験中に安息角を測定することで定量的に評価した。Ti1553粉末（43.4°）とGO/Ti1553粉末（43.1°）の安息角には有意な差はなく，GO添加後に粉末床の流動性は変化しなかったことを示している。レーザ吸収率についても評価した結果，L-PBFで使用される1070 nmの波長において，GO/Ti1553粉末のレーザ吸収率は添加前と比べて77.6％へ増加した（図3(d)）。これはGOシートの高いレーザ吸収率（87.5％）によるものと考えられる。したがって，GO/Ti1553複合粉末は，粉末の流動性は変化せず，レーザ吸収率が向上したことから，レーザ積層造形性の向上が期待できる。レーザ積層造形を行った結果，エネルギー密度と造形体密度の関係において，Ti1553合金粉末とGO/Ti1553複合粉末との間ではほぼ同じエネルギー密度の領域で高密度の造形体が得られた。特に高エネルギー密度側でGO/Ti1553複合粉末から作製した造形体が高い密度となったことから，造形性の向上に寄与することがわかった（図3(e)）。

図4にGO/Ti1553複合粉末から得られた積層造形体の機械的性質を示す。GO/Ti1553造形体は，硬さおよび引張強さ（UTS）においてTi1553積層造形体を上回り，他のβ型チタン合金積層造形体のUTSと比較しても，高い値を示す（図4(a)-(c)）。ヤング率に関しては約80

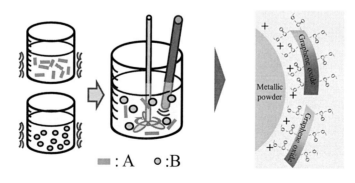

図2 ヘテロ凝集法による複合粉末作製

第6章 3次元積層造形による金属バイオマテリアルの高機能化

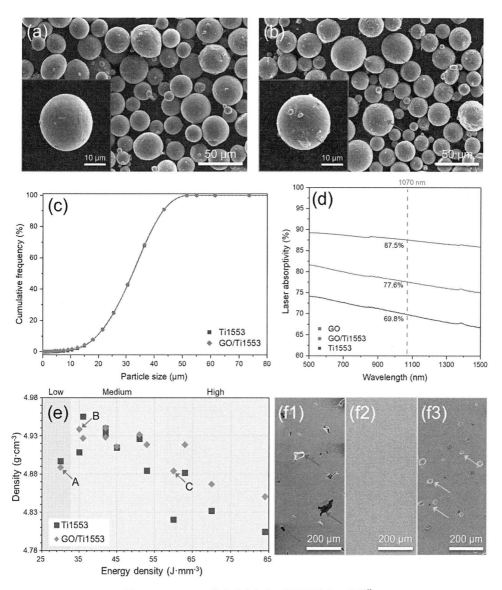

図3 GO/Ti1553 複合粉末とその積層造形体の特徴[3]
(a)Ti1553 粉末の外観写真，(b)GO/Ti1553 複合粉末の外観写真，(c)複合化前後の粒度分布，(d)複合化前後のレーザ吸収率，(e)造形体の密度とエネルギー密度の関係，(f)造形体に存在する気孔。Elsevier より許諾を得て文献3より転載。

GPa と他の β 型チタン合金よりも高い値となったが，生体用チタン合金として幅広く使用されている Ti-6Al-4V のヤング率（110 GPa）と比較すると低く，ストレスシールディングを防ぐ観点からも有利である。また，線維芽細胞を用いて GO/Ti1553 積層造形体の細胞毒性評価を行ったところ，Ti1553 積層造形体と同様の形態と増殖挙動を示したことから，炭素添加は細胞

医療工学研究の最前線

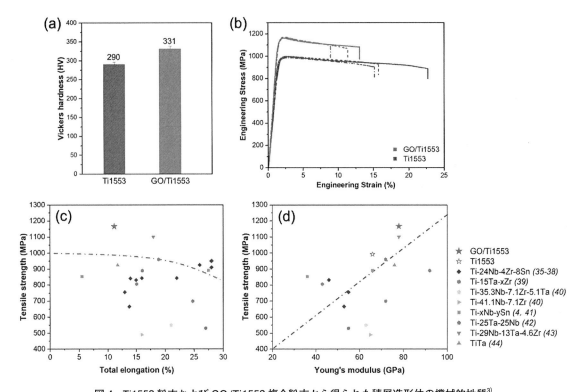

図4 Ti1553粉末およびGO/Ti1553複合粉末から得られた積層造形体の機械的性質[3]
(a)硬さおよび(b)応力-ひずみ線図，各種β型チタン合金積層造形体との(c)引張強さと伸びの比較および(d)ヤング率と引張強さの比較。Elsevierより許諾を得て文献3より転載。

毒性には影響を与えなかった[3]。以上より，本法は有効なβ型Ti1553合金の強化法として作用することがわかった。

2.2 酸素添加α'型チタン合金[4]

純チタンやTi-6Al-4V合金（Ti64）に酸素が固溶すると，強度と伸びが同時に改善されることが報告されており，高価な金属元素を使用せずに効率よく機械的性質を向上させること可能である。2.1項で紹介したヘテロ凝集法により，チタン粒子と酸化物セラミックスを複合化させた後，レーザ積層造形を行うことで酸素の固溶が達成できるものと考えられるが，複合化の手法として上述したヘテロ凝集法を用いる際に問題が生じる。酸化物粒子は金属チタン粒子と同様に正に帯電することが多く，そのままでは反発力が生じて付着させることは困難である。その場合はpHを調整する，もしくは表面活性剤などを利用して表面電荷を正と負に調整することが考えられるが，複合材料以外の元素が混入することやプロセスが複雑化することは不可避である。そこで，我々は表面が負に帯電するウルトラファインバブル（Ultrafine bubbles：UFBs）を酸化物

第6章 3次元積層造形による金属バイオマテリアルの高機能化

セラミックス粒子と金属粒子の間でバインダーとして作用させることで，複合化できるのではないかと考えた。現在，UFB水は環境修復，医療，流体力学などの分野で使用されているが，材料科学においてはまだ十分に活用されていない。本研究では，UFBsを用いたヘテロ凝集法によるZrO₂とAl₂O₃ナノ粒子およびTi64粉末複合化プロセスを検証した。

Ti64粉末の外観および断面観察の結果から，粒子は球状形態を示し，双晶構造を有するα'-Tiマルテンサイト組織を呈しており，その断面を透過型電子顕微鏡で観察したところ，粒子の表面には厚さ6 nmのアモルファス酸化膜が存在していた[4]。この酸化膜はH^+イオンを優先的に吸着し，Ti64粉末に正の表面電荷を与えることが知られている[5]。ZrO₂およびAl₂O₃ナノセラミック粒子は球形に近い形状を示し，平均粒径はそれぞれ53 nmと125 nmであった[4]。ZrO₂およびAl₂O₃のゼータ電位は，それぞれ+18 mVと+49 mVであった[4]。金属粉末とセラミックナノ粒子の両方が正に帯電しているため，水性懸濁液中のTi64とZrO₂またはAl₂O₃ナノ粒子の間に静電引力は期待できない。

そこで，負のゼータ電位を有するウルトラファインバブル（UFB）水を準備し，ヘテロ凝集法によるTi64粉末とZrO₂およびAl₂O₃との複合化に供した。図5(a)，(b)は，純水およびUFB水中を通過するレーザビームを示す。UFBsによる光散乱により，水中でのレーザ経路が明確に観察された。用いたUFBsのゼータ電位と濃度はそれぞれ-18.4 mV，$1.76×10^8±1.48×10^7$ ml^{-1}であった。ヘテロ凝集法によって5 wt%のZrO₂/Ti64懸濁液を，超微細気泡を含まない純水とUFB水でそれぞれ調製した。純水で調製した懸濁液では，5時間の沈降時間後も上澄みのZrO₂ナノ粒子は分散したままであり，Ti64粉末は重力の影響でビーカーの底にすばやく

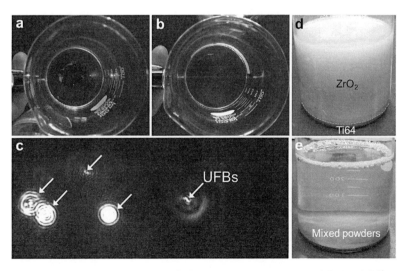

図5 UFBs水を用いたヘテロ凝集法によるZrO₂/Ti-6Al-4V混合粉末の作製[4]
(a)イオン交換水および(b)UFB水におけるレーザビーム通過の様子，(c)UFB水の様子，(d)イオン交換水および(e)UFB水を用いた5 wt% ZrO₂/Ti64混合液の様子。(d)は混合後5時間，(e)は30分静置した状態である。文献4より転載。

医療工学研究の最前線

沈降した（図5(d)）。UFB水で調製した懸濁液では，わずか0.5時間の沈降後に上澄みが完全に透明になった（図5(e)）。このことから，UFBsはZrO$_2$がTi64粉末表面に吸着するのを促進することがわかる。

　ZrO$_2$粒子の添加量を変化させると，Ti64粉末表面への付着量が変化する。ZrO$_2$の含有量が1 wt%の場合には均一に付着している様子が観察される（図6(a)）。濃度を5 wt%，10 wt%と増加させるにつれてTi64粒子の表面がZrO$_2$粒子で覆われる（図6(b)，(c)）。Al$_2$O$_3$/Ti64混合粉末においても同様の傾向が見られた。図6(e)にヘテロ凝集プロセスを模式的に示す。負に帯電したUFBsは正に帯電した金属粉末とナノセラミック粉末の間の架橋剤として作用しているものと考えられる。UFBsは乾燥プロセス中に破裂して消滅し，ナノセラミック粒子はファンデルワールス力によって金属粉末表面に付着したと考えられる。ZrO$_2$/Ti64複合粉末を用いてL-PBFによるリコーティングを5回繰り返した後も，ZrO$_2$/Ti64の付着が保たれており，リコーティング工程における耐久性もあることが確認された。

　1 wt% ZrO$_2$/Ti64複合粉末を用いてL-PBFによる積層造形を行った。最適造形パラメーターを使用することで緻密な造形体を作製することができる。造形体は高い凝固速度（10^3-10^8 K/s）[6]によって形成された微細なα'-Tiマルテンサイトから構成されていた（図7(a)）。造形体内部にはセラミック相は検出されず，ZrO$_2$粒子は造形過程のレーザ照射により完全にTi64合金中に溶解したと考えられる。α'-Tiマルテンサイトラスの幅は，ZrO$_2$添加量が増加するにつれて減少した。これは，溶解した酸素などの異種原子が核生成部位として作用してマルテンサイトの成

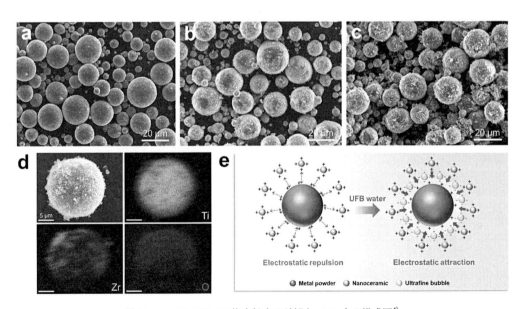

図6　ZrO$_2$/Ti-6Al-4V複合粉末の外観とUFB水の模式図[4]
(a) 1 wt%，(b) 5 wt%，(c) 10 wt% ZrO$_2$/Ti64複合粉末のSEM写真，(d) 10 wt% ZrO$_2$/Ti64複合粉末のSEM写真とEDS元素マッピング，(e) UFB水を用いたヘテロ凝集の模式図。文献4より転載。

第6章　3次元積層造形による金属バイオマテリアルの高機能化

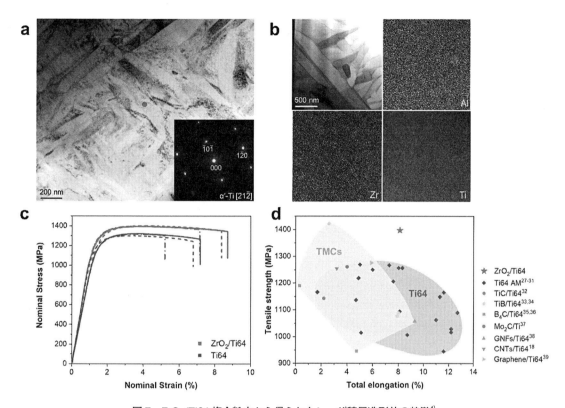

図7　ZrO$_2$/Ti64 複合粉末から得られたレーザ積層造形体の特徴[4]
(a) 1 wt% ZrO$_2$/Ti64 複合粉末から得られた積層造形体の TEM 像，(b) STEM 像と EDS 元素マッピング，(c) 1 wt% ZrO$_2$/Ti64 複合粉末および Ti64 粉末から得られた積層造形体の応力-ひずみ線図，(d) 積層造形により作製した Ti64 および Ti 基複合材料の引張強さと伸びの関係。文献4より転載。

長を妨げたことにより組織の微細化に寄与したものと考えられる[7]。

　引張試験により 1 wt% ZrO$_2$/Ti64 積層造形体の機械的性質を評価した。1 wt% ZrO$_2$/Ti64 造形体の降伏強度（YS），UTS，および全伸びは，それぞれ 1210±16 MPa，1397±3 MPa，および 8.1%±0.7% であり Ti64 積層造形体の値（YS：1167±2 MPa，UTS：1312±9 MPa，全伸び 6.4%±0.8%）よりも高い値を示した（図7(c)）。これは，ZrO$_2$ により供給された酸素の固溶強化に加え，マルテンサイト粒界が変形過程中の転位の動きに対して障害として作用したためであると考えられる。一般的な Ti64 合金および積層造形法により製造された新規 Ti 基複合材料と比較しても，強度と延性に優れた機械的性質のバランスを示していることから，組成および製法ともに新しい Ti64 合金として期待できる（図7(d)）。

3 おわりに

本章では，新しい生体材料開発技術としてのレーザ積層造形法の活用について述べた。従来の材料開発において不可能であった高温での溶解と急速冷却を組み合わせることで，非平衡状態を活用した新たな合金開発が可能となる。加えて，積層造形技術の本来の特徴である複雑形状部品製造が加わることにより，高機能化された金属バイオマテリアルの創出につながるものと期待する。積層造形技術における新しい材料の組み合わせには，複合粉末製造法の開発も同時に行わなければならない。UFB 水を用いたヘテロ凝集法はその一例である。レーザ積層造形の実施には多量の粉末準備が必要不可欠であるため，少量の粉末で積層造形体の特性を予測する手法を検討していくことが今後の課題となるだろう。

文　　献

1) 野村直之，バイオマテリアル，**31**, 220（2013）
2) 董明琪ほか，軽金属，**72**, 314（2023）
3) M. Dong *et al.*, *Addit, Manuf. Lett.*, **11**, 100233（2024）
4) M. Dong *et al.*, *NPG Asia Mater.*, **15**, 47（2023）
5) J. P. Holmberg *et al.*, *J. Colloid. Interface Sci.*, **407**, 168（2013）
6) A. M. Khorasani *et al.*, *Mater. Des.*, **103**, 348（2016）
7) K. Kondoh *et al.*, *Mater. Sci. Eng. A*, **795**, 139983（2020）

第7章　生物由来材料の医療応用

鈴木美加[*1]，中村奈緒子[*2]，木村　剛[*3]

1　はじめに

　生物由来原料は，ヒトまたは動物から採取された組織，体液もしくは組織等の抽出物またはそのプールしたものをいう。これまで，それらを出発原材料としてさまざまな医薬品，医療機器，再生医療等製品等の製造に用いられている。例えば，カイコが産生するシルク（絹糸）の外科用縫合糸としての利用や，トリ，ブタの組織から抽出されたコラーゲン等の医薬品への利用などである。一方で，最近，生体組織から細胞のみを除去して得られる細胞外マトリックスである脱細胞化生体組織が組織の修復・機能回復を目的とする医療機器への応用が期待されている。また，既存の生体由来材料を従来と異なる形で加工し，組織再構築能等の新規機能を付与した医療機器の開発も報告されている。本稿では，脱細胞化生体組織の調製・成型・加工・修飾などの基礎・応用について紹介する。

　まず，脱細胞化生体組織（以下，脱細胞化組織）は，生体組織から細胞成分を除去して得られる細胞外マトリックス（ECM）のことであり，コラーゲン，グリコサミノグリカン（GAG），多糖などを含む多くの成分から構成されている。特徴として，生体組織が有する複雑な三次元構造を維持していることや，移植時に高い生体適合性や機能性を示すことから，生体由来材料の一つとして脱細胞化組織が期待されている。現在までに，真皮，小腸，膀胱，大動脈，腱・靭帯などの様々な脱細胞化組織が開発されており，約60種類もの製品が米国および欧州市場で販売されている[1]。これらの製品は，ヒト，ブタ，ウシ，その他の同種および異種の動物由来であり，製品の多くは，シート状や粉末状に加工され，組織の被覆材など様々な代替材料として使用されている（表1）。

　脱細胞化組織の調製では，化学的および物理的手法によるいくつもの脱細胞化プロトコールが提案されており，それらの基本物性や生体適合性および機能再生が研究されている。以後の節では，脱細胞化組織を得るための様々な方法，脱細胞化組織の特性，脱細胞化組織の作製，および応用の可能性について述べる。

＊1　Mika SUZUKI　東京科学大学［旧 TMDU］　総合研究院　生体材料工学研究所
　　　　物質医工学分野
＊2　Naoko NAKAMURA　芝浦工業大学　システム理工学部　生命科学科　准教授
＊3　Tsuyoshi KIMURA　東洋大学　生命科学部　生体医工学科　教授

医療工学研究の最前線

表1 主な脱細胞化組織製品

Source	Application	Products (Manufacture)
Porcine dermis	Soft tissue	Fortiva(RTI Surgical), Permacol Surgical Implant (Medtronic), Strattice (Allergan), XenMatrix (Becton, Dickinson and Company), CollagenRepairPatch (Zimmer)
Porcine heart valve	Heart valve	Epic, Trifecta (Abbott), Freestyle, Hancock Ⅱ, Mosaic (Medtronic)
Porcine SIS	Soft tissue, Pericardium	Oasis, Biodesign (Cook Medical), CorMatrix ECM (Aziyo)
Porcine UBM	Soft tissue	MatriStem, Acell Vet (Acell)
Porcine cornea	Cornea	Acornea
Bovine dermis	Soft tissue	PriMatrix, SurgiMend, TissueMend (Integra Life science)
Bovine pericardium	Dental, cornea, Heart valve, Soft tissue	CopiOs (ZimVie), Lyoplant(B.Braun Melsungen), Perimount(Edwards Lifesciences), TutoPatch(RTI Surgical)
Human dermis	Soft tissue, tendon, uterus, breast etc.	AlloDerm (LifeCell), Allo Max(Becton, Dickinson and Company), Allo Patch (MTF, Edison), Arthro Flex (Arthrex, LifenetHealth), Axis (Coloplast), Cortiva, Matrix HD (RTI Surgical), Flex HD (MTF, Edison), GRAFTJACKET (LifeCell), OrACELL (Life net Health), SureDerm (Hans Biomed Corp)
Humanfascia lata	Urethra	Suspend (Coloplast)
Human pericardium	Ophthalmology	IOP Patch (IOP)
Human aorta	Heart	Cryo Patch (CryoLife)
Human heart valve	Heart valve	Cryo Valve (CryoLife)
Human bone・cartilage	Knee joint	AlloWedge, Elemax, Bioadapt, Map3 (RTI Surgical)

2 脱細胞化組織の調製

　脱細胞化組織は，主に細胞の破壊と細胞残渣の洗浄の二つの工程により調製される。これまで
に多くの脱細胞化方法が検討されているが，細胞破壊においては主に化学的手法と物理的手法の
二種類の方法が用いられている（図1）。細胞残渣を洗浄するためには，トリプシン，ディスパー
ゼ，ヌクレアーゼなどの酵素を用いた生物学的手法が広く用いられており，いずれの細胞破壊方
法を用いたとしてもヌクレアーゼを用いる生物学的手法による洗浄工程を含むことが多い。

　化学的手法による脱細胞化では，組織を界面活性剤や，低張液，高張液などの溶液に浸漬する
ことで細胞を破壊し，その後洗浄工程により細胞残渣や界面活性剤を除去する手法が用いられて
いる。ドデシル硫酸ナトリウム（SDS），Triton X-100®，デオキシコール酸ナトリウムなどの
界面活性剤は脱細胞化に広く用いられており，なかでもSDSは細胞破壊の手法として最もよく
用いられている[2]。しかしSDSを用いた手法では，細胞を効率的に除去できるものの，多くの
場合，SDSが細胞膜のみではなく組織内のコラーゲンやグリコサミノグリカンなどのECM成
分を溶解するため，組織が損傷することが報告されている[3]。また，SDSの残存が細胞毒性を示

第 7 章　生物由来材料の医療応用

すことから，SDS 処理した組織は十分に洗浄する必要があると考えられている。脱細胞化組織の構造は，組織再生時の細胞の接着，形態，増殖，分化などの細胞機能に影響を与えることが報告されており[4]，良好な細胞親和性を有する脱細胞化組織を得るためには適切な界面活性剤の種類，濃度，処理時間の検討が必要である。

　物理的手法による脱細胞化では，凍結融解[5]，超臨界二酸化炭素[6]，高静水圧[7]などを用いた細胞破壊が行われている。細胞破壊後は細胞残渣の DNA や RNA 等の核酸が拡散されるため，洗浄工程では核酸除去の促進を目的としたヌクレアーゼが使用される場合が多い。凍結融解法においては，凍結融解条件（時間，温度，サイクルなど）は，各組織試料に合わせて調製される。一般に凍結融解のサイクル数が増えるほど脱細胞化効率は高まるが，組織の凍結や融解を繰り返すと組織構造に影響を与えることが報告されている[8]。超臨界二酸化炭素法では，超臨界流体を用いて細胞成分を抽出する。温和な条件下（37℃，低圧）で適用される超臨界二酸化炭素流体は，タンパク質や多糖鎖などの極性成分に対する反応性が低く，変性が抑制される。加えて，超臨界状態の二酸化炭素分子は，溶質溶解性と拡散性の液体と気体の両方の特性を示し，高い組織浸透能力を有している。以上から，温和な条件での超臨界二酸化炭素による脱細胞化が行われている。高静水圧（High hydrostatic pressure：HHP）法による脱細胞化では，200 MPa 以上で細胞が破壊されるが，印加する圧力や，時間，温度などの条件により脱細胞化効率は異なり，組織の種類ごとに条件は調整される[7,9,10]。細胞破壊後の洗浄によって，細胞残渣は除去される。洗

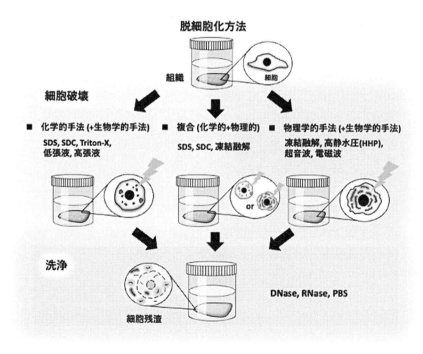

図 1　脱細胞化組織の調製方法

浄時間は，一般的には組織の大きさ，厚み，体積に比例し，組織深部の細胞残渣除去には長時間の洗浄が必要とされる。この方法では，ECM を溶解して洗浄する化学的手法と比較して，脱細胞化組織の構造変化が抑制される[8]。

上記の化学的手法と物理的手法を組み合わせることにより，組織を効果的に脱細胞化することができる。例えば，凍結融解法を用いた細胞破壊後，低濃度の界面活性剤を用いた短時間の細胞残渣の洗浄により組織損傷が少なく効率よく脱細胞化することができる[11, 12]。また，低張液や界面活性剤溶液を用いて組織内の細胞を破壊し，超音波処理や超臨界二酸化炭素処理を用いて効果的に細胞残渣を洗浄することもできる。

組織は，細胞密度の高い細胞系組織から，ECM 密度の高い ECM 系組織など種類が多様に存在し，その大きさ，厚み，体積も様々である。それぞれ特徴を有しており，研究の目的に応じた適切な脱細胞化方法を選択することが重要である。

3　脱細胞組織の特性の評価方法

脱細胞化組織の特性については，組織の構成成分と機械的特性と組織学的特性が主に検討される。脱細胞化組織の構成成分については，主に残存 DNA 量の定量，残存 ECM 量の定量，組織学的評価法にて検討される。脱細胞化の基準としては，S. Badylak らが提唱した 3 つの指標：①乾燥重量中の残存 DNA 量が 50 ng/mg 未満であること，②残存 DNA 鎖の長さが 200 bp 未満であること，③組織切片の染色像にて核が観察されないことが用いられている[13]。以下に具体的な方法を述べる。残存 DNA 量の定量には，脱細胞化組織から抽出された DNA の総量を定量する吸光度測定法や，蛍光インターカレーター（PicoGreen など）を用いた二本鎖 DNA の定量がある。残存 DNA 鎖の長さは，アガロースゲル電気泳動で調査される。また，Hoechst，4',6-diamidino-2-phenylindole（DAPI）染色などの蛍光インターカレーターやヘマトキシリン-エオジン（HE）などで染色した組織切片にて核の有無が調査される。

残存 ECM 量や GAG の評価は，コラーゲンや硫酸化 GAG（sGAG）の定量により評価されている。残存コラーゲンの定量法としては，コラーゲンの代表的なアミノ酸残基および配列であるヒドロキシプロリンおよびトリプルアミノ酸（グリシン-X-Y：GXY）の定量や，コラーゲンの種類の比率が組織の種類によって異なることに着目した，残存 I, II, III, VI 型コラーゲンの定量などが行われている。また，脱細胞化後の組織構造の評価も行われており，ヘマトキシリン・エオジン（H&E）染色や免疫染色による組織学的評価が行われている。　さらに近年では，脱細胞化組織のプロテオーム解析なども行われており[14~16]，残存する細胞間タンパク質や，プロテオグリカン，糖タンパク質量が評価されている[15]。また脱細胞化組織中に塩基性線維芽細胞増殖因子，血管内皮増殖因子，トランスフォーミング増殖因子 β などの様々な成長因子の存在が確認されているが，使用する組織や脱細胞化方法によって成長因子の量が異なることが報告されている[17~19]。

第7章　生物由来材料の医療応用

　脱細胞化組織を移植用代替材料として用いる場合に考慮しなければならない最も重要なパラメータのひとつは機械的特性である。脱細胞化組織の機械的特性は，使用する組織，脱細胞化方法，脱細胞化組織の化学的特性によって異なる。弾性率，引張強さ，破壊ひずみなどの組織の機械的特性は，一般的には脱細胞化によって低下する[3,20]。機械的特性の変化は，組織の種類と使用する脱細胞化方法に強く影響される。これについて組織の種類を細胞密度と ECM 密度の点から整理すると，靭帯，腱，心膜など，細胞密度が低く ECM の密度が高い組織は，一般的には脱細胞化後も機械的特性は保持される[21,22]。 一方で，大動脈や真皮のような中間の細胞密度と ECM 密度の組織は，機械的特性が脱細胞化によりやや低下し[3]，肺や肝臓など，細胞密度が高く ECM 密度が低い組織は，脱細胞化により機械的特性が著しく低下する[23]。機械的特性が低下する理由として，界面活性剤を使用した脱細胞化組織は，コラーゲンやエラスチンなどの構造ECM が除去されるためである。これについて当研究グループでは，HHP 脱細胞化大動脈とSDS 脱細胞化大動脈の機械的特性を比較した。HHP 脱細胞化大動脈は力学的にも構造的にも本来の大動脈に類似していたが，SDS 脱細胞化大動脈の構造は破壊され，機械的特性は劣っていた[3]。以上のように，使用する脱細胞化方法や組織の種類により，得られる脱細胞化組織の特性も異なるため，目的に合わせた脱細胞化方法の選択が必要とされる。

　新たな脱細胞化評価方法として AI も導入され始めている。以下に我々の取り組みを述べる。上記にも述べたとおり，脱細胞化の評価基準として，多くの研究には S. Badylak らが提唱した3つの指標：①乾燥重量中の残存 DNA 量が 50 ng/mg 未満であること，②残存 DNA 鎖の長さが 200 bp 未満であること，③ 4',6-diamidino-2-phenylindole（DAPI）染色またはヘマトキシリン-エオジン（HE）染色像の顕微鏡観察にて核が観察されないことが用いられている[13]。①と②は定量的であるが，③の組織学的評価は定性的であり，評価者の主観によって判断が異なることが懸念される。しかしながら，①と②は調製された脱細胞化組織全体を平均的に評価しているのに対し，組織学的評価は脱細胞化組織内部における脱細胞化のばらつきを評価することが可能である。脱細胞化処理法として広く用いられている界面活性剤などの化学的手法では，界面活性剤の組織内への浸透速度が影響し，組織表面に比べて組織内部では細胞成分が除去されにくいことがわかっている。したがって，組織学的評価によって脱細胞化組織内部における脱細胞化のばらつきを評価することは重要である。 近年，AI を利用した画像分類や異常検知が広く行われるようになり，CT[24,25]や MRI[26,27]，病理標本[28]などの医療画像分野でも応用されている。例えば，病理標本では，前立腺[29]，肺[30]，結腸[30,31]，乳がん[32,33]等の腫瘍を AI で検出し，病変の見落としを防ぐ手法が報告されている。また，AI は大規模データを扱えるため，時間短縮や人的コストの削減が期待できることから，今後ますます活用が進むことが期待されている。脱細胞化評価への AI の応用も報告され始めている。Barbulescu GI らは，一連の脱細胞化工程における臓器をモニタリングして，臓器の外観の透明度から脱細胞化の完了のタイミングを検出する手法を報告している[34]。筆者らは，先に述べた脱細胞化組織の組織内部における脱細胞化のばらつきを明らかにする組織学的評価に，AI による画像分類を応用し，脱細胞化のばらつきを定量化す

157

る試みを実施した[35]。

　ブタ大動脈を高静水圧処理法（HHP）およびドデシル硫酸ナトリウム法（SDS）にて処理した HHP 脱細胞化大動脈と SDS 脱細胞化大動脈を用いた。どちらの脱細胞化大動脈も DNA 定量等によって細胞成分の除去を定量的に評価し，脱細胞化できていることが確認されたものである[36]。組織固定後，パラフィン標本を作製して HE 染色し，明視野顕微鏡で染色画像（対物レンズ：10×，画像サイズ：1920×1440 px）を取得した。100×100 px に分割した画像 50 枚を用い，MATLAB の Alexnet（ver. 9.14.0.2206163（R2023a））で，未処理大動脈と HHP 脱細胞化大動脈の分類，未処理大動脈と SDS 脱細胞化大動脈の分類をそれぞれ実施した。陽性を未処理大動脈，陰性を脱細胞化大動脈としたところ，accuracy（正確性）は HHP 脱細胞化大動脈で 97％，SDS 脱細胞化大動脈で 99％以上，precision（精度）は両者とも 99％以上であり，高精度に分類できたことがわかった。　分割画像の画像分類で出力された 0〜1 の分類スコアを脱細胞化度として染色画像上で再会合させ，ヒートマップを作成した（図 2：未処理であれば 0 に，脱細胞化組織であれば 1 に近い数字が出力される）。ヒートマップより，HHP 脱細胞化大動脈では一様に脱細胞化度が高いのに対し，SDS 脱細胞化大動脈では大動脈内腔から深部に向かうほど脱細胞化度が低い領域があることがわかった。また，未処理大動脈は，HHP との二分類では脱細胞化度が高く表示される領域があるのに対し，SDS との二分類では一様に脱細胞化度が高かった。学習に使用しなかった染色画像の余白部分は，脱細胞化度が高く表示された。HHP 脱細胞化大動脈との分類において，未処理大動脈で脱細胞化度が高く表示された要因として，細胞核の有無ではない別の特徴にも重み付けが行われている可能性が考えられた。先行研究では，HHP 処理と SDS 処理では，細胞外マトリックスの残存性が異なり，HHP 処理のほうが細胞外マトリックス成分をより多く残存させ，未処理組織と類似した構造を保持していることが報告されている[3]。したがって，HHP 脱細胞化大動脈との分類において未処理大動脈の脱細胞化度が高かった結果には細胞外マトリックスの類似性が影響していることが示唆された。深さ方向の脱細胞化率を定量化するために，分割画像の一行ごとの総数に対する脱細胞化大動脈であると判定された画像の割合を算出した（図 2）。判定には，分類スコアの 0.5 と 0.95 を基準として用いた。未処理大動脈と HHP 脱細胞化大動脈の分類では，スコアが 0.5 のとき，HHP 脱細胞化大動脈の脱細胞化率が高く，スコアが 0.95 のときは脱細胞化率がやや低下していた。未処理大動脈と SDS 脱細胞化大動脈の分類では，0.5 と 0.95 の両方で，画像下部上部の血管内腔面に向かうほど SDS 脱細胞化大動脈の脱細胞化率は高くなった。これにより，界面活性剤などの薬剤を用いた脱細胞化では，組織表面近傍と組織内部とで均一に処理できていない可能性があることを客観的に評価することができた。以上より，分類結果のスコアを基準として分割画像の一行ごとの脱細胞化率を算出することで，脱細胞化組織内部の深さ方向における脱細胞化率を定量化できた。　AI 導入により，脱細胞化組織内部の脱細胞化のばらつきを脱細胞化度のヒートマップとして可視化でき，さらにこれまでは定量的でなかった脱細胞化組織内の脱細胞化の不均一性の定量化が可能となった。本手法は様々な脱細胞化組織に適応可能であり，迅速かつ効率的な脱細胞化

第 7 章　生物由来材料の医療応用

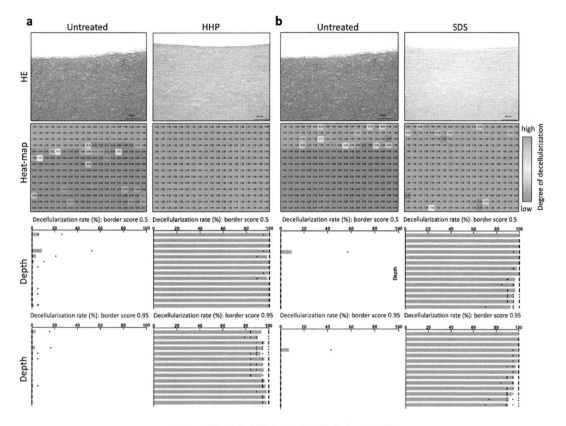

図 2　脱細胞化組織内部の脱細胞化度の可視化
(a)未処理大動脈と HHP 脱細胞化大動脈の分類，(b)未処理大動脈と SDS 脱細胞化大動脈の分類。分類スコアが 1 に近く，脱細胞化度が高い場合は緑で，分類スコアが 0 に近く，脱細胞化度が低い（未処理大動脈である）場合は赤で表示される。深さ方向における脱細胞化率は分類スコア 0.5 と 0.95 を基準とした。灰色の棒は平均値を，黒のプロットは各サンプルの値を示している（N＝6）[35]。

組織の開発に貢献できると考えられる。

4　脱細胞組織の応用

　一般的に脱細胞化生体組織は同所性代替組織として用いることが試みられており，これまで多くの総説が報告されている。一方，近年ではパウダーやシートなどに加工した医療部材としての応用や，新しい試みとしてゲル化や 3D プリントなどによる組織の成型・再構築など，医療用材料として脱細胞化組織を用いた幅広い研究が行われている。以下に，いくつかの例を挙げながら，脱細胞化組織の加工，成型，修飾技術について述べる。代替組織として使用する場合に脱細胞化組織の再細胞化，特に内部への細胞浸潤が極めて遅く困難といった問題がある。例えば，脱

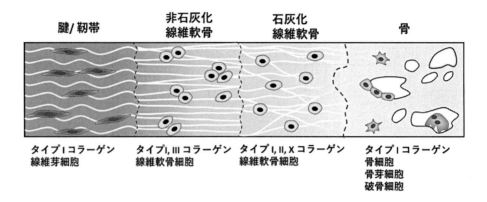

図3　腱・靭帯などの軟-硬境界組織の構造

細胞化腱・靭帯は良好な機械的特性を示すものの，高密度繊維組織であるため，組織の内部への再細胞化が困難となっている[37]。これにより，細胞数が少ないことから移植後の再断裂や，癒着形成などの合併症が生じ，治癒が遅れ予後の悪化を引き起こすことが懸念されている。この問題に対して，組織内部への細胞浸潤を促進させるために，脱細胞化腱に穴やスリットなどの加工を施す研究が行われている[38]。次は，脱細胞化組織の境界組織への適用を目指した取り組みである。腱・靭帯や歯根膜などの硬組織と軟組織の境界に位置する境界組織は，硬組織と軟組織とがシームレスに結合する複雑な構造を有している。硬組織から軟組織にかけて構造や成分，力学特性が段階的に変化（グラデーション）しており，腱・靭帯骨付着部（Enthesis）は，腱・靭帯領域，非石灰化領域，石灰化領域，骨領域の4つの領域に区別される（図3）。腱・靭帯領域は主にI型コラーゲンと線維芽細胞からなる。非石灰化領域はII型およびIII型コラーゲンと線維軟骨細胞からなり，石灰化領域はII型およびX型コラーゲン，線維軟骨細胞からなる。骨領域は，I型コラーゲン，炭酸アパタイト，ハイドロキシアパタイト，骨細胞，骨芽細胞，破骨細胞から構成されている[39,40]。

このような複雑な組織の構造を模倣するために，脱細胞化組織の軟-硬境界組織再生への利用がいくつか試みられている。骨-靭帯-骨界面領域の脱細胞化[41～43]や，腱板修復のための脱細胞化ウシ心膜パッチ[44]などの研究が報告されている。靭帯再建を目指した軟組織への骨親和性付与[45]や，脱細胞化ウシ腱[46]の石灰化も研究されている。また，脱細胞化組織を粉末化し，可溶化後ゲル化することで，様々な種類の細胞を組み込み，境界領域を形成する研究も行われている[47]。以上のように，脱細胞化技術を用いた多くの戦略が，軟-硬境界組織を再生するために提案されている。今後は，生体の様々な部位における脱細胞化組織を用いた領域再生の研究が進むことが期待される。

第 7 章　生物由来材料の医療応用

5　おわりに

本稿では，生物由来材料として，生体組織から細胞成分を除去した細胞外マトリックスである
脱細胞化組織を取り上げ，その基礎・応用について紹介した。脱細胞化組織は同所性代替組織と
して研究が出発したものの，現在は，医療品，医用材料として異所性応用が主流となっている。
最近では，脱細胞化組織の加工・成型・修飾等の要素技術が進展しており，また，脱細胞化組織
の広範な適応を目指した多様な研究が進められており，今後，脱細胞化組織の新しい医療用材料
としての開発が期待される。

文　　　献

1)　M. Parmaksiz *et al.*, *Biomed. Mater.*, **11**, 022003 (2016)

2)　S. Mirsadraee, *et al.*, *J. Surg. Res.*, **143**, 407 (2007)

3)　P. Wu *et al.*, *Interact. Cardiovasc. Thorac. Surg.*, **21**, 189 (2015)

4)　L. Han *et al.*, *Synapse,* **74** (2020)

5)　N. Watanabe *et al.*, *J. Orthop. Res.*, **37**, 2466 (2019)

6)　K. Sawada *et al.*, *J. Chem. Technol. Biotechnol.*, **83**, 943 (2008)

7)　S. Funamoto *et al.*, *Biomaterials,* **31**, 3590 (2010)

8)　M. Kobayashi *et al.*, *J. Mater. Chem. B.*, **8**, 10977 (2020)

9)　S. Sasaki *et al.*, *Mol. Vis.*, **15**, 2022 (2009)

10)　Y. Hashimoto *et al.*, *Biomaterials,* **31**, 3941 (2010)

11)　S. Whitaker *et al.*, *Bone Joint Res.*, **8**, 518 (2019)

12)　J. H. Edwards, *et al.*, *J. Mech. Behav. Biomed. Mater.,* **91**, 18 (2019)

13)　P. M. Crapo *et al.*, *Biomaterials,* **32**, 3233 (2011)

14)　R. W. Bonvillain *et al.*, *Tissue Eng. Part A.,* **18**, 2437 (2012)

15)　R. C. Hill *et al.*, *Mol. Cell. Proteomics,* **14**, 961 (2015)

16)　A. Diedrich *et al.*, *J. Biol. Eng.*, **18**, 17 (2024)

17)　S. F. Badylak, *Biomaterials,* **28**, 3587 (2007)

18)　H. Hanai *et al.*, *Front. Cell. Dev. Biol.*, **8**, 581972 (2020)

19)　S. Mineta *et al.*, *Int. J. Exp. Pathol.*, **104**, 313 (2023)

20)　H. Xu *et al.*, *PLoS One,* **9** (2014)

21)　H. M. El-Husseiny *et al.*, *Pharmaceutics*, **15** (2023)

22)　M. Suzuki *et al.*, *J. Biomed. Mater. Res. A.*, **111**, 198 (2023)

23)　A. de Lima Santos *et al.*, *BMC Musculoskelet. Disord.*, **21**, 689 (2020)

24)　T. H. Petersen *et al.*, *Cells Tissues Organs,* **195**, 222 (2012)

25)　S. Nigudgi *et al.*, *Soft Comput.*, **27**, 14 (2023)

26) S. Mahmudwt al., *Cancers*（*Basel*）*.*, **15**(12), 3189（2023）

27) S.S. Bamber *et al.*, *Eng. Appl. Sci.,* **70**(1), 54（2023）

28) S. Kumar *et al.*, *Brain Topogr.,* **36**(3), 305-318（2023）

29) J. Ji *et al.*, *Knowledge-Based Systems.,* 256109820（2022）

30) J.Xiang *et al.*, *Computers in Biology and Medicine.,* 152106340（2023）

31) M. Masud *et al.*, *Sensors*（*Basel*）*,* **21**（2021）

32) W. Hu *et al.*, *Phys. Med.,* **107**, 102534（2023）

33) A. Bagchi *et al.*, *Diagnostics*（*Basel*）*,* **13**（2022）

34) Z. Huang, *et al.*, *NPJ Precis Oncol.,* **7**, 14（2023）

35) G. I. Barbulescu *et al.*, *Micromachines*（*Basel*）*,* **13**（2022）

36) N. Nakamura *et al.*, *Advanced Biomedical Engineering,* **13**（2024）

37) G. Schulze-Tanzil *et al.*, *Cells,* **1**, 1010（2012）

38) L. Edgar *et al.*, *Organogenesis,* **14**, 172（2018）

39) A. Seidi *et al.*, *Acta Biomater.,* **7**, 1441（2011）

40) T. Lei *et al.*, *Bioact. Mater.,* **6**, 2491（2021）

41) J. A. Uquillas *et al.*, *J. Mech. Behav. Biomed. Mater.,* **135**, 105452（2022）

42) R. D. Harrison & P. F. Gratzer, *J. Biomed. Mater. Res. A.,* **75**, 841（2005）

43) T. Woods & P. F. Gratzer, *Biomaterials,* **26**, 7339（2005）

44) I. K. Shim *et al.*, *Arthroscopy,* **38**, 2987（2022）

45) M. Suzuki *et al.*, *J. Biomed. Mater. Res. A.,* **111**, 198（2023）

46) B. H. Grue & S. P. Veres, *J. Biomed. Mater. Res. B. Appl. Biomater.,* **108**, 845（2020）

47) H. Yun *et al.*, *Biomater. Adv.,* **152**, 213522（2023）

第8章　人工臓器とバイオマテリアルの未来

岸田晶夫[*1], 木村　剛[*2], 橋本良秀[*3]

1　はじめに

　生体機能を代替する医療デバイス（人工臓器）は疾病治療において欠かすことのできない機器・技術となっている。現在，生体内に埋植されて使用されている植込み型のデバイスとして，人工血管，人工関節，血管内ステント，補助心臓，人工乳房などがある。これらはいずれも1年以上，人工関節や人工血管，心臓弁では10年以上もの長期間埋植され，患者の生命維持・QOL向上に貢献している。これらの埋植デバイスの長期使用は，材料の高機能化や加工精度の向上，駆動技術の進展だけでなく，薬物による血液動態制御，リハビリテーションや生活マネジメントなどの管理技術の向上によって実現している。すなわち，最新の医工学技術が長期埋植を可能にしている一方で，高度な生活管理が必要であり，患者は少なくないリスクを抱えて生活しているともいえる。リスクとしては，循環器系デバイスでは血液適合性の欠如による血栓形成や

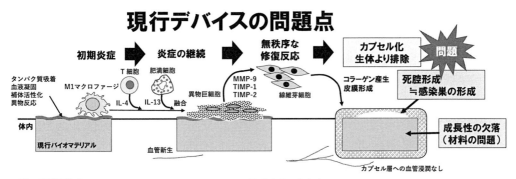

図1

[*1]　Akio KISHIDA　　東京科学大学[旧 TMDU]　総合研究院　生体材料工学研究所
　　　　物質医工学分野　教授

[*2]　Tsuyoshi KIMURA　　東洋大学　生命科学部　生体医工学科　教授

[*3]　Yoshihide HASHIMOTO　東京科学大学[旧 TMDU]　総合研究院　生体材料工学研究所
　　　　物質医工学分野　助教

狭窄による血行不良・塞栓，また人工関節などすべての埋植デバイスにおいて感染による炎症，機能不全，脱落などが挙げられる。これらの不具合が生じた場合，いずれも埋植デバイスの抜去・置換が必要であり，重症化すると致死性の障害を引き起こす。不具合の多くは主として材料と生体が接する界面および界面周辺で生じており，材料（バイオマテリアル）の問題である。すなわち，患者の寿命が尽きるまで安定で低リスクな使用が可能（Destination Use：DU）な医療デバイスの開発のためには，バイオマテリアルと生体との相互作用の根本的な問題解決およびそれらのバイオマテリアルを利用した人工臓器の開発が必要である（図1）。

　本稿ではDUが可能な未来の人工臓器・バイオマテリアル開発のために必要な，現行の人工臓器・バイオマテリアルの問題点の確認と理解，解決法の提案について述べる。

2　現行の人工臓器・バイオマテリアルの問題点

　まず循環器系の人工臓器として，人工心臓，人工弁，人工血管およびペースメーカーがある。これらの人工臓器の特徴は，第一に血圧，血流および拍動（駆動）に耐える高い物性が要求されることと，血液と常時接することから高い血液適合性が要求されることである。物性については，人工心臓では拍動型人工心臓の場合，血液を吸入・拍出する役割を果たすダイアフラム膜としての性能，人工弁では血液の逆流を防ぐ開閉膜としての性能，さらに人工血管ではしなやかで，かつ動脈の血圧に耐える性能が要求される。これらの循環器系人工臓器に必須の性能は主として物性および耐久性であり，現行の製品は必要最小限の性能を有しているといえる。血液適合性については，開発当初から問題となっており，これまでに抗血栓性材料の研究は数多く報告されているが，その開発の困難さから，研究の方向性はいくつかの方法論に分散している。実際に臨床に用いられている循環器系人工臓器では，すべての場合において抗凝固剤が使用されており，抗血栓性が臨床的な問題として顕在化しにくい状況である。しかしながら，抗凝固剤の使用は出血傾向を助長し，副作用も懸念される。また小口径人工血管や埋込型全置換人工心臓の実現のためには，抗血栓性の実現は必須である。高機能な抗血栓性材料の必要性は依然高い。また埋植型医療デバイス全体の問題ではあるが，特に補助人工心臓にエネルギーを伝送するドライブラインの感染は長期使用を困難にし，患者のQOLを著しく低下させる要因となっている[1]。

　代謝系の人工臓器である人工肺，人工腎（透析器），血漿交換器はいずれも膜を介して血液と酸素・二酸化炭素，尿素，イオン，低分子生理活性物質などの物質交換を行う。構造的にはいずれも膜型人工臓器とよばれ，さらに歴史的には平膜から現在ではほとんどが中空糸膜型である。中空糸膜は比表面積の点で有利であり，さらに物質交換のための装置デザインが容易である点に特色がある。循環器系人工臓器と共通する特徴は，膜が血液と接触する点であり，人工心臓，人工弁，人工血管，人工肺と透析器では血流スピードがそれぞれ異なっているが高い血液適合性が必要とされる点は変わりない。一方で異なる点は，これらは体外循環のかたちで使用され，体内植込み型のものはない。また血液を対象として物質付加および除去の機能を発揮すること，使用

第 8 章　人工臓器とバイオマテリアルの未来

時間が比較的短いこと（人工肺で最長約 1 ヶ月，通常 2-3 時間，透析器も 3-4 時間）も異なる点である。物質交換能が最重要な機能であり人工心肺や透析治療として実用化されているもの，血液適合性（抗血栓性とともに補体非活性化能）と同様に現状より高い性能が要求されている。デバイスの流体抵抗の高さも植込み型人工肺・人工腎の実現を阻んでいる要因の一つである。

　材料（バイオマテリアル）自体の特性に依存した人工臓器は「構造系の人工臓器」としてまとめられる。材料自体の特性とは，硬さ，強さ，のびやすさなどを指す。すなわち，大きな負荷のかかる骨，関節や歯などは，人工心臓や人工血管などと異なって，負荷に耐えること自体が「必要な機能」となる。また，人工皮膚は，水分の蒸散を防ぎ，細菌感染をストップする必要があるが，形は非常にシンプルなシート状であり，必要な機能のほとんどを材料自身が担当している。このように，材料の特性に依存した人工臓器が「構造系の人工臓器」である。臨床応用されているものとしては人工皮膚，人工歯根，人工関節，人工骨，人工乳房等がある。骨，関節や歯では，非常に大きな力がかかるため，これらの用途に用いるためには第一に高い強度が要求される。そのため，構造系の人工臓器には主として金属やセラミックスが使われている。これらの構造系の人工臓器の問題点は生体の硬組織および軟組織それぞれとの接着性のバランスが不調であることと，細菌感染である。

　以上の主要な人工臓器・バイオマテリアルの問題点を整理すると，

　　① 血液適合性（特に抗血栓性）の欠如

　　② 抗感染性の欠如

　　③ 生体との接着性の制御技術の欠如

が大きな問題といえる。これに加えて高機能な人工臓器・バイオマテリアルに必要な性能として，

　　④ 成長性

　　⑤ 免疫反応の制御技術

もあげられる。ほかにも，石灰化（人工弁，人工血管），バルク特性の向上（人工関節，人工靱帯，人工腱，人工軟骨・半月板），物質透過性（人工肺，透析器）など個別の人工臓器・バイオマテリアルにおいて重要な問題点も多く存在している。

3　DU 人工臓器・バイオマテリアル開発の設計指針について

3．1　現状について

　先述した問題点を個々に解決するための設計指針についてはこれまで多くの提案がされている。例えば人工関節の問題は，関節の動きによる摺動（擦ること）で軟骨の役目を果たす高分子材料が摩耗し，摩耗粉によって免疫系が活性化され骨吸収がおこり緩みや脱落に至る。これを解決するために 2 つの材料が開発された。一つは摩耗の原因である酸化を抑制するためにビタミン E を高分子材料に複合化した材料であり[2,3]，もう一つは水との高い相互作用力を有するポリ-2-メタクリロイルオキシエチルホスホリルコリン（MPC ポリマー）を摺動面に複合化し，

165

摩擦を極限まで低減した材料である[4,5]。また，血液適合性の実現のために抗血栓性材料が開発されている。MPC ポリマーは水との相互作用により，高い抗血栓性を示し，補助心臓のコーティング剤として用いられている[6,7]。また水の特性を制御する機能を有するポリメトキシエチルアクリレート（PMEA）は，中間水という特殊な水構造による抗血栓性を発揮し，人工肺のコーティングに用いられている[8]。また脂質を用いてヘパリンを表面にコーティング（NCVCコーティング™）した人工肺も高い抗血栓性を有し，長時間 ECMO を可能にしている[9,10]。ここに挙げた人工関節や抗血栓性表面改質技術はすべて日本初の技術であり，我が国のバイオマテリアル研究の高い研究開発力を示している。これらの材料の設計指針は 1970 年代から多くの研究者から提案，検証，棄却，改良を繰り返してブラッシュアップされてきたものであり，材料工学の一つの到達点とも言える。

　一方，1990 年代以降に新しく登場した「組織工学」および iPS 細胞の発見で隆盛となった「再生医学」のコンセプトは人工臓器・バイオマテリアル研究に大きな影響を及ぼしている。我が国では細胞を用いた医療が「再生医療」と定義されているため[11]，人工物で構築されている人工臓器やバイオマテリアルの研究も「細胞の利用」が焦点となっているが，海外では臓器機能や組織構造の修復・再生も再生医療の一部と考えることが多い。人工材料で組織再生を促す「*in situ* tissue regeneration」というコンセプト[12]が広く受け入れられており，人体の再生能力を生かす新しいバイオマテリアル開発が展開されている。次節で *in situ* tissue regeneration とそこから得られる知見について紹介する。

3. 2 *in situ* tissue regeneration と DU と脱細胞化組織

　in situ tissue regeneration の中心的要素が生分解性バイオマテリアルと脱細胞化生体組織である。特に脱細胞化生体組織は新しい概念の材料であるにもかかわらず，多くの研究が報告されている。著者らの感覚では DU バイオマテリアルに最も近いと考えられる材料が脱細胞化生体組織である。具体的な例として，最近ドイツの研究グループが，脱細胞化ヒト心臓弁と従来の凍結ヒト心臓弁について臨床成績を比較したところ，凍結ヒト弁は 10 年後に 15％の症例で感染や石灰化，閉鎖不全等で摘出・再手術に至ったのに対し，脱細胞化ヒト心臓弁は全数（100％）が機能していた[13]。凍結ヒト心臓弁は現在最も優れた弁置換材であるが，脱細胞化ヒト心臓弁はそれよりも優れており，永久使用が期待されている。

　脱細胞化生体組織は，同種であるヒトあるいは異種動物であるブタやウシなどの組織・臓器から細胞を除去して得られる生体由来材料で，コラーゲンを主成分とする細胞外マトリクス（Extracellular matrix：ECM）から構成されている（図 2）[14,15]。脱細胞化組織は，すでに欧米では医療用材料（バイオマテリアル）として広く認知され臨床的にも成功を収めており，臓器再生のための足場材料などさらなる応用の拡大が多くの研究者によって試みられている。著者らも脱細胞化組織が異種・同種問わずに長期にわたって優れた生体内機能，組織再生機能を有していることを報告している[16]。しかし，脱細胞化組織の優れた機能発現のメカニズムは不明である。

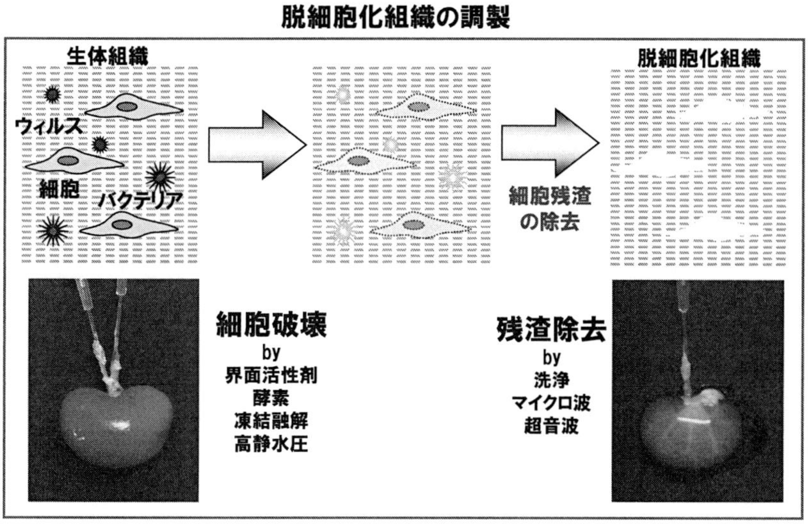

脱細胞化組織の調製

生体組織　　　　　　　　　　　　　　　　　　　脱細胞化組織

ウィルス

細胞　　バクテリア

細胞残渣
の除去

細胞破壊
by
界面活性剤
酵素
凍結融解
高静水圧

残渣除去
by
洗浄
マイクロ波
超音波

図2

　DU を可能にするバイオマテリアルの要素が明らかになれば，その要素を人工材料に実装して DU バイオマテリアルを実現できると期待される。DU バイオマテリアルの候補である脱細胞化生体組織は，DU を可能にする要素を含有していると考えられるため，脱細胞化生体組織の機能を詳細に検討することにより DU のための要素抽出ができると考えられる。

　脱細胞化組織の研究は国内外で活発に行われており，応用展開は欧米がかなり先行している。米国の研究グループは，脱細胞化組織の重要因子として細胞外マトリクスに結合している小胞（Matrix-bound vesicle：MBV）が炎症抑制型の M2 マクロファージを誘導していると報告し[17]，同じグループが脱細胞化生体組織の粉体を用いた骨格筋の再生の臨床研究を報告している[18, 19]。これらはすでに臨床研究の段階に至っているが，機構解明については定性的な調査にとどまっており，再現性，定量的評価，種特異性についての考察，対象組織の拡大，成長性の予測などの基礎研究はほとんどされていない。最近では中国での研究が盛んになっており，脱細胞化ブタ角膜が臨床応用されており，基礎研究分野の学術論文が増加している。国内では国立循環器病研究センター研究所のグループが脱細胞化ダチョウ血管を用いて血管内腔面への内皮細胞前駆細胞の誘引が重要であることを報告している[20]が，脱細胞化組織そのものの機能への言及はない。ほかにも慶應義塾大学（肝臓），早稲田大学（腱），九州大学（肝臓），大阪大学（心臓弁）で個別組織の応用のための基礎研究が進められている。著者らは脱細胞化生体組織の有する根源的な機能について網羅的解析を試みている[21]。これまでに著者らは高静水圧（High hydrostatic pressure：HHP）処理を用いた脱細胞化組織の調製法を開発し，生体内および生体外での種々の検討を行って DU のための要素について下記のような知見を得てきた。

3.2.1 脱細胞化血管研究から得られた知見

脱細胞化ブタ大動脈を同種・同所移植を行い，抗凝固剤を使用せず1年間の開存率100%を達成した[22]。埋植後，1ヶ月以内に内腔面が血管内皮細胞様の細胞で覆われ，3ヶ月後には血管中膜層に平滑筋様細胞の浸潤が確認された。また子豚への移植により6ヶ月後のサイズの増大（成長性）を確認した。脱細胞化ウシ橈骨動脈をブタに異種・異所移植を行い，抗凝固剤を使用せず1ヶ月の開存を確認した[23]。これらの動物実験では埋植後の拒絶に関連するような炎症反応，石灰化や内膜肥厚などの長期成績に影響を及ぼすような所見も観察されず，宿主の細胞が浸潤して組織再構築が進んでいる様子も観察された[24]。これらにより脱細胞化血管は相当長期の開存が望めると考えている。in vitro での検討として，大動脈内腔の基底膜を物理的に除去し中膜を血液に暴露すると短時間で血液が凝固することが分かった[25]。また脱細胞化大動脈を風乾，加熱処理などを加えると血栓形成が促進されることが分かった[26]。

以上の結果から，血管組織を構築しているコラーゲン・エラスチン等のECMおよび内膜に存在する基底膜の微細構造の維持が抗血栓性の発現に重要であることが分かる。また異物反応が非常に低い点については，組織内に残存しているMBVの機能の可能性が考えられる。

3.2.2 脱細胞化角膜研究から得られた知見

HHP法で脱細胞したブタ角膜は，コラーゲン繊維の超微細構造を維持可能である[27]。このHHP脱細胞化ブタ角膜をウサギ眼に移植し1年間の観察の結果，免疫反応は惹起せず速やかな上皮化と透明化が起こった[28,29]。早期の上皮化については in vitro での検討でも同様の結果が得られた。手術後に炎症抑制のため通常使用するステロイド剤を用いると生着・透明化が阻害され，ステロイド剤を減量すると高い生着率が得られた。

以上の結果から，血管と同様にECMおよび基底膜構造の維持が重要因子であると考えられる。またステロイド剤の結果から，外科手術で生じる炎症反応を過度に抑制すると再生が阻害されることが示され，適度な炎症反応が必要であると考えられた。

3.2.3 脱細胞化生体組織を模倣した繊維化コラーゲンマトリックス研究から得られた知見

コラーゲンは生体組織から抽出され，ゲルやスポンジとして広く医療に用いられているが，皮膚や腱などの組織体に再構築することは困難である。またコラーゲンゲルは生体に埋植されると炎症を惹起して速やかに分解吸収される。著者らは生体組織類似のコラーゲンマトリクスの構築を目的として生体組織を構成しているコラーゲンが集合して繊維体を形成していることに注目し，繊維化コラーゲンマトリクスを作製した[30]。ラット皮下埋植実験の結果，コラーゲンゲルは速やかに分解消失したが，繊維化コラーゲンマトリクスは6ヶ月経過後も分解せずほぼオリジナルの状態を保持していた。

以上の結果から，コラーゲンは分子分散，あるいはゲル状では生体内では安定ではないが，集合し繊維化すると炎症反応も低く，生体内で安定性に存在することが分かった。

3.2.4 脱細胞化ブタ骨髄のラット皮下埋植研究から得られた知見

脱細胞化ブタ骨髄をラット皮下に移植すると異所性に骨髄組織が再生されることを見いだし

第8章　人工臓器とバイオマテリアルの未来

た。通常，異所性に骨組織を埋植すると吸収されるが，脱細胞化骨髄の場合には周辺組織から血管網が内部に侵入し，骨髄腔に骨髄幹細胞の存在が確認された。詳細な検討の結果，異所性に造血が行われていることが分かった[31]。

　以上の結果から，生体組織の微細構造のうち，骨髄の細網内組織のネットワーク構造と骨髄腔に存在する脂質成分が重要な役割を担っている可能性が考えられた。脂質の存在意義については，これまでのバイオマテリアルおよび人工臓器における研究でも注目されたことがなく，新しい視点が必要であることが分かった。

3. 2. 5　脱細胞化生体組織粉体・抽出物の研究から得られた知見

　脱細胞化生体組織を粉末化し，心筋梗塞モデルラットの心臓に塗布すると，周辺組織から新生血管が浸潤し，虚血による心筋の被薄化を抑制できた[32]。また脱細胞化生体組織から抽出した液性成分に細胞増殖活性があることを確認した。分析の結果，液性成分中には種々のタンパク質と100 nm サイズの粒子が含まれていた[33]。

　以上の結果から，脱細胞化生体組織には多くのタンパク質，脂質，多糖類などの液性成分と，エクソソームに類似した細胞外小胞が存在し，生理活性を発揮していることが分かった。これらの成分は，脱細胞化処理の際にも脱離せず，マトリクスと結合あるいは含有されたままであると考えられた。

3. 2. 6　脱細胞化生体組織研究全般から得られた知見

　上記の知見のほかにも，脱細胞化生体組織の特徴がいくつか挙げられる。

　　① 埋植初期の炎症反応が非常に低い

　　② 生体内での分解速度が極めて遅い

　　③ 移植片を被覆するカプセル化反応がほとんど起こらない

　　④ in vitro での細胞接着性が低い。またマクロファージの活性化能も低い

　　⑤ 乾燥，温度変化，凍結，液中での長期保存によって機能が低下する

　以上の結果から，生体組織の ECM 自体の炎症性や免疫原性は低く，異種組織であっても宿主に適合する可能性が高いことや，コラーゲン組織の微細構造自体に何らかの生理活性様の機能が存在する可能性も示唆される。

4　脱細胞化生体組織研究から得られた知見から導かれる指導原理について

　3.2.1 項～3.2.6 項までの知見を整理して得られる DU バイオマテリアルの概念を図 3 に示す。脱細胞化組織（特に HHP 脱細胞化したもの）の高機能の要因は，コラーゲンの分子状態から基底膜の構造などマクロ形態までの生体構造の保持および液性成分の効果により，凝固反応，炎症反応および免疫反応が抑制されて速やかな治癒段階に移行し，周囲からの細胞が速やかに浸潤して上皮化や血管網構築などの機能分化が生じて周辺組織と一体化することによると考えている。これらの知見から DU バイオマテリアルに必要な要素は，

169

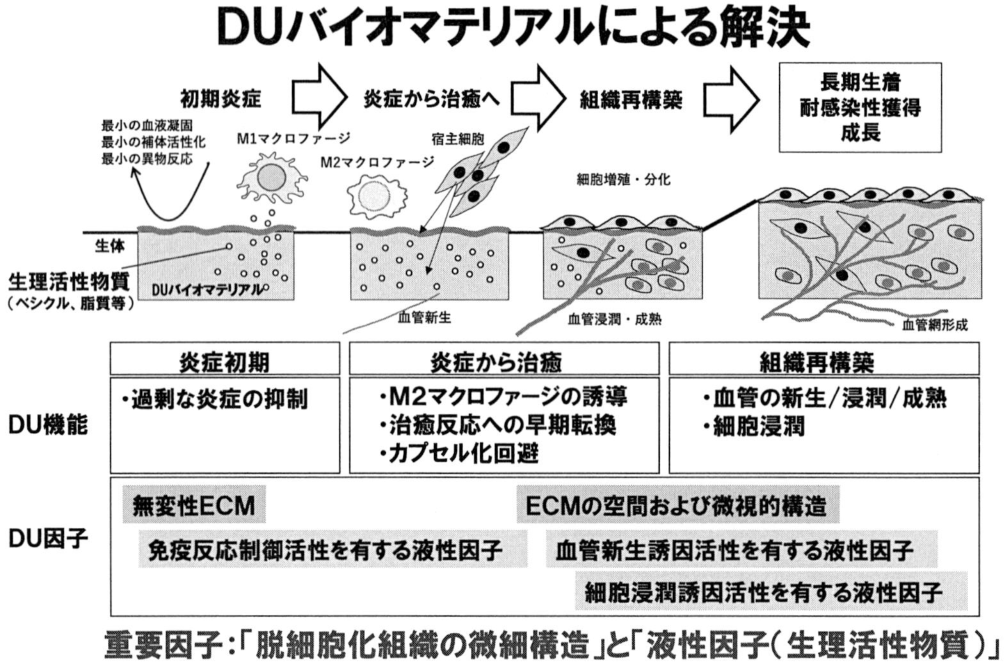

医療工学研究の最前線

DUバイオマテリアルによる解決

図3

　① 組織のマクロおよびミクロな構造

　② 液性因子の機能

　③ 免疫反応の制御

であるとの仮説を立てることができる。これらの要素を解析し，相関関係を明らかにすることによってDUバイオマテリアルの設計指針を得ることができると考えられる。特に②の液性因子は免疫反応制御にも関係すると考えられる重要な要素である。

　また3.2.3項で示した繊維化コラーゲンのように，脱細胞化組織に匹敵するバイオマテリアルを創出するために，コラーゲン，ポリウレタンを用いた繊維性マトリックスを調製したり[34]，血管内面の3次元構造を転写法でシリコーン樹脂に写し取って血管内皮細胞の接着挙動を観察したりするなどして生体構造の機能性について知見を集積してきた[35]。その結果，生体組織と同等の繊維構造を構築できれば生体と同様の機能性が発現することを確認できた。しかし，それらの機能は同様であっても同等ではなく，生体組織のそれには全く及ばず，組織構造構築にはさらに未知の条件が存在することが示唆された。成長性に関しても，細胞の浸潤と組織再構築に伴って口径・長さが増大するような材料学的な工夫が必要である。物性と成長性の問題解決は，現在のマトリックス調製技術と細胞浸潤・組織再生促進機能を組み合わせることによって解決できると考えている。第一の問（要素の確定）と第二の問（材料への実装）に対する研究を協奏的に実施することでDUバイオマテリアルが実現できると考えている。

第8章　人工臓器とバイオマテリアルの未来

5　人工臓器とバイオマテリアルの未来

　バイオマテリアル研究の対象として，免疫系との相互作用解析およびその制御技術が注目されている。埋植されたバイオマテリアルの長期における問題点として，カプセル化による機能低下とバイオマテリアル周囲に生じる感染が挙げられる。いずれも，バイオマテリアルの生体適合性の欠如によって生じると考えられ，免疫系との相互作用を分子レベルで理解し，制御することで解決法が見いだせるのではないかと期待されている。また，物質交換を行う透析器や人工肺の生体内埋植を実現するために，これまでより優れた物質交換能と抗血栓性の実現が必要であり，この点についても検討が行われている。

　未だに実用化がなされていない人工臓器としては，肝臓，膵臓，消化管，筋肉，感覚器（神経）などがある。これらは細胞との組み合わせが必要と考えられており，そのような研究もされているが，実用化までのハードルは高い。本稿で述べたDUバイオマテリアルと組織工学，再生医療，免疫学などの幅広い学術の総合化によってこれら未開発の人工臓器が実現することを期待している。

6　おわりに

　これまでに多くの人工臓器が臨床応用されているが，人工臓器全体にかかわる研究はそれよりもずっと多い。しかしながら多くの研究が実際には実用化されることなく眠っている。バイオマテリアルの観点からみても，1975〜1985年に医用材料研究が大きな盛り上がりを見せ，人工臓器についての数々のコンセプトや材料設計方針が提案された。この中には基礎研究で終わったもの，他分野へと応用されたものなどがあり，それぞれに高機能な人工臓器開発のための知見集約に多大な貢献をした。一方，臨床側の立場からは，実用化される人工臓器の割合が研究の割に少ない，という意見がある。これは医療器具の実用化に際する社会的・制度的な問題が原因である。本稿では，人工臓器・バイオマテリアルの開発の未来について述べたが，現実には経済的および社会的な問題解決も必要である。日本の人工臓器・バイオマテリル産業は企業規模が小さく，またほとんどが輸入に頼っている。このような事態は将来的にわれわれの医療の質に影響を及ぼすことが懸念され，より一層の研究の発展により，研究と産業の双方を牽引することが重要である。

文　　　献

1)　戸田宏一，人工臓器，**47**, 227（2018）
2)　富田直秀，高分子，**56**, 763（2006）

3) 帝人ナカシマメディカル㈱；
   https://www.teijin-nakashima.co.jp/technology/blend-e/（Accessed 15 Aug 2024）
4) 京本政之ほか，人工臓器，**40**, 57（2011）
5) KYOCERA Corporation；
   https://www.kyocera.co.jp/prdct/medical/aquala/index.html（Accessed 15 Aug 2024）
6) Y. Iwasaki *et al.*, *Sci. Technol. Adv. Mater.*, **13**, 064101（2012）
7) 山崎健二，東京医科歯科大学生体材料工学研究所 60 年史；
   http://www.tmd.ac.jp/artis-cms/cms-files/MPC2.pdf（Accessed 15 Aug 2024）
8) M. Tanaka *et al.*, *Biomaterials*, **21**, 1471（2000）
9) 佐藤正喜ほか，人工臓器，**28**, 502（1999）
10) 水野敏秀ほか，ライフサポート，**20**, 132（2008）
11) 厚生労働省ホームページ；
   https://www.mhlw.go.jp/stf/seisakunitsuite/bunya/kenkou_iryou/iryou/saisei_iryou/index.html（Accessed 15 Aug 2024）
12) S. J. Lee *et al.*, eds, *In situ* Tissue Regeneration: Host Cell Recruitment and Biomaterial Design, Academic Press（2016）
13) S. Sarikouch *et al.*, *Eur. J. Cardio-Thorac. Surg.*, **50**, 281-290（2016）
14) K. H. Yow *et al.*, *British J. Surg.*, **93**, 652（2006）
15) P. M. Crapo *et al.*, *Biomaterials*, **32**, 3233（2011）
16) N. Nakamura *et al.*, *ACS Biomat. Sci. Eng.*, **3**(7), 1236（2017）
17) L. Huleihel *et al*, *Sci. Adv.*, **2**, e1600502（2016）
18) S. F. Badylak *et al.*, *Biomaterials*, **103**, 128（2016）
19) J. Dziki *et al.*, *npj. Reg. Med.*, **1**, 16008（2016）
20) A. Mahara *et al.*, *Biomaterials*, **58**, 54（2015）
21) 岸田晶夫，*Organ Biology*, **25**, 27（2018）
22) S. Funamoto *et al*, *Biomaterials*, **31**(13), 3590（2010）
23) S. Kurokawa, *Plos One*, **16**(7), e254160（2021）
24) J. Negishi *et al.*, *Mat.Sci. Eng. C*, **70**, 450（2017）
25) M. Kobayashi *et al.*, *J. Mater. Chem. B*, **8**, 10977（2020）
26) M. Kobayashi *et al.*, *Plos One*, **16**(5), e0246221（2021）
27) Y. Hashimoto *et al.*, *Sci. Rep.*, **6**, 27734（2016）
28) Y. Hashimoto *et al.*, *Biomaterials*, **31**(14), 3941（2010）
29) Y. Hashimoto *et al.*, *Mat. Sci. Eng. C*, **102**, 238（2019）
30) K. Nam *et al.*, *J. Biomaterials Sci.*, **22**, 1963（2011）
31) N. Nakamura *et al.*, *ACS Biomat. Sci. Eng.*, **5**, 5669（2019）
32) M. Tabuchi *et al.*, *Mater. Sci. Eng. C*, **56**, 494（2015）
33) M. Kobayashi *et al.*, *Int. J. Mol. Sci.*, **23**, 8868（2022）
34) P. Wu, *J. Biomed. Mater. Res. Part A*, **107A**, 1064（2019）
35) T. Kimura *et al.*, *ACS Biomater. Sci. Eng.*, **5**, 5721（2019）

第3編

化学・生物を基盤とする創薬科学

第1章　mRNA 医薬・ワクチンの作製から臨床応用まで

中西秀之[*1]，位高啓史[*2]

1　mRNA 医薬・ワクチンとはどのようなものか

ヒトを含む生物の生命活動は，酵素や転写因子，受容体といった様々なタンパク質の機能により支えられている。各タンパク質を作るために必要な情報は，それぞれがゲノム DNA 上に存在するが，DNA 上の情報がタンパク質の産生に直接使われるわけではない。DNA 上の情報はいったん RNA という別の分子へとコピーされ，その後，この RNA 上の情報からタンパク質が作られるのである。メッセンジャー RNA（mRNA）とは，この「タンパク質を作るために必要な情報が載せられた RNA」のことである。なお，DNA から mRNA へと情報がコピーされる過程を「転写」，mRNA 上の情報からタンパク質が作られる過程を「翻訳」と呼ぶ。

mRNA は本来，細胞内で転写により作られているものではあるが，試験管内転写反応により細胞外で人工的に作ることも可能である。そして，そのようにして細胞外で作った mRNA であっても，細胞内に導入すれば，タンパク質への翻訳が起こる。つまり，疾患に対する治療効果を持つタンパク質の情報をコードした mRNA を人工的に作製してそれを体内の細胞へと送り込めば，そうした効果を持つタンパク質を体内で産生させることができる（図 1A）。mRNA 医薬とは，そのような目的で人工的に作られた mRNA である。また，それ自体が治療効果を持つタンパク質ではなく，免疫系に排除すべき異物として認識させたいタンパク質をコードする mRNA を投与する場合もある。こうした mRNA は mRNA ワクチンと呼ばれ，COVID-19 に対する感染予防で一躍有名になった。mRNA ワクチンの場合は mRNA 医薬とは異なり，単にコードするタンパク質を発現させるだけでなく，同時に免疫系を刺激する必要がある。そのため，免疫刺激性のあるキャリアーなどと組み合わせて用いられる。

タンパク質には非常に多くの種類があるが，mRNA 医薬・ワクチンは原則としてどのようなタンパク質でもコードすることができる。したがって，対象となる疾患に合わせてコードさせるタンパク質の種類を変えることで，様々な疾患の治療や予防に対応できる。加えて，コードする

---

*1　Hideyuki NAKANISHI　東京科学大学［旧 TMDU］　総合研究院　生体材料工学研究所
　　　　　　生命機能医学分野　助教；
　　　　　　大阪大学　感染症総合教育研究拠点　招へい教員
*2　Keiji ITAKA　東京科学大学［旧 TMDU］　総合研究院　生体材料工学研究所
　　　　　　生命機能医学分野　教授；
　　　　　　大阪大学　感染症総合教育研究拠点　教授

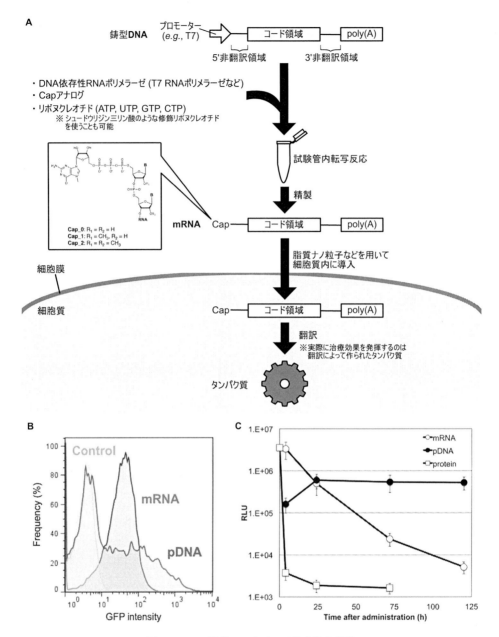

図1 mRNA医薬・ワクチンの基本的な特徴

(A)mRNA医薬・ワクチンの概要。mRNA医薬・ワクチンは通常，プラスミドDNAの制限酵素処理やPCRなどによって得られた線状の鋳型DNAからDNA依存性RNAポリメラーゼを用いた試験管内転写反応により調製される。このようにして作られたmRNAは，脂質ナノ粒子などを用いて細胞質内へと導入され，そこでタンパク質へと翻訳される。実際に疾患に対する治療または予防効果を発揮するのはこのタンパク質である。(B)mRNAとプラスミドDNA（pDNA）それぞれをヒト肝がん由来細胞株HuH-7へ導入した際の，コードしているタンパク質の発現レベルの比較。mRNAではほぼ全ての細胞で比較的均質な発現が見られる。それに対し，pDNAでは少数の細胞で高レベルの発現が見られる一方で，全く発現が見られない細胞も多い。(C)mRNAまたはpDNAをマウスに投与した際の発現の経時変化。mRNAはpDNAよりも迅速な発現が見られるが，時間とともに急速に減少する。ただし，タンパク質自体を直接投与した場合と比較すると減少は緩やかで長期的な効果が見られる。(A)のCap構造は文献4)，(B)は文献1)，(C)は文献2) よりそれぞれCC BY 4.0（http://creativecommons.org/licenses/by/4.0/）に基づき改変。

第1章　mRNA医薬・ワクチンの作製から臨床応用まで

タンパク質の種類が違っても，mRNAの作製に必要な原材料や設備は基本的には同じであり，転写の際の鋳型となるDNAを変更するだけで様々なmRNAを作製することができる。このため，あるmRNA医薬・ワクチンの作製のために用意した原材料や設備を他のmRNA医薬・ワクチンの作製に転用することが容易であり，新興感染症への迅速な対応にも適している。

　原則としてどのようなタンパク質でもコードすることができるという点はDNAを用いた遺伝子治療も同じであるが，核内で行われる転写過程が必要なDNAとは異なり，既に転写済みのものを投与するmRNA医薬では核移行の必要が無い。そのため，非分裂細胞でもタンパク質を発現させやすく，より多くの細胞で比較的均質にタンパク質を発現させることができる（図1B）[1]。加えて，核移行や転写の過程が無い分，DNAを投与する場合よりも迅速にタンパク質を発現できる。その一方で，mRNAはDNAよりも分解されやすい分子であるため，タンパク質を発現する期間は比較的短い（図1C）[2]。また，DNAの場合と異なり，核内に元々存在するゲノムDNAに組み込まれる危険性を事実上無視できるという利点もある。

　こうした特徴から，近年においてmRNA医薬は疾患に対する予防・治療のための新たなモダリティとして注目を集めている。

2　効果的なmRNA医薬・ワクチンを作製するにはどのような点に注意が必要か

　mRNAの基本的な構造は，5'末端から順に5'Cap，5'非翻訳領域，タンパク質をコードする領域（以下，コード領域），3'非翻訳領域，そしてpoly(A)鎖となっている。これらのうち，どのようなタンパク質が作られるかを決めるのはコード領域である。一方，その他の部分は原則として作られるタンパク質の種類には影響しないが，mRNAからタンパク質が作られる翻訳過程の効率やmRNAの安定性，免疫原性等には影響を及ぼすことが知られている。そのため，より良い5'Capや非翻訳領域，poly(A)鎖を開発・探索するための研究が進められている。以下では，各構成要素についてどのような改良がなされてきたかについて簡潔に述べる。

　5'Capは，mRNAが5'末端から分解されるのを抑える役割に加え，真核生物翻訳開始因子と結合して翻訳を開始させる役割も担っている。以前は，Cap0と呼ばれるタイプの5'Capが用いられることが多かった。これはm^{7}Gと三リン酸を介して結合しているリボースの2'OHがメチル化されていないCap構造を指すが，このCap0はIFITと呼ばれるタンパク質によって翻訳抑制を受けることが知られている[3]。そのため，現在では前述の位置の2'OHがメチル化されたCap1と呼ばれる構造を持つmRNAを用いることが多い。また，m^{7}Gと三リン酸を介して結合しているリボースだけでなく，さらにその次のリボースにおける2'OHもメチル化されているCap2と呼ばれる構造も存在する（図1A）。このCap2を持つmRNAも開発されており，Cap1を持つmRNAと比較して3〜4倍高い効率で翻訳されることが報告されている[4]。

　5'ならびに3'非翻訳領域は，mRNAの安定性や翻訳効率に影響を与える。よく利用される配列としてはα-グロビンやβ-グロビンのmRNAに由来する非翻訳領域が挙げられるが，近年で

177

はライブラリーからのスクリーニングや機械学習等を利用することで，より高い効率での翻訳を可能にする非翻訳領域の探索も行われている[5~7]。

コード領域の塩基配列は，タンパク質を構成するアミノ酸の配列を規定しており，mRNA の塩基3つがタンパク質のアミノ酸1つに対応している。この場合における塩基3つの並びをコドンと呼ぶが，コドンの種類はアミノ酸の種類より多いため，ほとんどのアミノ酸では対応するコドンが2つ以上存在する。したがって，1種類のタンパク質に対し，有り得るコード領域の塩基配列は多数存在する。mRNA の機能を最大限に発揮させるためにはコドンの最適化が必要であり，対応する生物において高頻度で使用されているコドンを選ぶといった手法が古くから使用されてきたが，近年では mRNA の安定性も考慮した手法や機械学習を利用した手法も提案されている[6,8,9]。また，翻訳効率が高いコドンほど良いとは必ずしも言えず，タンパク質の種類によっては翻訳の進行があまりに速いと正常にフォールディングされないこともあるため，注意が必要である[10]。

Poly(A)鎖はその名の通りアデノシンが連続している配列であり，細胞内において mRNA が3'末端から分解されるのを抑制すると同時に，翻訳においても重要な役割を果たしている。mRNA 医薬においては，百塩基前後の長さの poly(A)鎖が用いられる場合が多いが，より長い poly(A)鎖の方が高い翻訳効率を示すという報告もある[11]。

ここまでは mRNA の塩基配列設計の段階で注意すべき点について述べてきたが，効果の高い mRNA 医薬・ワクチンを作製するにあたっては，他にも考慮すべき点がある。一つが，修飾塩基を含むリボヌクレオシドの利用である。シチジンやウリジンといった通常のヌクレオシドの代わりに 5'-メチルシチジンやシュードウリジンといった修飾ヌクレオシドを含む mRNA はそうでない mRNA と比較してI型インターフェロン（Interferon，IFN）や炎症性サイトカインの産生を誘導しにくいことが知られており，この現象を発見した Katalin Karikó 博士ならびに Drew Weissman 博士は 2023 年にノーベル生理学・医学賞を受賞した。I型 IFN や炎症性サイトカインは mRNA に対する非特異的な翻訳抑制や細胞のアポトーシスを誘導し，これは投与した mRNA 医薬・ワクチンからのタンパク質産生を著しく低下させるため，これを回避する方法の発見が COVID-19 に対する効果的な mRNA ワクチンの開発に繋がったからである[12,13]。ただし，修飾塩基の効果は修飾の種類や mRNA の配列，mRNA を細胞内に導入する際の方法などにより差があり，一様ではないことが筆者らを含む複数のグループにより報告されている[14~16]。

また，試験管内転写反応時に副産物として生じる二本鎖 RNA もI型 IFN や炎症性サイトカインを誘導することが知られている。この二本鎖 RNA が少ない mRNA 医薬を得るための方法として，転写後に HPLC などを用いて二本鎖 RNA を除去する手法や，RNA ポリメラーゼの改良により転写の時点で二本鎖 RNA を作られにくくする手法などが開発されている[17,18]。

第1章　mRNA医薬・ワクチンの作製から臨床応用まで

3　mRNA医薬・ワクチンをどのようにして体内の細胞に送達するか

　mRNAは高分子であり，また細胞膜と同じ負電荷を持つため，単体では細胞内に導入し難い分子である。そのため，多くの場合，なんらかのキャリアーと複合体を形成させて細胞内に取り込まれやすくした状態で投与される。現在主流となっているキャリアーは脂質ナノ粒子（Lipid Nano-Particle，LNP）であり，ファイザー／BioNTechやModernaのCOVID-19ワクチンもLNPをキャリアーとして用いている。LNPはイオン化脂質，コレステロール，ポリエチレングリコール（Polyethylene Glycol，PEG）脂質，ならびにリン脂質といった複数のタイプの脂質により構成されているが，構成要素として用いられる脂質の種類は様々であり，一口にLNPと言ってもこうした脂質の違いにより導入効率や臓器選択性などに違いが生じる[19]。脂質の組成にもよるが，LNPには免疫刺激性があり，LNPのこの特徴はmRNAワクチンから作られる抗原タンパク質を排除すべき異物として免疫系に認識させるにあたって重要な役割を果たしている[20]。その一方で，このような免疫刺激性は，炎症により悪化する危険性のある疾患を治療対象としたmRNA医薬の送達においては望ましくない。したがって，そうしたmRNA医薬の送達においては，ワクチンとは異なり，免疫刺激性が低く炎症を起し難いキャリアーが適していると言える。我々の研究グループでは，ポリマーナノミセルと呼ばれるキャリアーを用いることで，導入直後の発現量の面ではLNPに及ばないながらも，炎症や組織障害を低く抑えつつmRNAを送達できることを示している[21]。

　このほか，高速ジェット流[22]や電流[23]といった物理刺激により細胞膜を突破することでmRNAを細胞内に導入する手法も開発されている。こうした手法はLNPのようなキャリアーを必要としない一方で，専用の装置により物理刺激を与えることが可能な体表面に近い部位以外でのmRNA導入は難しいという難点もある。深部組織での物理刺激によるmRNA導入が可能と期待される方法としては，超音波が照射されるとキャビテーションを引き起こすナノバブルを用いたソノポレーション法が挙げられる。これは，ナノバブルをmRNAとともに投与し，mRNAを導入したい部位に超音波を照射することでキャビテーションにより細胞膜を一時的に高分子でも通り抜けやすい状態にすることで，細胞内にmRNAを導入するという手法である[24]。

4　mRNA医薬・ワクチンはどのような疾患の治療や予防に使われるか

　現在承認済みもしくは臨床試験中のmRNA医薬・ワクチンの大半を占めるのは，感染症予防用のmRNAワクチンである。それらのうち，承認済みのものはCOVID-19に対するものがほとんどであるが，2024年になって呼吸器合胞体（Respiratory Syncytial，RS）ウイルスに対するModernaのmRNAワクチンも承認された。このほかにも様々な感染症に対するmRNAワクチンが開発されており，代表的なものだけでも，インフルエンザウイルス，ヒト免疫不全ウイル

179

ス，ノロウイルス，狂犬病ウイルス，マラリア原虫などの感染予防を目的とした mRNA ワクチンが臨床試験中である。

　mRNA ワクチンとしては，感染症予防を目的としたもののほかに，がん治療を目的としたものも開発されている[25]。これは，がん細胞において選択的に発現している抗原をコードする mRNA を投与することで，免疫系にがん細胞を排除すべき異物として認識させるというものである。がんには多くの種類が存在しており，患者によってがん細胞が発現している抗原の種類にも違いがあるが，その一方で，ある種のがんで共通して発現していることが多い抗原もまた存在する。そうした共通抗原をコードする mRNA ワクチンの場合，一種類のワクチンで多くの患者に対応することができる。一方で，患者によってはそうした共通抗原を持たないがんに罹患している場合も考えられる。そうした場合であっても，当該患者のがん細胞でどのような抗原が発現しているかを調べた上で，発現が確認されたがん抗原をコードする mRNA ワクチンを作製することが可能である。

　ワクチンではなく発現させるタンパク質自体の機能による治療効果を期待する mRNA 医薬にも，感染症やがんを治療標的としているものは存在する。例としては，特定の病原体を標的とする抗体自体をコードする mRNA 医薬を投与するという治療法が挙げられる。このタイプの mRNA 医薬は，抗体自体ではなく抗原を発現させてそれに対する抗体を体内の免疫細胞に作らせる mRNA ワクチンよりも迅速・確実な体内での抗体産生を可能にする。その一方で，投与した mRNA が分解されてしまうとそれ以上の抗体産生は起こらないため，状況に応じた使い分けが必要である。また，インターロイキン（Interleukin, IL）や IFN をコードする mRNA により免疫機能を調節し，がんや病原体の排除を促進するという治療法についても臨床試験が進められている。

　感染症やがん以外の mRNA 医薬の治療標的としては，特定のタンパク質をコードする遺伝子の異常による遺伝性疾患が挙げられる[26]。代表例としては，オルニチントランスカルバミラーゼ欠損症，囊胞性線維症，プロピオン酸血症，メチルマロン酸血症に対する mRNA 医薬が臨床試験中である。こうした遺伝性疾患の場合，オルニチントランスカルバミラーゼ欠損症であればオルニチントランスカルバミラーゼを発現する mRNA，囊胞性線維症であれば Cystic Fibrosis Transmembrane conductance Regulator（CFTR）を発現する mRNA といったように，各疾患において欠損あるいは不足しているタンパク質を発現する mRNA を投与し必要な種類のタンパク質を補充することで疾患を治療または緩和できる。しかしながら，注意が必要な点もある。一般に mRNA は半減期が短いため，タンパク質自体の半減期にもよるが，タンパク質の発現が検出されるのは数日程度である。その一方で，遺伝性疾患においては欠損しているタンパク質を生涯にわたり補充する必要がある。このため，mRNA 医薬を用いる場合は高頻度の投与が必要となってしまうことが懸念されるのである。したがって，後述する自己複製 mRNA や環状 RNA の採用といったなんらかの方法により持続性を高めることが望ましいと考えられる。

　一方で，疾患の種類によっては治療用タンパク質の発現が比較的短期間でも問題ない，あるい

第1章　mRNA医薬・ワクチンの作製から臨床応用まで

はむしろ短期間であることが望ましいケースも存在する．そうした疾患の一つとして，血管の閉塞や狭窄などにより脳や心臓といった重要な臓器への血流が滞り，それらの臓器における細胞死が短期間のうちに進行する虚血性血管疾患が挙げられる．Modernaは虚血性心血管疾患等の治療を目的として血管内皮増殖因子A（Vascular Endothelial Growth Factor-A, VEGF-A）を発現するmRNA医薬をアストラゼネカと共同で開発し，これはPhase II臨床試験まで進んだ（ただし，現在ではModernaのパイプラインからは外されている）[27〜29]．また，筆者らの研究グループでは，虚血性脳疾患のモデル動物に対し脳由来神経栄養因子（Brain-Derived

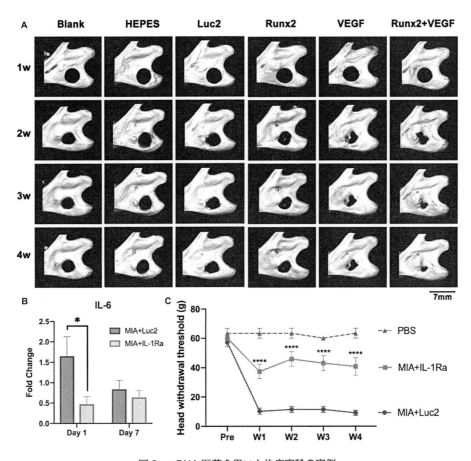

図2　mRNA医薬を用いた治療実験の実例

(A)骨損傷モデルラットにおける骨再生の促進．Runx2とVEGFのmRNAを組み合わせて投与した群では，未治療群や片方のmRNAのみを投与した群と比較して骨再生の促進が見られる．(B, C)変形性関節症モデルラットにおける炎症の抑制．モノヨードアセテート（MIA）を用いて顎関節における変形性関節症を誘発したラットに対し，ルシフェラーゼ（Luc2）または抗炎症タンパク質であるIL-1受容体アンタゴニスト（IL-1Ra）をコードするmRNAを投与した．投与1日後，炎症性サイトカインの一種であるIL-6の低下がIL-1Ra mRNA投与群において認められた(B)．また，MIAを投与したラットは健常なラット（PBS投与群）と比較して頭部への刺激に過敏であったが，IL-Ra mRNAの投与によりこの過敏性が緩和された(C)．(A)ならびに(B, C)はそれぞれCC BY 4.0（http://creativecommons.org/licenses/by/4.0/）に基づき文献32, 36)より改変．

Neurotrophic Factor, BDNF）を発現する mRNA を脳室内投与することで，脳における神経細胞死を抑え，脳機能障害を防げることを報告している[30]。

　組織再生の促進も，mRNA 医薬の有望な活用法の一つとして考えられている。組織再生を促すタンパク質の発現自体は短期間でも，いったん再生した組織はその後も残るからである。臨床試験の申請が承認されたものとしては，インスリン様成長因子-1（Insulin-like Growth Factor 1, IGF-1）を発現する mRNA を用いた腹圧性尿失禁症の治療が挙げられる。腹圧性尿失禁症は尿道括約筋が衰えることで生じるが，投与した mRNA から発現する IGF-1 の作用によりこの筋肉の再生を促進できると期待されているのである[31]。また，筆者らの研究グループでは，骨形成において重要な役割を果たすタンパク質である RUNX2 と VEGF の mRNA を骨の損傷部位に投与することで，骨の再生を促進できることを報告している（図 2A）[32]。さらに，筆者らの研究グループでは，軟骨の形成を促進するタンパク質である RUNX1 の mRNA を投与することで，変形性関節症や椎間板疾患の治療にも成功している[33〜35]。このうち変形性関節症の治療については，現在，臨床試験の準備が進められている。なお，筆者らのグループでは，変形性関節症に対する治療法として炎症性サイトカインの作用を抑える効果を持つ IL-1 受容体アンタゴニストをコードする mRNA を用いた抗炎症療法も開発している（図 2B, C）[36]。これについては，前述の組織再生と組み合わせることにより相乗効果を得られるのではないかと期待している。

5　mRNA 医薬の課題を解決するための新技術

　現行の mRNA 医薬の課題を考える上で，真っ先に挙げられるのはその分解されやすさであろう。細胞に取り込まれる前の時点での血中 RNase 等による分解は LNP のようなキャリアーによる保護で抑えることが可能だが，細胞に取り込まれた後，mRNA は翻訳を受けるためにキャリアーから放出されなくてはならない。したがって，細胞に取り込まれた後の分解を抑えるためには，キャリアーではなく mRNA 自体に工夫を凝らす必要がある。その方策の一つとして考えられているのが，mRNA の環状化である。mRNA の分解は主に 3'末端の poly(A) 鎖から始まるため，末端の無い環状 RNA であれば分解の抑制が可能と考えられる。実際に，環状 RNA を用いた場合，通常の mRNA と比較して長期間タンパク質を発現させられることが報告されている[37, 38]。ただし，通常の mRNA では 5'末端の Cap 構造依存的に翻訳が起こるのに対し，末端の無い環状 RNA ではこの Cap 構造の付加が困難である。そのため，Cap の代わりに Internal Ribosome Entry Site（IRES）と呼ばれる配列依存的に翻訳を開始させるケースが多いが，この IRES は修飾ヌクレオシドを用いると翻訳活性が落ちることがあるため，修飾ヌクレオシドの利用に制限がかかる点に注意が必要である。また，転写の時点では線状である RNA を環状化させた後，環状化できていない RNA を除去するという手順を踏むため，作製の工程数が増えるという難点もある。細胞内での安定性を上げる別の方法としては，poly(A) 鎖を化学的に修飾することで分解を抑えるというものもある[39]。また，安定化とは少し異なるが，mRNA に自己複製能

第1章　mRNA医薬・ワクチンの作製から臨床応用まで

を持たせることで分解してしまった分のmRNAを補充し，治療用タンパク質が産生される期間を持続させるという方法もある[40]。これは自己複製mRNA（self-amplifying mRNA, saRNA）と呼ばれており，発現させたいタンパク質だけでなく，アルファウイルス等に由来するRNA複製酵素もコードしている。このRNA複製酵素はsaRNAに含まれている特定の配列を認識して，saRNAを選択的に複製するのである。saRNAはワクチンにも活用されているが，この場合は持続性よりも必要な投与量の削減を目的としている。saRNAは細胞内で複製されるため，少量のRNAを投与するだけでも十分な効果が発揮できるというわけである[41]。

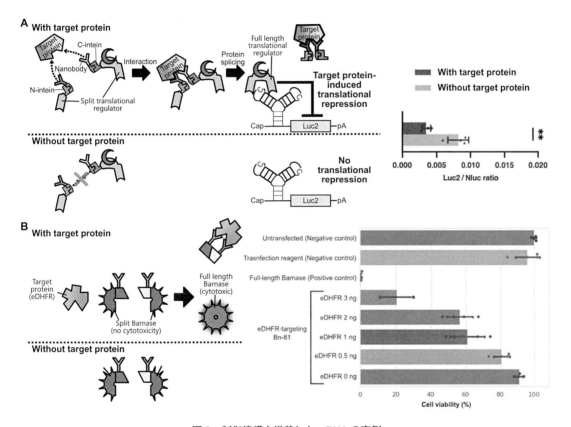

図3　制御機構を搭載したmRNAの実例

(A)標的タンパク質を発現している細胞において選択的に翻訳を抑制する"翻訳制御システム"。分割状態の翻訳制御タンパク質は，融合してあるナノボディ（標的タンパク質結合ドメイン）とインテイン（プロテインスプライシングと呼ばれる現象により二つのタンパク質を融合させる機能を持つ）の作用により，標的タンパク質依存的に完全長へと再構成される。この再構成された翻訳制御タンパク質により，制御対象のmRNAの翻訳は抑制される。一方，標的タンパク質を発現していない細胞においては，翻訳制御タンパク質は分割状態のままであるため，翻訳抑制は生じない。(B)治療用タンパク質の"翻訳後制御"による細胞選択的な細胞死誘導。治療用タンパク質（ここでは，がん細胞の除去を想定して細胞死誘導タンパク質であるBarnaseを用いている）は，mRNAから翻訳された直後は分割状態であり，このままでは活性を持たない。しかし標的タンパク質を発現している細胞においては，(A)における翻訳制御タンパク質と同様のメカニズムで再構成され，その機能を発揮するようになる。(A)ならびに(B)はそれぞれCC BY 4.0（http://creativecommons.org/licenses/by/4.0/）に基づき文献49, 50)より改変。

別の課題としては，現行のmRNA医薬は本来の治療標的でない細胞に取り込まれた場合もそこで治療用タンパク質を産生してしまうというものが挙げられる。これは，発現させるタンパク質の種類によっては有害な副作用の原因となり得る。そのため，特定の細胞で選択的に発現しているmicroRNAやmRNAなどを検知して翻訳を制御する技術が開発されており[42〜47]，国内・海外を合わせて数社のベンチャー企業も立ち上がっている。筆者らのグループでも，人工的に設計した翻訳制御タンパク質を用いて，細胞内に存在する特定のタンパク質を検知することで，細胞選択的に翻訳を活性化または抑制する技術を開発している（図3A）[48, 49]。それに加え，筆者らのグループではタンパク質を不活性な分割型として翻訳させ，特定の条件下でのみ活性を持つ完全長型へと再構成させる翻訳後制御技術の開発にも成功している（図3B）[50]。

mRNA医薬は原則としてどのような効果を持つタンパク質であっても体内で発現させることができるため，大きなポテンシャルを秘めている。その一方で，現在のところ，実際にmRNA医薬にコードさせるタンパク質として想定されているものはまだまだ限られている。しかしながら，治療標的以外の臓器や細胞での発現による副作用の懸念が無くなれば，より多様なタンパク質を治療に活用できるようになると考えられる。したがって，こうした新技術の発展に伴って，mRNA医薬が適用できる疾患の範囲は今後も広がっていくものと期待できる。

文　献

1) A. Matsui *et al.*, *Sci. Rep.*, **5**, 15810 (2015)
2) S. Uchida *et al.*, *PLOS ONE.*, **8**, e56220 (2013)
3) T. Kimura *et al.*, *Journal of Virology.*, **87**, 9997-10003 (2013)
4) M. Inagaki *et al.*, *Nat. Commun.*, **14**, 2657 (2023)
5) A. G. Orlandini von Niessen *et al.*, *Molecular Therapy*, **27**, 824-836 (2019)
6) K. Leppek *et al.*, *Nat. Commun.*, **13**, 1536 (2022)
7) S. Castillo-Hair *et al.*, *Nat. Commun.*, **15**, 5284 (2024)
8) H. Zhang *et al.*, *Nature*, **621**, 396-403 (2023)
9) Z. Ren *et al.*, *Bioinformatics*, **40**, btae330 (2024)
10) Y. Liu, *Cell Communication and Signaling*, **18**, 145 (2020)
11) A. E. Grier *et al.*, *Mol. Ther. Nucleic Acids*, **5**, e306 (2016)
12) K. Karikó *et al.*, *Immunity*, **23**, 165-175 (2005)
13) K. Karikó *et al.*, *Molecular Therapy*, **16**, 1833-1840 (2008)
14) S. Uchida *et al.*, *Pharmaceutics*, **7**, 137-151 (2015)
15) S. Vaidyanathan *et al.*, *Molecular Therapy-Nucleic Acids*, **12**, 530-542 (2018)
16) D. M. Mauger *et al.*, *PNAS*, **116**, 24075-24083 (2019)
17) K. Karikó *et al.*, *Nucleic Acids Research*, **39**, e142-e142 (2011)

第 1 章　mRNA 医薬・ワクチンの作製から臨床応用まで

18)　A. Dousis *et al.*, *Nat Biotechnol.*, **41**, 560-568（2023）

19)　M. D. Buschmann *et al.*, *Vaccines（Basel）*, **9**, 65（2021）

20)　Y. Lee *et al.*, *Exp. Mol. Med.*, **55**, 2085-2096（2023）

21)　X. Du *et al.*, *Pharmaceutics*, **15**, 2291（2023）

22)　S. Abbasi *et al.*, *Molecular Therapy*, **32**, 1266-1283（2024）

23)　R. A. Husseini *et al.*, *Biological and Pharmaceutical Bulletin*, **46**, 301-308（2023）

24)　H. Kida *et al.*, *Front. Pharmacol.*, **13**, 855495（2022）

25)　H. Parhiz *et al.*, *The Lancet*, **403**, 1192-1204（2024）

26)　K. Garber, *Nature Reviews Drug Discovery*, **21**, 699-701（2022）

27)　L. Zangi *et al.*, *Nat. Biotechnol*, **31**, 898-907（2013）

28)　L.-M. Gan *et al.*, *Nat. Commun.*, **10**, 871（2019）

29)　V. Anttila *et al.*, *Molecular Therapy*, **31**, 866-874（2023）

30)　Y. Fukushima *et al.*, *Biomaterials*, **270**, 120681（2021）

31)　J. S. Antony *et al.*, *Molecular Therapy-Nucleic Acids*, **34**, 102055（2023）

32)　M. Zhang *et al.*, *Inflammation and Regeneration*, **43**, 32（2023）

33)　H. Aini *et al.*, *Sci. Rep.*, **6**, 18743（2016）

34)　C.-Y. Lin *et al.*, *Molecular Therapy-Nucleic Acids*, **16**, 162-171（2019）

35)　G. Pezzotti *et al.*, *Materials Today Bio.*, **13**, 100210（2022）

36)　J. Deng *et al.*, *Pharmaceutics*, **14**, 1785（2022）

37)　R. A. Wesselhoeft *et al.*, *Nat. Commun.*, **9**, 2629（2018）

38)　R. A. Wesselhoeft *et al.*, *Molecular Cell*, **74**, 508-520.e4（2019）

39)　H. Chen *et al.*, *Nat. Biotechnol.*, Online ahead of print（2024）

40)　H. Huysmans *et al.*, *Molecular Therapy-Nucleic Acids*, **17**, 867-878（2019）

41)　A. B. Vogel *et al.*, *Mol. Ther.*, **26**, 446-455（2018）

42)　K. Miki *et al.*, *Cell Stem Cell*, **16**, 699-711（2015）

43)　H. Nakanishi & H. Saito, *Nat. Commun.*, **11**, 1297（2020）

44)　Y. Fujita *et al.*, *Science Advances*, **8**, eabj1793（2022）

45)　E. M. Zhao *et al.*, *Nat. Biotechnol.*, **40**, 539-545（2022）

46)　K. Jiang *et al.*, *Nat. Biotechnol.*, **41**, 698-707（2023）

47)　H. Ning *et al.*, *Nat. Commun.*, **14**, 7193（2023）

48)　H. Nakanishi *et al.*, *ACS Synth. Biol.*, **11**, 1077-1085（2022）

49)　T. Yang *et al.*, *Sci. Rep.*, **14**, 9988（2024）

50)　K. Free *et al.*, *Pharmaceutics*, **15**, 213（2023）

第2章　核酸高次構造に対する分子標的創薬

馬　悦[*1]，長澤和夫[*2]

1　はじめに

　1915年，人工的にがんをつくることに成功して以来，100年以上にわたって，発がんの仕組みや性状解析などのがん研究が世界中で精力的に行われてきた。基礎研究が進むにつれて，がんに関する理解が深まり，がんを治療する取り組みも進められてきた。1952年に発売されたナイトロジェンマスタード-N-オキシド（ナイトロミン）を皮切りに，現在までに多くの抗がん剤が開発され，細胞障害性抗がん剤を用いたがん化学療法が行われてきた。細胞障害性抗がん剤は，細胞増殖を阻止することを目的に開発されてきたため，がん細胞に対する特異性はない。したがって，増殖が盛んに行われている一部の正常細胞に対しても致命的な障害を与えてしまうことにより，重篤な副作用が生じるという課題がある。そこで近年，がん関連遺伝子産物やがんの生存に関わる因子を標的とした薬剤，つまり分子標的治療薬の研究開発が盛んに行われるようになった。分子標的治療薬は，がんに特有の分子を標的とする薬剤であるため，当該分子を発現するがんに対して特異性や安全性が高い。

　一方最近，核酸に着目した新たながん分子標的として，「グアニン四重鎖（G-quadruples；G4）」と呼ばれる核酸の高次構造が注目されている。生体高分子の一つである核酸は，一般的なB型核酸（二重らせん）だけではなく，特殊な高次構造に折りたたまれることが知られている。non-B核酸は，二重らせんを構成するWatson-Crick塩基対以外に，Hoogsteen塩基対による相互作用を介して形成され，その塩基配列や周辺環境などに依存して様々な構造をとる。これらnon-B核酸の中で，現在盛んに研究されている構造の一つが，グアニン豊富な配列で形成されるG4構造である。G4はその構造解析から生物機能の解明まで，非常に幅広く研究されている。本章では，このG4を標的とした低分子化合物を紹介し，G4を標的とする創薬研究を中心に，その動向について述べる。

---

*1　Yue MA　東京科学大学[旧TMDU]　リサーチインフラマネジメント機構
　　　バイオサイエンスセンター　助教
*2　Kazuo NAGASAWA　東京農工大学　大学院工学研究院　生命工学専攻／産業技術専攻
　　　教授

第 2 章　核酸高次構造に対する分子標的創薬

2　グアニン四重鎖

2.1　グアニン四重鎖の構造的特徴

グアニン四重鎖構造（G-quadruplex，以下 G4）は，グアニン残基が豊富な核酸配列において形成される高次構造である。G4 は，一価のカチオン存在下，四つのグアニンが Hoogsteen 塩基対を介して同一平面上に集合した G-quartet と呼ばれる平面構造が垂直方向に積層することで形成される。この時，G-quartet 平面は豊富な π 電子を持つため，互いの π-π 相互作用を介して G4 構造を安定化している。G-quartet の中心部はグアニンの O6 原子によってアニオニックな空間を形成しているため，ナトリウムやカリウムイオンをはじめとする様々な金属イオンが配位することで，G4 の立体構造が安定に存在する（図 1）。

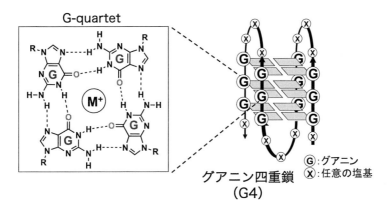

図 1　Hoogsteen 塩基対による G-quartet 平面と G4 構造

2.2　グアニン四重鎖の創薬標的としての可能性

1991 年に初めて G4 構造に由来する生物機能が報告されて以来，細胞内における G4 の生物学的重要性が注目されてきた。同時に，ゲノム上にどれだけの G4 形成配列が存在し，どのような生物機能に関与するのかが，精力的に研究されてきた。最近の研究結果では，次世代シーケンサーを用いた解析により，ヒトゲノムに約 700,000 の G4 形成可能配列が存在することが示唆されている[1]。これらの配列は，グアニンとシトシンの含有率が 50％ 以上あるゲノム領域の CpG アイランドや，がんや疾患に関わる遺伝子のプロモータ領域などに広く見出されており，DNA の複製や遺伝子の転写調節，がん細胞のアポトーシス誘導など様々な生命現象に G4 が関わることが報告されている[2]。

1991 年に Zahler らは，テロメア DNA 上で，カリウムイオン存在下において G4 構造が形成されることにより，テロメラーゼ活性が阻害されることを見出した[3]。テロメラーゼは，染色体末端に存在するテロメアの伸長酵素である。正常細胞では，生殖細胞や幹細胞を除いて，テロメ

ラーゼの活性化は認められていないが，約85％以上のがん細胞ではテロメラーゼ活性が発現している[4]。そのため，正常細胞では細胞分裂の度にテロメアは短縮し細胞の老化が進行するが，がん細胞ではテロメア長が短縮せずに維持され，がん細胞は老化を回避し，無限の増殖能を有している。通常テロメア配列は，テロメア関連タンパク質によって保護されており，G4構造は形成されない。そこで，テロメア配列にてG4構造を形成させるための駆動力として，G4を安定化する低分子化合物（G4リガンド）を添加することにより，テロメラーゼ活性が阻害されることがわかった。これは，テロメア配列でG4構造が形成され，G4リガンドにより安定化を受けると，テロメラーゼは基質であるテロメアを認識することができず，テロメアの伸長反応が阻害されることに起因する。さらに1997年，NeidleとHurleyらは，アントラキノン誘導体がテロメアG4に結合し，これを安定化することで，テロメラーゼ阻害活性を示すことを見出した[5]。

また，テロメア以外に近年精力的に研究されているG4形成配列として，1998年に報告されたc-mycのプロモータ配列上で形成されるc-myc G4が挙げられる。c-myc遺伝子は，細胞の増殖や分裂，アポトーシスなどに関与する転写因子であり，c-mycの遺伝子産物は約80％以上のがん細胞において過剰発現している[6]。c-myc G4は他の配列で形成されるG4と比較し，非常に安定であり，細胞内で十分に形成されることが示唆された。これらのことから，c-myc G4は，がんの分子標的として注目され始めた。2002年にHurleyらは，G4リガンドとしてTMPyP4（後述）を用いて，c-myc G4が当該リガンドにより安定化されると，c-mycの発現が抑制されることを見出した[7]。現在では，そのほかの転写因子としてc-myb[8]や，抗アポトーシスタンパク質であるbcl-2[9]，受容体チロシンキナーゼをコードするc-kit[10]，血管内皮増殖因子であるVEGF[11]のプロモータ領域においても，G4の形成が確認されている。

これらの知見から，G4はがんに深く関与する重要な因子として捉えられており，またG4を安定化する低分子リガンドは，がん治療における有効な薬剤リードとして認識されるようになった。G4リガンドの開発研究は，国内外で精力的に行われてきており，それぞれが独自性の高いG4リガンドを開発し，構造解析，生物有機化学，分子生物学，創薬などの多岐にわたる分野でG4研究に多大な貢献をしている。

3　特定のG4のみを認識／誘起するG4リガンド

上述の通り，G4はゲノムワイドに存在しているため，特定の配列を選択的に"認識する"あるいは構造を"誘起する"ことができれば，どのG4がどのような生命現象にいつどこで影響を与えたのかを知ることが可能となる。また，特定のG4に選択性の高いリガンドは，対応する疾患に対して副作用の少ない創薬リードとなり得る。

まず，G4の多様な構造を選択的に誘起するリガンドについて紹介する。G4は一本鎖から高次構造に折りたたまれる際に，G-quartet形成に関与するグアノシンの配座の違いにより，多様なG4構造が形成される。G-quartet形成に関与するグアノシンは二つ以上連続することでG4

第 2 章　核酸高次構造に対する分子標的創薬

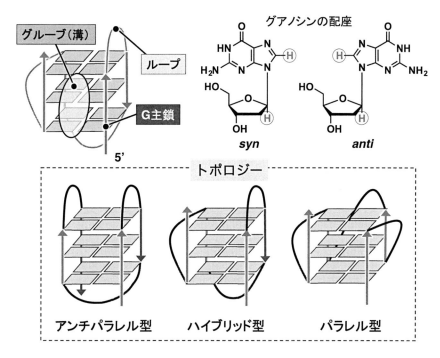

図 2　G4 構造中のグアノシンの配座とトポロジー

を構成しており，グアノシンの配座の違いによりこの連続したグアニン（G 主鎖）は平行と逆並行のどちらの向きも形成することが可能である。この配座の違いから生じる G 主鎖の向きにより，G4 構造は大きく三種のトポロジー（アンチパラレル型・ハイブリッド型・パラレル型）に分類される[12]。G4 のトポロジーの違いによって，発現する生命現象（例えばテロメラーゼ阻害活性や複製速度）に差が生じることが報告されており，G4 のトポロジーを選択的に誘起するリガンドの開発が近年注目されている。

著者らは，オキサゾールを複数含む大環状型の化合物（OTD）を G4 リガンドとして開発してきている。三つのオキサゾール環ユニット二つがアミド結合を介して連結した六つのオキサゾール構造を持つ 6OTD は，高い芳香族性を示すことにより，G-quartet 平面と π-π 相互作用することで G4 を強力に安定化する。アミドの α 位の側鎖 R はアミノ酸由来であるが，6OTD はこの部位を変換することで G4 に対する相互作用能を調整することが可能である[13]。著者らは 6OTD の構造展開により，四本の側鎖を持つ大環状ヘキサオキサゾール化合物 L2G2-2M2EG-6OTD（1）を開発し，これがパラレル型トポロジーを強力に誘起することを見出した[14]。パラレル型トポロジーは四つの G 主鎖がすべて並行に並んでおり，空間的な大きさが類似した四つの溝（G 主鎖同士の間に存在するリン酸基豊富な空間）を持つ。1 の四つの側鎖は，パラレル型のそれぞれの溝と相互作用していると考えられる。1 はナトリウムイオン存在下で形成されるアンチパラレル型やカリウムイオン存在下で形成されるハイブリッド型のテロメア G4 を，いずれ

もパラレル型に構造誘起させる。このようなリガンドによる構造のスイッチングは，G4のトポロジーに由来するナノレベルでの生物学的機能の制御につながる。

またトポロジーを誘起するリガンドは，G4のトポロジー変化を介してG4結合タンパク質の機能を制御することも可能である。著者らは，鎖状のヘキサオキサゾール化合物L2H2-2M2EA-6LCO（2）を開発し，これがトロンビン結合アプタマー（TBA）のG4トポロジーをパラレル型へ制御することを見出した[15]。トロンビンは，フィブリノーゲンをフィブリンに変換することで，血液凝固させる酵素の一種である。TBA G4はイオン存在下でアンチパラレル型のトポロジーを形成し，これがトロンビンと結合することで，トロンビンの酵素活性は低下することがわかっている。一方，2を添加することで，TBA G4のトポロジーはパラレル型に誘起されるため，トロンビンとの結合が阻害され，トロンビンの血液凝固活性が回復することを見出した。これの知見から，G4のトポロジーを誘起するリガンドは，G4結合タンパク質との結合能を調整することにより，対応する疾患や生命現象に対する有望な薬剤候補となり得る可能性が示唆された。

さらにG4の構造（トポロジー）だけではなく，特定の配列に対して選択的なリガンドも開発されている。特に同一配列上で連続的に複数のG4を形成する長鎖の核酸配列は，疾患や生命現象への関与が示唆されている。なかでも先述したテロメア領域では，G4が形成されることによりがん細胞がアポトーシスへ誘導されることから，テロメアG4を選択的に認識するG4リガンドは新たな抗がん剤として期待されている。テロメアはTTAGGGの繰り返し配列であり，連続

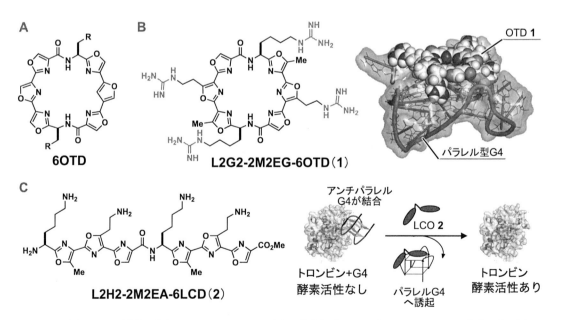

図3 （A）6OTDの構造，（B）L2G2-2M2EG-6OTD（**1**）の構造とパラレル型G4とのドッキングポーズ，（C）L2H2-2M2EA-6LCO（**2**）の構造とトロンビンの酵素活性回復のメカニズム。

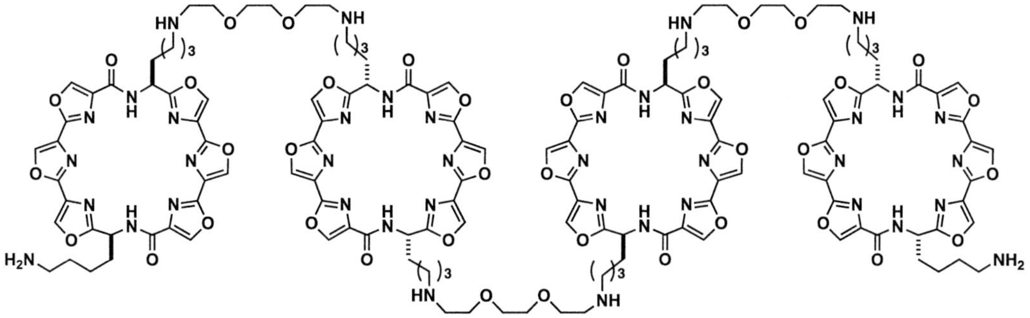

第 2 章　核酸高次構造に対する分子標的創薬

四量体-6OTD（3）

図 4　四量体-6OTD（3）の構造

的に複数の G4 が形成されることが明らかになっている。このような連続した G4 を形成する配列は，遺伝性のある変異遺伝子を除いてテロメアのみである。このテロメア G4 を選択的に認識するために，6OTD を四つ連結させた四量体-6OTD（3）が開発された[16]。これはテロメア G4 に対して多価的に結合する。繰り返し数の異なる数種のテロメア G4 配列に対して 3 と単量体の 6OTD を添加したところ，単量体はいずれの長さのテロメア G4 も認識したが，3 は G4 の繰り返し数に比例して結合能が強くなることがわかった。興味深いことに，3 は G4 が一つのみ形成する配列に対して全く結合しない。これは，G4 非存在下では，3 は分子内で互いに π-π スタッキングした凝集体を形成しており，その立体障害から単量体の G4 とは結合しづらい。一方多量体の G4 を形成する長鎖のテロメア G4 が存在すると，3 は凝集体の解離を伴いながら多価的に G4 と結合するようになり，長鎖テロメア G4 と選択的に相互作用したと考えられる。3 は長鎖の G4 配列，すなわちテロメア領域で形成される G4 を選択的に認識するリガンドであり，テロメア配列を標的とした抗がん剤への応用が期待される。

4　抗腫瘍効果を示す G4 リガンド

　G4 が形成されると，当該遺伝子の発現は抑制される。がん関連遺伝子の場合は，がんの抑制につながる。したがって，G4 選択的なリガンドは，がん細胞の細胞増殖抑制作用を示すものが多く，マウスを用いた個体レベルでの抗腫瘍効果も数例報告されている。

4.1　TMPyP4

　初めて *in vivo* における制がん効果が調べられた G4 リガンドは，TMPyP4（4）と呼ばれるポルフィリン系の化合物である。4 は G-quartet との π-π スタッキングにより，テロメア G4 を安定化することで，テロメラーゼ活性を阻害することが示唆された（$IC_{50} = 6.5$ μM）[17]。

191

TMPyP4処理／未処理のHeLa細胞を用いて，DNAマイクロアレイによる遺伝子発現パターンを比較したところ，4で処理した細胞では，アポトーシス，細胞シグナリング，細胞周期に関連する遺伝子発現パターンが変化した。また，PC3（前立腺がん細胞株）担がんモデルマウスに対して，4を腹腔内投与したところ，コントロール群と比較してマウスの延命効果が認められた[18]。この報告により，G4リガンドが抗がん剤の薬剤リード化合物となり得ることが初めて示唆された。

4.2 CX-3543（Quarfloxin），CX-5461（Pidnarulex）

CX-3543（Quarfloxin；5）は2009年に報告されたG4リガンドであり，核小体中のrDNA上で形成されるG4を強力に安定化する。これにより，rDNAとヌクレオリン（rDNAと結合することでrRNAへの転写を亢進するタンパク質）との結合が阻害され，さらにrRNAの生合成を阻害することが示された[19]。また，5によるrRNAの合成阻害はp53を安定化し，これにより核の縮小，caspase-3の活性化，PARPの切断，およびクロマチンDNAの断片化が生じることで，がん細胞のアポトーシスが惹起された。5をMDA-MB-231（乳がん細胞株）およびMIA PaCa-2（膵がん細胞株）担がんモデルマウスに尾静脈投与したところ，顕著な体重減少を伴うことなく，有意に腫瘍の増大が抑制された。5は様々ながん細胞の増殖を抑制し，*in vivo*でもその活性が認められたことから，臨床第II相試験が行われたが，薬理的物性の問題からこの段階で開発中止となった。5の類縁体であるCX-5461（Pidnarulex；6）は，5と同様にrDNAの転写阻害により制がん効果を発揮する化合物である[20]。現在臨床第I相試験が終了したが，強力な変異原性が発見されている[21,22]。

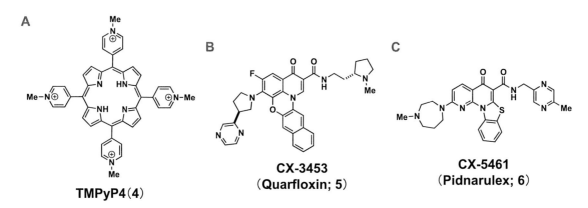

図5　(A)TMPyP4(**4**)の構造，(B)CX-3543(**5**)の構造，(C)CX-5461(**6**)の構造。

4.3 S2T1-6OTD

*c-myc*のプロモータ上で形成されるG4（*c-myc* G4）は，*c-myc*の遺伝子産物が約80％のがんにおいて過剰発現している転写因子であり，がんの主要な増悪因子の一つであることや，

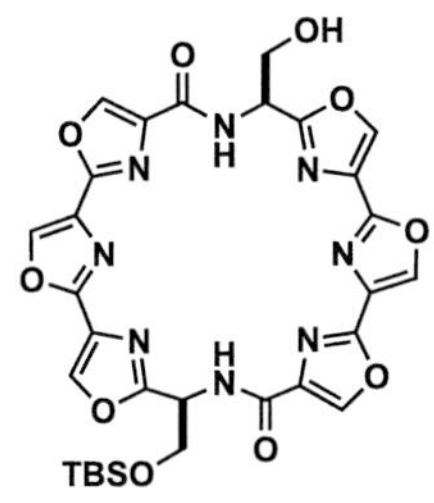

第 2 章　核酸高次構造に対する分子標的創薬

S2T1-6OTD（7）

	テロメア G4	*c-myc G4*
PCR ストップアッセイ（IC$_{50}$）	24.9±3.1 µM	0.70±0.02 µM
融解温度（℃）	30.7 ℃	46.7 ℃

図 6　S2T1-6OTD（**7**）の構造と G4 に対する活性評価。

c-myc G4 の構造安定性が高いこと（融解温度は約 80℃）から，細胞内で G4 が形成される可能性が高いことが知られている[23]。このことから，*c-myc* G4 はがんの分子標的として，*c-myc* G4 を安定化する G4 リガンドは薬剤リードとして，それぞれ注目されている。S2T1-6OTD（**7**）は，この *c-myc* G4 に対して高い親和性で相互作用し（PCR ストップアッセイ），*c-myc* G4 への安定化を介して抗がん活性を示すことが報告されている[24]。**7** の添加により，*c-myc* G4 が強力に安定化されることで，c-Myc の発現は抑制され，さらに c-Myc によって転写制御されている hTERT の mRNA とタンパクの発現が低下する。また，**7** で処理した MB（髄芽腫）細胞株および AT/RT（非定型奇形腫様ラブドイド腫瘍）細胞株では，正常細胞と比較し，用量および時間依存的に抗腫瘍効果が見られることがわかった。また **7** は c-Myc だけではなく，テロメラーゼ活性も阻害することで，テロメアの短縮を促進し細胞老化へと導くことで，AT/RT 細胞の増殖阻害とアポトーシスを誘導することが示唆された。これらの結果から，**7** はこれらのがん種に対する有効かつ革新的な治療戦略となる可能性が十分にあると考えられる。

4. 4　Y2H2-6M（4）OTD とケージド化

　著者らは，OTD 骨格の側鎖にフェノールを持つ Y2H2-6M（4）OTD（**8**）が，G4 の安定化を介してがん細胞株に対して顕著な増殖抑制効果を示すことを示唆した[25]。JFCR がん細胞パネルを用いた細胞増殖抑制試験を行ったところ，**8** は 28 系のがん細胞株で高い感受性を示し，なかでも脳腫瘍系株の一つである U251 に対して著効を示した。U251 担がんモデルマウスを用いた *in vivo* での **8** による治療効果を検証したところ，体重減少や定常状態への影響は見られない一方で，腫瘍の増大を抑制することが確認された。成人において最も頻発する原発性脳腫瘍である膠芽腫（GBM）は，極めて予後の悪いがんの一つである。GBM は神経膠腫幹細胞（GSC）を頂点とする階層性が存在することが報告されており，組織内での不均一性および GSC の存在に

193

医療工学研究の最前線

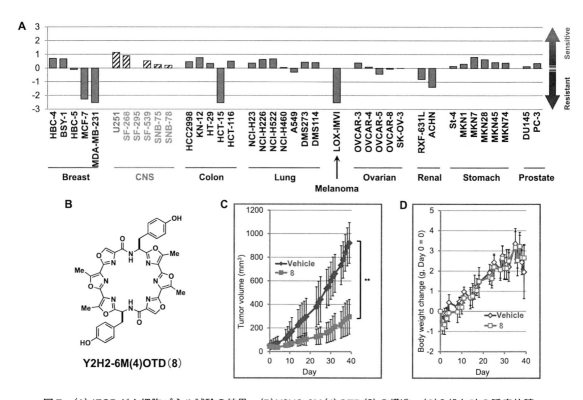

図7 (A)JFCRがん細胞パネル試験の結果，(B)Y2H2-6M(4)OTD(**8**)の構造，(C)**8**投与時の腫瘍体積，(D)**8**投与時のマウス体重変化。

より，GBMが治療抵抗性を示すと考えられている。そこで**8**に対するGSC感受性を解析したところ，幹細胞性を消失させたNSGCと比較し，**8**はGSCにより選択的な増殖抑制効果を示した。この時**8**は，G4を安定化することでDNA損傷，細胞周期停止を誘導し，GSCのアポトーシスを惹起することがわかった。GSC脳内同所移植モデルマウスにおいても，コントロールと比較して**8**はGSCの増殖を優位に抑制した。

8が抗腫瘍効果を示したことから，がん細胞特異的なG4安定化を目的として，ケージド化合物であるY2Nv2-6M(4)OTD(**9**)を開発した[26]。ケージド化合物とは，光照射により脱保護される保護基で活性化合物を保護し，一時的にその活性を失わせた化合物のことである。活性型の**8**に対して，そのフェノール性水酸基をニトロベラトリル基で保護した非活性型の**9**を合成した。これらのG4安定化能を評価したところ，活性型と比較して非活性型**9**はG4安定化能をほとんど示さないことがわかった。続いて非活性型OTDとテロメアG4とのG4安定化能を光照射条件において評価したところ，光照射時間依存的に非活性型の保護基は分解され**8**へと変換されることがわかり，これに伴い系中で生じた**8**がG4を強力に安定化することがわかった。テロメアG4を介したテロメラーゼ阻害活性試験においても，非活性型は光照射により，活性型と同様にテロメラーゼ活性を阻害することがわかった。さらに，がん細胞に対する増殖抑制活性

第2章 核酸高次構造に対する分子標的創薬

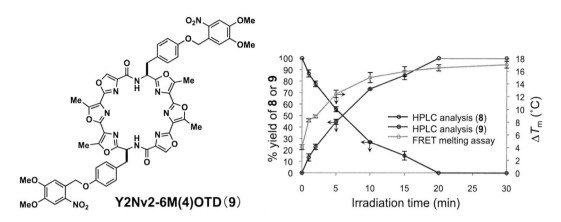

図8 Y2Nv2-6M(4)OTD(9)の構造と，光照射による8の生成とこれに伴うG4安定化能の上昇。

を，細胞毒性試験にて評価した。その結果，非活性型そのものは細胞増殖に影響を与えなかったが，光照射することにより活性型と同等の増殖抑制活性を示すことがわかった。このことから，8のケージド化により，8は部位（例えば細胞）特異的なG4安定化を介して副作用の少ない抗がん活性を示す可能性があることが示唆された。

4.5 CM03，SOP1812（QN-302）

Neidleらは，ナフタレンジイミドを基本骨格に持つG4リガンドNDIを報告している。彼らはNDIの構造展開の中で，がん細胞に対して高い増殖抑制活性を示す誘導体を見出した。膵がんは難治性がんの一つであり，消化器系のがんの中で最も予後が悪い。また膵がんの早期発見は難しく，ステージIIIと診断された患者のうち，五年以上生存するのはわずか4％未満である。外科的切除が困難な場合が多く，核酸誘導体であるゲムシタビンの単剤療法による膵癌の症状緩和が行われているが，ゲムシタビンは膵がんに対する腫瘍縮小効果が乏しい。Neidleらはコンピュータモデリングにより NDI をもとにした分子設計を行い，そのうちの一つであるCM03（10）が，数種類の膵がん細胞株に対して顕著な細胞増殖抑制効果を示すことを見出した[27]。10に対し最も感受性を示したMIA PaCa-2の担がんモデルマウスを用いた*in vivo*試験を行ったところ，現在膵がん治療に対して使われているゲムシタビンと比較して優位な治療効果を得た。また10の膵がん細胞に対する作用機序を解析することを目的とし，トランスクリプトーム解析を行ったところ，10で処理した細胞では600以上の遺伝子の発現が有意に減少した。遺伝子発現が抑制された遺伝子群の多くはグアニン豊富なG4形成可能配列であり，膵がん細胞の生存や転移，薬剤耐性などの重要な経路にG4が関与していることがわかった。10のG4安定化能をさらに向上させることを目的に構造活性相関研究を行い，SOP1812（QN-302；11）を合成した[28]。10および11はいずれも良好な薬物動態を持ち，11は10と比較し，PDAC（膵管腺がん）細胞株に対して約10倍以上強力な増殖抑制効果を示した。また，トランスクリプトーム解

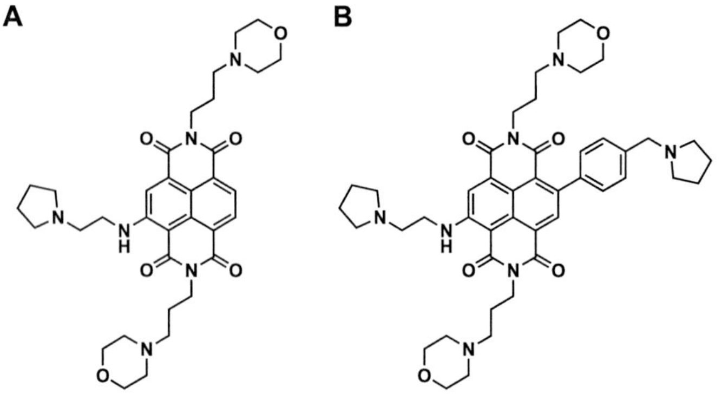

医療工学研究の最前線

A CM03（10）

B SOP1812（QN-302; 11）

図9　（A）CM03（10）の構造と，（B）SOP1812（11）の構造。

析より，11 は 10 よりも特異性の高い作用機序を示す可能性が示唆された。現在すでに第 Ia 相
臨床試験が開始されており，11 は膵がんやその他のがんに対して顕著な有効性を示す first-in-
class の低分子薬剤候補として期待されている。

5　最後に

　Non-B 核酸に関する研究は，ここ 20 年で急速に発展してきた。特に G4 に関する研究はその
構造解析を端緒とし，形成配列の同定，構造形成に伴う生物機能の解析，と多岐にわたる。これ
らに加え，トポロジーの選択性や配列選択性の獲得，疾患に対する治療への応用など，G4 を認
識するリガンドの開発が G4 の研究に果たしてきた役割は大きい。本稿では詳述できなかった
が，G4 以外の non-B 核酸も，生体内で過渡的に形成され重要な生物機能を担っていると考え
られている。今後は，G4 以外の non-B 核酸に対する研究も一層進展し，その構造や機能に関
する詳細な解明が期待される。また，G4 および他の non-B 核酸を標的とした新規リガンドの
探索と最適化が進むことで，疾患に対する選択的かつ効果的な治療アプローチが実現するだろ
う。さらに，これらの研究成果が蓄積されることで，non-B 核酸の生物学的意義の全貌が明ら
かになり，生命科学全体における理解が深まることが期待される。

文　　　献

1)　V. S. Chambers *et al.*, *Nat. Biotechnol.*, **33**, 877-881（2015）
2)　J. Spiegel *et al.*, *Trends Chem.*, **2**, 123-136（2020）

第 2 章　核酸高次構造に対する分子標的創薬

3)　A. M. Zahler *et al.*, *Nature*, **350**, 718-720 (1991)

4)　J. W. Shay & S. Bacchetti, *Eur. J. Cancer*, **33**, 787-791 (1997)

5)　D. Sun *et al.*, *J. Med. Chem.*, **40**, 2113-2116 (1997)

6)　T. A. Brooks & L. H. Hurley, *Nat. Rev. Cancer*, **9**, 849-861 (2009)

7)　C. L. Grand *et al.*, *Mol. Cancer Ther.*, **1**, 565-573 (2002)

8)　A. Matsugami *et al.*, *J. Biol. Chem.*, **278**, 28147-28153 (2003)

9)　X. D. Wang *et al.*, *J. Med. Chem.*, **53**, 4390-4398 (2010)

10)　M. Bejugam *et al.*, *J. Am. Chem. Soc.*, **129**, 12926-12927 (2007)

11)　D. Sun *et al.*, *Nucleic Acids Res.,* **33**, 6070-6080 (2005)

12)　T. M. Ou *et al.*, *ChemMedChem*, **3**, 690-713 (2008)

13)　M. Tera *et al.*, *Angew. Chem. Int. Ed.*, **47**, 5557-5560 (2008)

14)　Y. Ma *et al.*, *Org. Biomol. Chem.*, **16**, 7375-7382 (2018)

15)　S. Sasaki *et al.*, *Chem. Commun.,* **59**, 8862-8865 (2023)

16)　J. A. Punnoose *et al.*, *J. Am. Chem. Soc.*, **139**, 7476-7484 (2017)

17)　R. T. Wheelhouse *et al.*, *J. Am. Chem. Soc.*, **120**, 3261-3262 (1998)

18)　C. L. Grand *et al.*, *Mol. Cancer Ther.*, **1**, 565-573 (2002)

19)　D. Drygin *et al.*, *Cancer Res.* **69**, 7653-7661 (2009)

20)　D. Drygin *et al.*, *Cancer Res.,* **71**, 1418-1430 (2011)

21)　S. J. Boulton, *Nat. Genet.*, **56**, 12-13 (2024)

22)　G. C. C. Koh *et al.*, *Nat. Genet.*, **56**, 23-26 (2024)

23)　A. Siddiqui-Jain *et al.*, *Proc. Natl. Acad Sci. U. S. A.*, **99**, 11593-11598 (2002)

24)　T. Shalaby *et al.*, *Mol. Cancer Ther.*, **9**, 167-179 (2010)

25)　T. Nakamura *et al.*, *Sci. Rep.*, **7**, 3605 (2017)

26)　T. Nakamura *et al.*, *Chembiochem*, **13**, 774-777 (2012)

27)　C. Marchetti *et al.*, *J. Med. Chem.*, **61**, 2500-2517 (2018)

28)　A. A. Ahmed *et al.*, *ACS Med. Chem. Lett.*, **11**, 1634-1644 (2020)

第3章 ゲノム編集分野における
ケミカルバイオロジー

野村　渉*

1 はじめに

　ゲノム編集技術は，ここ20～30年の生物医学における最も重要な発明のひとつであると言える。特にCRISPR（Clustered regularly interspaced short palindromic repeat）とCRISPR associated protein 9（Cas9）（CRISPR-Cas9）の発見，そしてそれに続く様々なCasファミリータンパク質の開拓と技術的な展開が分野を牽引している。CRISPR-Cas9ではシングルガイドRNA（sgRNA）が標的となる遺伝子を決定するが，これは天然のCRISPR-Cas9ではcrRNAとtracrRNAの二本で構成されているところを一本鎖化することで実験プロセスの簡易化が可能であることが示されたのが最初である（図1A）[1]。また，同時期にFeng Zhangらによって哺乳動物細胞での遺伝子編集が可能であることが報告され[2]，このことをきっかけにゲノム編集の研究領域は大きく拡大した。ゲノム中のあらゆる標的配列に対して設計可能でプログラム可能なsgRNAは，遺伝子のノックアウトやノックダウン，配列変換にかかる時間とコストを削減した。CRISPR-Cas9をはじめとするCasファミリーは，効率的なゲノム編集や遺伝子改変を行うために開発されたタンパク質であり，標的配列のテンプレートとなるsgRNAのみを必要とするため，実験デザインから結果が出るまでの時間が大幅に短縮された。また，複数の

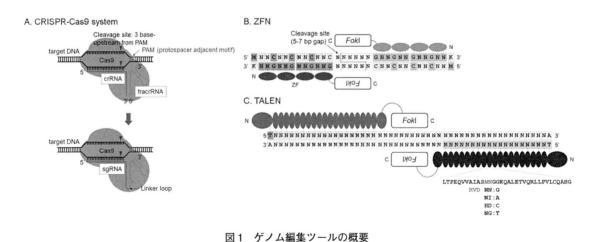

図1　ゲノム編集ツールの概要

＊　Wataru NOMURA　広島大学　大学院医系科学研究科／薬学部　教授

第3章　ゲノム編集分野におけるケミカルバイオロジー

sgRNA テンプレートを一つのプラスミドにコードすることができるため，単一細胞内での多重ゲノム編集も容易に行える。真核細胞ゲノムでの部位特異的変異導入だけでなく，Cas9 ヌクレアーゼの DNA 切断活性を失活させた dead Cas9（dCas9）の DNA 結合特性を利用したエピジェネティック修飾，遺伝子制御，ゲノム動態の蛍光イメージングなども開発が進められている。

2　ゲノム編集技術の変遷

　冒頭で述べたように，DNA の塩基配列を書き換えることで，遺伝子の働きを理解し，遺伝子治療を行うことができる。細菌由来の制限酵素は分子生物学の黎明期から今日まで DNA を自在に操作することを可能にしてきた。ほとんどの制限酵素は短い回文 DNA 配列を標的として認識し，切断する性質を持つため，ゲノム中に標的配列が多数存在することになり，1箇所のみの DNA 改変を目的とした使用は困難である。例えば，6塩基対の標的配列は，3×10^9 塩基対のヒトゲノム中では，約 7.5×10^6 箇所出現することになる。一方で出芽酵母（*Saccharomyces cerevisiae*）のミトコンドリア由来である Sce-I のような 18 塩基対の非パリンドローム配列を認識する制限酵素[3]はメガヌクレアーゼと呼ばれ，その標的配列は理論上，ヒトゲノム中に1部位しか出現しない。しかし，Sce-I の標的配列認識を変異導入などによって変換することは非常に困難である。以上のように，天然に存在する酵素を用いた任意の DNA 配列のゲノム編集は困難であり，改めて長い非パリンドローム配列の DNA 切断技術の開発の重要性を示唆していると考えられる。

　CRISPR-Cas9 以前のゲノム編集技術で中心となってきた DNA 二本鎖切断技術として，zinc finger nuclease（ZFN），transcription activation domain-like effector nuclease（TALEN），が挙げられる。特にジンクフィンガー（ZF）タンパク質は，ゲノム工学／編集のための先駆的なプラットフォームの一つであったと言える（図 1A）。最初に報告された ZF タンパク質である TFIIIA は，Klug らによって Xenopus laevis の卵母細胞から発見された[4]。1990 年代初頭には，X 線結晶構造解析技術の開発が加速し，ZF タンパク質と標的 DNA の複合体構造に関する解析が進み，その DNA 認識様式に関する詳細な知見が得られた[5]。また，分子進化の手法を用いて，標的の配列を認識するための ZF ドメインのカスタマイズが可能になり，自在にゲノム上の標的配列を選択できるようになり[6]，DNA 切断だけでなく，人工転写制御因子や DNA 修飾酵素など，様々な用途に利用されてきた。DNA 切断では，DNA 切断に働く ZFN や TALEN は FokI 酵素ドメインを融合しており，標的遺伝子に対してインデル（insertion or deletion；indel）を導入することで遺伝子のノックアウトなどが行える。ゲノムへのインデル（insertion or deletion；indel）導入によって遺伝子ノックアウトなどに利用されてきた[7]。最近では ZFN に関わる基本特許が特許切れの時期を迎えており，CRISPR-Cas9 に関連する高額な特許使用料を回避する目的を含め，改めて zinc finger に関連する技術開発が見直されてきている。

ZFドメインは約30アミノ酸で構成される単位モジュールの繰り返し構造をもち，各モジュールがDNAの3塩基を認識する。ZFのカスタマイズはこの3塩基認識特性を64種類あるコドン配列に対応させるもので，カスタマイズされたモジュールを組み合わせることでゲノム上の任意の配列に対して結合させることが可能となる。1つのZFモジュールにつき3塩基対というルールを基本とするが完全ではなく，αヘリックスの-2位のAspによる相補鎖認識やリン酸骨格との相互作用なども考慮に入れる必要がある。近年のAlphaFold2/3などに代表されるようなモデリングプログラムの進化によって，より高い精度でZFの認識様式の予測，デザインなどが可能になりつつある[8]。

TALEドメインによるDNA認識は，約34アミノ酸のTALリピートという単位構造中に含まれるrepeated variable di-residue（RVD）と呼ばれる可変領域が認識対象の塩基を決定しており，各塩基（A/C/G/T）に対するRVDを標的配列に合わせて並べることで標的配列を認識させることが可能となる（図1B）[9]。この点において，ZFと比較してユーザーフレンドリーではあるが，分子サイズが大きくなるため遺伝子送達などで難しい面もあり，目的に合わせた利用が必要である。

ZF構造は真核生物の転写因子などに頻繁に出現するため，免疫原性がないことも安全な利用という点において大きな利点となる。また，ZFドメインは自律的に哺乳類細胞に侵入することができるという特徴も有している[10]。Cas9/sgRNA複合体は，細胞や胚へのエレクトロポレーションによってリボ核タンパク質（ribonucleoprotein；RNP）の形で送達することができるが，ZFドメインの直接送達手段は，CRISPR時代においても大きな利点であると考えられる。

3 ケミカルツールを用いたゲノム編集活性の制御

ゲノム編集におけるボトルネックとなっている解決すべき課題の一つに，標的DNA配列に類似したDNA配列を切断してしまうオフターゲット作用がある。このような意図しないDNA切断は，予見できない副作用をもたらす可能性もあり最大限に抑制される必要がある。原因の多くは，核内に活性の高いヌクレアーゼが大量に存在することによって引き起こされると考えられる。その解決法の一つとしてケミカルツールによる化学的制御がこれまでに検討されている。ケミカルツールは標的タンパク質に対する化合物の高い特異性を武器に自在な制御を可能とする。ゲノム編集における反応の開始点はヌクレアーゼによるDNAの二本鎖切断であり，主要な修復経路として非相同末端結合（non-homologous end joining；NHEJ）が働くことが知られており，この経路によって標的部位でのインデル変異が誘発される。ヌクレアーゼ活性は，酵素の核への移動段階，タンパク質フォールディングの段階あるいは翻訳段階など，いくつかの段階がケミカルツールによる制御の対象となる。タンパク質機能の制御においては，ケミカルツールによる化学的刺激とタンパク質の機能制御でのタイムラグが極力小さいことが望ましい。よって，タンパク質の発現段階での調節よりもタンパク質フォールディングの調節，あるいはフォールディ

第3章　ゲノム編集分野におけるケミカルバイオロジー

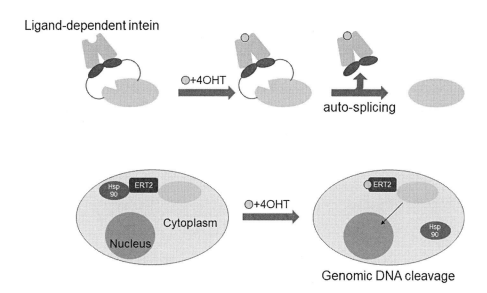

図2　ケミカルツールによる活性制御の例

ング状態で存在するタンパク質に対する制御がより効果が高いと考えられる。細胞内での局在変化の制御は細胞内で作用するヌクレアーゼの活性調節に有効である。エストロゲン受容体T2（ERT2）の活性化を用いる場合では，ERT2がheat shock protein 90（HSP90）によって核外に保たれている状態から4-ヒドロキシタモキシフェン（4-OHT）を添加するとHSP90との結合は解消され，ERT2は速やかに核内に移動する（図2）。ERT2を融合させたヌクレアーゼは核内移行の調節によって活性のオン／オフが可能となる[11]。フォールディング状態の変化によるヌクレアーゼ活性の調節には，4-OHTの添加によって除去されるインテイン配列を挿入する手法（図2）[12]や，ケミカルツールで二量体化を誘導できるドメインによる分割型タンパク質の再会合法がある。FKBP-FRBに代表されるケミカルツールによるヘテロ二量体の会合制御では，フォールディングを保った状態で会合が誘導できるデザインにより分単位でゲノム編集を制御することや[13]，異なるヘテロ二量体の組み合わせを利用することで独立した遺伝子機能制御が同一細胞内で可能になること[14]も示されている。そのほかにも，分解誘導ドメインを用いたヌクレアーゼの安定性制御による調節法がある。代表的な例としてshieldと名付けられた化合物による変異FKBPタンパク質（DDドメイン，Clontech社）の安定化が挙げられる。DDドメインは細胞内で速やかに分解を受ける不安定化ドメインであり，化合物の添加によって分解過程を制御可能である[15]。

　近年では，DNA切断後に働く遺伝子修復経路のケミカルツールによる制御にも注目が集まっている。上述したNHEJ経路では切断箇所で数塩基の欠失，挿入が起こりタンパク質をコードする配列に変化をもたらすことができるが，細胞ごとに生じる変異がさまざまであり，正確な制御を行うことは非常に困難である。そのため，目的とする変異を持ったクローンの選択にも多大

な労力を必要とすることになる。一方で，外部ドナー配列を利用した相同組換えによる修復経路も存在することが知られている。Homology-directed repair（HDR）と呼ばれるこの経路ではドナー配列に沿った修復が行われるため，生じる変異を正確に制御することが可能である。HDRではゲノム編集効率が低くなることが課題となっており，HDR/NHEJ比を高くすることが望ましい。その解決手段の一つとして，NHEJ経路で働く修復関連因子を阻害するケミカルツールの利用である。これまでにDNA-PKを阻害するNU7441や，HDAC阻害剤のTSAなどが有効であることが見出されており，さらにそれらをカクテルとして利用すること実践されている[16]。

4 光化学によりプログラムできるゲノム編集・遺伝子制御

前節ではケミカルツールを用いたタンパク質活性の制御について述べたが，光化学を用いた制御も有効な手段となる。ケミカルツールと比較して，刺激を与える範囲を特定の細胞や細胞内での特定部位に限定できる点や，限定的ではあるが *in vivo* でも利用が可能であるという点で優れている。光応答性タンパク質はUVまたは可視光の照射によってタンパク質ドメインの会合と解離をそれぞれ制御でき，ヌクレアーゼのDNA切断活性のスイッチとすることができる（図3）。これらの反応は可逆的であるため，ZF，TALE，dCas9をベースとした人工転写因子による遺伝子発現調節などに利用できる。シロイヌナズナ由来のCRY2とCIB1を用いたヘテロ二量体形成ではDNA結合ドメインにCRY2を融合し，CIB1に転写調節因子などのエフェクタードメインを融合する。紫外線照射によってCRY2のコンフォメーションが変化し，CIB1-エフェクターがCRY2-DBDが結合している遺伝子領域に誘導される（図3）[17]。pMag-nMag[18]やtrCIB1-CRY2PHR[19]などの光誘導性ドメインも報告されている。光応答性ドメインを利用したタンパク質活性化により細胞毒性を低減でき，組織や細胞内における活性化領域を制御することができる。

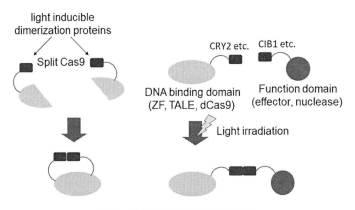

図3 光化学による活性制御の例

第3章　ゲノム編集分野におけるケミカルバイオロジー

もう一つの光応答性ゲノム編集法としてはケージドアミノ酸の利用が挙げられる。ZFN においては FokI の活性中心にあるチロシンの水酸基をオルト-ニトロベンジル基で修飾した例がある[20]。その他ほかにもケージドアミノ酸は Cas9 への組み込みによる活性制御が実証されている[21]。また，CRISPR-Cas9 の場合は光活性化システムをオリゴヌクレオチドに利用し，sgRNA の状態を制御することでゲノム編集活性の調節を可能とする手法も報告されている[22]。

5　ゲノム編集のための効率的なタンパク質送達手法の開発

ゲノム編集モジュール発現プラスミドやヌクレアーゼタンパク質の効率的な細胞核内への送達は，効率的なゲノム編集あるいはオフターゲット効果の低減につながる。オフターゲット効果は細胞内におけるヌクレアーゼの分解速度や存在量を適切に制御することによって減少できることが分かっている。タンパク質の直接導入法（図4）は細胞内のヌクレアーゼ量を最適化するための最も有望なアプローチの一つであり，カルタヘナ法によるゲノム編集作物などの規制をクリアするための手法としても重要である（図3）。ZF を利用した酵素の場合，全体的なプラス電荷によって自律的な細胞侵入が観察される。タンパク質表面のプラス電荷が細胞内侵入とタンパク質の安定性において重要であることは，super charged EGFP に関する研究によっても証明されている[23]。一方で，Cre リコンビナーゼや TALEN は高いマイナス電荷を持つ EGFP と融合し，カチオン性脂質と複合体を形成させることで細胞内送達することが可能である。CRISPR-Cas9 の場合は sgRNA との複合体でカチオン性ポリマーと複合体を形成するのに十分なマイナス電荷を持っている[24]。Cas9 タンパク質は *in vitro* 転写で得た sgRNA と複合体を形成させ，RNP としてエレクトロポレーション法による導入も多く報告されており，発現プラスミドを利用した場

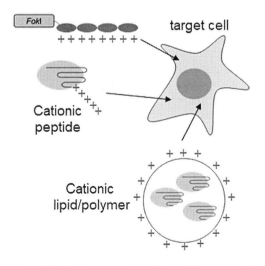

図4　電荷を利用した細胞内へのゲノム編集ツールの導入

203

医療工学研究の最前線

合とほぼ同等の編集効率が得られ，オフターゲット作用が低く抑えられることも示されている。金ナノ粒子は生体適合性があるため，生体内では安全な薬物送達法として応用が検討されている。しかしながら，細胞内への送達後のタンパク質放出の段階での改良が必要とされている。例として，Cas9-sgRNA 複合体のデリバリーにおいては金ナノ粒子の表面修飾を最適化することが重要であることが示されている。この手法では E タグと呼ばれる負電荷を帯びたタグを付加した Cas9 がアルギニン修飾された金ナノ粒子と静電的相互作用を介して結合できるように設計されており，細胞内送達後の Cas9 放出段階までを見据えたデザインで効率的送達を実現している[25]。特にメッセンジャーRNA（mRNA）を用いた生体内での組換えタンパク質発現技術の急速な発展に伴い，ナノ粒子による遺伝子送達技術の重要性は高まっていると言える。臨床研究まで進んでいる生体内におけるトランスサイレチンアミロイドーシスの治療にも mRNA による CRISPR-Cas9 の送達技術が利用されている[26]。

6　EpiEffectors を用いた DNA やタンパク質の修飾によるエピゲノム編集

　DNA やヒストンコアタンパク質の化学的修飾は遺伝子機能の制御に重要であることが知られている。直接的に配列を変換するゲノム編集に対して標的 DNA のエピジェネティックな状態を変化させることで標的遺伝子の転写状態に影響を与える手法がエピゲノム編集として知られている。アセチル化酵素，脱アセチル化酵素，メチル化酵素，脱メチル化酵素などのヒストン修飾タンパク質を dCas9 タンパク質あるいは ZF，TALE といった DNA 結合タンパク質と融合させたものが使用される。アセチル化酵素である p300 と dCas9 の融合タンパク質を，IL1RN，MyoD，OCT4 プロモーターのエンハンサー領域に作用させた場合に H3K27 の部位特異的アセチル化が誘導されて遺伝子発現が増強されることが示されている（図5）[27]。また，TALE や dCas9 と融合した LSD1 ヒストンメチル化酵素を作用させた場合は，標的遺伝子の発現を抑制する。dCas9-LSD1 の抑制効果は，一般的な転写抑制因子である Krüppel-associated box（KRAB）と融合した dCas9 よりも高いことが示されている（図5）[28]。哺乳類細胞では，約70％の CpG 配列がメチル化されていると推定されている。DNA メチル化はヒストンの脱アセチル化を促進し，ヘテロクロマチンの形成は遺伝子発現を抑制する。DNA メチル化パターンは細胞分裂後も維持されるため，DNA メチル化は遺伝子発現パターンを維持するために重要であり，メチル化パターンを人為的に変化させることで発現パターンの変化を引き起こすことが可能である。近年，シトシンの脱メチル化経路も明らかとなっており，脱メチル化反応を触媒する TET ファミリータンパク質の機能が注目されている。dCas9-Tet1（DNA 脱メチル化）と dCas9-Dnmt3a（DNA メチル化）を用いて特定のプロモーターのメチル化レベルと標的遺伝子の発現レベルが制御できることも示されている[29]。DNA メチル化酵素の配列特異性を制御する方法として，分割型メチル化酵素を ZF と融合させ，ZF が標的 DNA 配列に結合した際にメチル化酵素を再会合させることで，DNA メチル化パターン変化を厳密に制御することができるこ

第3章 ゲノム編集分野におけるケミカルバイオロジー

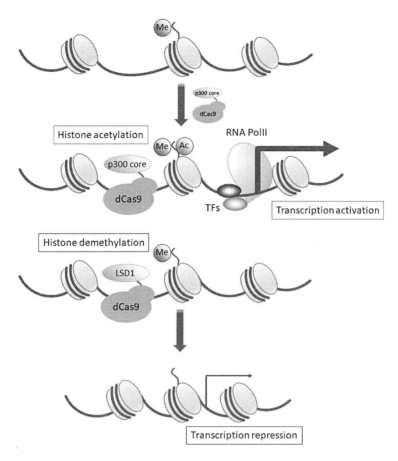

図5 EpiEffector としての p300 や LSD1 の利用例

とも示されている。この方法では，CpG メチル化パターンを一塩基の分解能で制御することができ，全長のメチル化酵素を ZF，TALE，dCas9 などに融合させた場合よりも正確な修飾反応を可能とする（図4）[30]。エピゲノム編集に関する理解が最近になってより深まっており，より強力な転写抑制ドメインを分子進化法で創り出すことで，一度だけの処置で遺伝子発現を継続的に制御できる手法などの開発が進んでいる[31]。

7　開発が加速している次世代ゲノム編集ツール

DNA 二本鎖切断に基づくゲノム編集法以外で代替となる新しいゲノム編集技術の開発も進展している。疾患に関連するヒトの遺伝子変異の多くは点突然変異に起因するため，DNA を切断することなく編集で修復できれば，臨床応用の安全性が向上する可能性がある。一塩基を編集する技術として塩基エディター（base editor；BE）がある。シチジンをウリジンに直接変換する

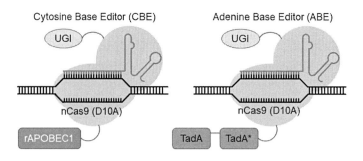

図6 塩基置換が可能な Base Editor の概要

シトシン塩基エディター(cytosine base editor；CBE)が最初に報告され[32]，ウミヤツメ由来のPmCDA1という別のシチジンデアミナーゼとニッカーゼ Cas9 (nCas9)を融合させた「Target-AID」もほぼ同時期に報告されている[33]。DNAを片鎖だけ切断するニッキング活性とシチジンデアミナーゼ(AID)による脱アミノ化を組み合わせることで効率的な塩基置換が可能となり，ウラシル DNA グリコシラーゼ阻害剤(UGI)を併用することでさらに効率が向上する。A-T 塩基対を G-C 塩基対に変換できるアデニン塩基エディター(adenine base editor；ABE)もレパートリーに加えられている(図6)[34]。TadA*は，大腸菌由来のアデノシンデアミナーゼ(TadA)の分子進化によって得られたもので，野生型 TadA とともに nCas9 と融合される。現在は4つの可能性のある変異(塩基置換)のそれぞれに対応したBEが構築されている。塩基エディターの改良も進展しており，ヒト細胞の塩基置換のような医療応用やバクテリアや植物の塩基置換のようなバイオ産業への応用が進んでいる。塩基変異においてピリミジン間，あるいはプリン間の変異を transition，ピリミジンとプリン間での変異を transversion と呼ぶが，transversion は transition に比較して起こりにくいことが知られている。BEではごく最近になりこの transversion に対応したバージョンも報告されている[35]。

transversion をより簡易に起こす方法としてプライムエディター(prime editor；PE)が報告されている。この手法では Cas9 ニッカーゼと逆転写酵素を組み合わせ，sgRNA の3' 末端に逆転写のための開始鋳型配列を連結した prime editing gRNA (pegRNA)を用いることで，逆転写による配列生成と挿入を組み合わせた配列編集が可能となっている(図7)[36]。transversion型の塩基置換だけでなく，短鎖目的配列を自在に挿入することが可能であるため，様々な応用が期待されている。その一例として，組み換え酵素の固有の標的配列をゲノム上の目的部位にPEによって導入し，効率的に大規模な配列領域を組み換える手法などが実践されている[37]。PEはBEを用いる塩基置換手法を補完することができることから，これらの次世代型塩基編集技術は突然点変異に起因する遺伝病治療に対する臨床応用において強力なツールになると期待される。

第3章　ゲノム編集分野におけるケミカルバイオロジー

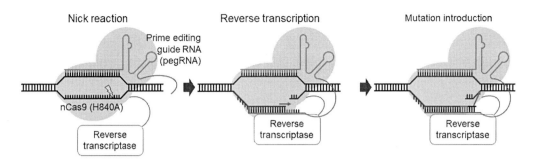

図7　Prime Editor の逆転写反応を利用した配列導入

8　Anti-CRISPR を用いた Cas ヌクレアーゼ活性制御

　CRISPR-Cas9 は細菌や古細菌がファージの侵入に対する防御機構として進化してきたが，ファージ側にも CRISPR 機能に対抗する分子メカニズムが備わっていることが明らかとなっている。抗 CRISPR 分子（anti-CRISPR）は各種の CRISPR-Cas に対して存在することが徐々に明らかとなってきている。分子の性質によって，阻害活性のスペクトラムが広いものと狭いものが存在する。この抗 CRISPR 分子の CRISPR-Cas 活性の阻害を利用してゲノム編集精度の向上や人工転写因子（CRISPRa または CRISPRi と呼ばれる）が試みられている（図8）。化膿性連鎖球菌（Streptococcus pyogenes）由来である SpCas9 の阻害には，リステリア菌プロファージ由来の anti-CRISPR（AcrIIA4）が高い活性を示す[38]。AcrIIA4-SpCas9-sgRNA の結晶構造から，AcrIIA4 はプロトスペーサー隣接モチーフ（PAM）相互作用部位と RuvC ドメインを介して SpCas9-sgRNA 複合体に結合することが示されている。これまでに，SpCas9 と AcrIIA4 バリアント D14A/G38A，ins5，N39A との融合タンパク質が，標的遺伝子に対する編集効率を維持しながらオフターゲット作用を低下させることが報告されている[39]。SpCas9 に対する

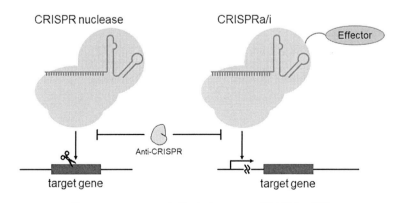

図8　anti-CRISPR を利用した CRISPR 関連技術の制御

AcrIIA4 バリアントの結合状態と非結合状態の間の平衡によって DNA 切断活性が自律的に制御されていると考えられている。Anti-CRISPR を用いた CRISPR-Cas9 活性の制御は，ケミカルツールを用いた anti-CRISPR の発現制御によるものや，組織特異的に発現している miRNA による制御，あるいは光遺伝学を用いた制御などにも適用されている。著者らの研究グループではヒトの chromatin licensing and DNA replication factor 1（Cdt1）と AcrIIA4 の融合タンパク質を用いることで SpCas9 によるゲノム編集の正確性を高める手法を見出している。これは修復経路の NHEJ が G1 期に優位であり，S/G2 期には HDR が優位になるという知見に基づいており，G1 期に細胞核内での発現が最大化し，S/G2 期には分解を受ける Cdt1 の性質を利用して S/G2 期のみに Cas9 の DNA 切断活性を限定する。これによって HDR/NHEJ 比が向上し，さらにオフターゲット作用も抑制される効果が得られる[40]。さらにこの手法は AcrIIA5 にも適用可能であり，S/G2 期に発現が最大化する Geminin と Cas9 の癒合タンパク質を併用することで相乗効果を示すことも明らかになった[41]。また，SpCas9 には約 10 種類の高精度型変異体（high fidelity Cas9）が報告されており，これらと組み合わせることでさらに高い正確性が得られることも示してきた[42]。Anti-CRISPR と CRISPR-Cas の組み合わせに関する知見は最近になり次々に報告されてきており，異なるタイプの anti-CRISPR にも適用できることを今後検証していくことでこの手法の有用性が高まると考えられる。Anti-CRISPR の CRISPR-Cas 阻害活性は，DNA 切断に基づくゲノム編集だけでなく，BE，PE，あるいは EpiEffector などの技術においても高い有用性を示していくと考えられる。

9　まとめと今後の展望

　本章ではケミカルバイオロジーが寄与してきたゲノム編集技術の発展を中心に概説した。特定の遺伝子を切断し，修復するという目的から始まった "Genome Editing" だが，様々な遺伝子機能制御手法へと派生していき，さらに発展していくことが期待されている。いずれは遺伝子の修復という範疇に囚われない技術的発展と科学の進展が見込めると考えられるが，anti-CRISPR をはじめとする制御技術もカウンターパートとして発展していくことが望まれる。

謝辞

　本章の執筆に当たり，図の作成などに協力いただいた松本大亮博士，濁川清美博士に感謝申し上げます。また，本章で紹介した当研究グループの成果は両博士と広島大学大学院医系科学研究科　創薬標的分子科学研究室の学生の皆様の尽力によって得られたものであり改めて感謝いたします。研究の一部は科研費（JP22H02201/JP19H02827/JP20K21253），武田科学振興財団，内藤記念科学振興財団，上原記念生命科学財団，持田記念医学薬学振興財団の支援を受けて実施しました。

第3章 ゲノム編集分野におけるケミカルバイオロジー

文　　献

1) M. Jinek *et al.*, *Science*, **337**, 816-821 (2012)
2) L. Cong *et al.*, *Science*, **339**, 819-823 (2013)
3) A. Jacquier & B. Dujon, *Cell*, **41**, 383-394 (1985)
4) J. Miller *et al.*, *EMBO J.*, **4**, 1609-1614 (1985)
5) N. P. Pavletich & C. O. Pabo, *Science*, **252**, 809-817 (1991)
6) D. J. Segal & C. F. Barbas 3rd, *Curr. Opin. Biotechnol.*, **12**, 632-637 (2001)
7) D. Carroll, *Gene Ther.*, **15**, 1463-1468 (2008)
8) S. Katayama *et al.*, *Adv. Sci.* (*Wein*), **11**, 2310255 (2024)
9) J. Boch *et al.*, *Science*, **326**, 1509-1512 (2009)
10) T. Gaj *et al.*, *Nat. Methods*, **9**, 805-807 (2012)
11) R. R. Beerli *et al.*, *J. Biol. Chem.*, **275**, 32617-32627 (2000)
12) K. M. Davis *et al.*, *Nat. Chem. Biol.*, **11**, 316-318 (2015)
13) D. Matsumoto *et al.*, *Biochemistry*, **59**, 197-204 (2020)
14) W. Nomura *et al.*, *Biochemistry*, **57**, 6452-6459 (2018)
15) S. Senturk *et al.*, *Nat. Commun*, **8**, 14370 (2017)
16) B. R. Shy *et al.*, *Nat. Biotechnol.*, **41**, 521-531 (2023)
17) L. R. Polstein & C. A. Gersbach, *J. Am. Chem. Soc.*, **134**, 16480-16483 (2012)
18) Y. Nihongaki *et al.*, *Nat. Biotechnol.*, **33**, 755-760 (2015)
19) Y. Nihongaki *et al.*, *Chem. Biol.*, **22**, 169-174 (2015)
20) C. Chou & A. Deiters, *Angew Chem. Int. Ed. Engl.*, **50**, 6839-6842 (2011)
21) J. Hemphill *et al.*, *J. Am. Chem. Soc.*, **137**, 5642-5645 (2015)
22) P. K. Jain *et al.*, *Angew Chem. Int. Edit.*, **55**, 12440-12444 (2016)
23) B. R. McNaughton *et al.*, *Proc. Natl. Acad. Sci. U. S. A.*, **106**, 6111-6116 (2009)
24) J. A. Zuris *et al.*, *Nat. Biotechnol.*, **33**, 73-80 (2015)
25) R. Mout *et al.*, *ACS Nano*, **11**, 2452-2458 (2017)
26) J. D. Gillmore *et al.*, *N. Engl. J. Med.*, **385**, 493-502 (2021)
27) I. B. Hilton *et al.*, *Nat. Biotechnol.*, **33**, 510-517 (2015)
28) N. A. Kearns *et al.*, *Nat. Methods*, **12**, 401-403 (2015)
29) X. S. Liu *et al.*, *Cell*, **167**, 233-247 (2016)
30) W. Nomura & C. F. Barbas, *J. Am. Chem. Soc.*, **129**, 8676-8677 (2007)
31) M. A. Cappelluti *et al.*, *Nature*, **627**, 416-423 (2024)
32) A. C. Komor *et al.*, *Nature*, **533**, 420-424 (2016)
33) K. Nishida *et al.*, *Science*, **353**, aaf8729 (2016)
34) N. M. Gaudelli *et al.*, *Nature*, **551**, 464-471 (2017)
35) L. Chen *et al.*, *Nat. Biotechnol.*, **42**, 638-650 (2024)
36) A. V. Anzalone *et al.*, *Nature*, **576**, 149-157 (2019)
37) S. Pandey *et al.*, *Nat. Biomed. Eng.*, (2024) ; https://doi.org/10.1038/s41551-024-01227-1

38) B. J. Rauch *et al.*, *Cell*, **168**, 150-158.e10 (2017)

39) S. Aschenbrenner *et al.*, *Sci. Adv.*, **6**, eaay0187 (2020)

40) D. Matsumoto *et al.*, *Commun. Biol.*, **3**, 601 (2020)

41) D. Matsumoto *et al.*, *FEBS Lett.*, **597**, 985-994 (2023)

42) D. Matsumoto *et al.*, *Mol. Ther. Nucleic Acids*, **35**, 102124 (2024)

第4章　核内受容体の医薬化学
―新たな構造を追求した低分子創薬研究―

影近弘之[*1], 棚谷　綾[*2]

1　はじめに

　昨今の創薬研究においては，従来の低分子を中心とした研究から，ペプチドや核酸といった中分子，そして抗体医薬まで多様な分子や技術の研究へと発展してきた。創薬モダリティの多様化が進み，また，バイオ医薬の市場が拡大する一方で，低分子医薬品開発が重要であることに変わりはない。ただ，さまざまな生体分子が創薬標的として既に検討され，多様な構造の化合物が合成されてきた今，従来のような低分子医薬品の創製研究は難しい時代となっている。創薬標的としては，たとえば，蛋白質-蛋白質間相互作用制御やプロテインノックダウン法といった，新たな技術が検討され，これらを制御する低分子が創製されている。さらに，医薬品に利用される元素や官能基などの構造においても新たな視点からのアプローチが必要である。本稿では，筆者らの核内受容体を標的とした医薬化学研究における，新たな構造を追求した低分子創薬研究について概説する。

2　核内受容体の構造と機能

　核内受容体は，ステロイドホルモンや活性型ビタミンA，Dなどの主作用を担う受容体である[1]。核内受容体はヒトでは48種類あるとされ，それぞれ固有の小分子（リガンド）が結合する部位（リガンド結合領域）と，遺伝子上の特定の塩基配列に結合する部位（DNA結合領域）をもち，リガンド依存的に特異的遺伝子発現を制御する。核内受容体で制御される遺伝子群は，細胞分化・増殖，代謝，恒常性など重要な個体生理と関わっているとともに，がんや自己免疫疾患，神経変性疾患といった，様々な難治性疾患の発症もしくは治療と密接に関与していることから，低分子創薬の重要な生体内標的分子とされてきた。20世紀には各種ステロイドホルモン受容体の特異的なアゴニスト，アンタゴニストなどが創製され，医薬品化されている。ステロイドホルモンの医薬化学では，ステロイド骨格を基盤とした構造展開は，しばしば，標的ステロイド

---

*1　Hiroyuki KAGECHIKA　東京科学大学［旧 TMDU］　総合研究院　生体材料工学研究所
　　　　薬化学分野　教授／所長
*2　Aya TANATANI　お茶の水女子大学　基幹研究院自然科学系　教授

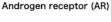

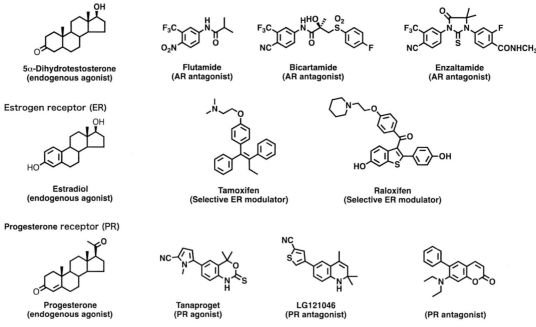

図1 性ステロイドホルモンの非ステロイド型誘導体の例

ホルモン以外の受容体にも結合し，活性を発現すること（交叉活性）が問題となり，ステロイド骨格を代替する構造が提案され，特徴的な活性を有する化合物が開発されてきた。図1に性ホルモン受容体の非ステロイド型リガンドの例を示す。たとえば，前立腺癌の治療にはアンドロゲン受容体（AR）アンタゴニストが用いられている[2,3]。非ステロイド型アンタゴニストとしてFlutamideやBicalutamideが臨床的に用いられてきたが，継続的な治療により，ARの変異等による薬剤耐性が問題となり，Enzalutamideなどの第二世代と呼ばれるアンタゴニストが開発されている。これらの化合物の作用はARのリガンド結合領域における拮抗によるものであるが，その場合，ARの変異とその克服といった，いたちごっこのようなことになるため，最近では，ARのN末やDNA結合領域を標的として機能を抑制する非ステロイド型化合物も報告されている[3]。

3 レチノイド核内受容体とレチノイドの創薬研究

ビタミンは栄養学で，ホルモンは内分泌学で定義された言葉であるが，脂溶性ビタミンのうちA，Dは，生体内で代謝活性化され，その活性本体が，ステロイドホルモンと同様，核内受容体に結合して遺伝子転写制御を行う，脂溶性シグナル分子（ホルモン）である。ビタミンAの活

第4章 核内受容体の医薬化学—新たな構造を追求した低分子創薬研究—

性本体はレチノイン酸であり，その誘導体をレチノイドと総称する[4]。レチノイドの核内受容体には RAR（Retinoic Acid Receptor），RXR（Retinoid X Recepotr）の2種類があり，ともに $α$, $β$, $γ$ の3種のサブタイプが存在する[5]。レチノイドの主作用は，RAR と RXR のヘテロダイマーが担っている。内因性リガンドとして，それぞれ all-*trans*-レチノイン酸（ATRA），9-*cis*-レチノイン酸（9cRA）が同定されたが，9cRA は RAR にも RXR と同様の高い結合親和性を持って結合し，活性化しうる。したがって，RAR および RXR に選択的に結合する合成リガンドがレチノイドとその核内受容体の機能解析には必須となる。筆者らは，ステロイドホルモン受容体における非ステロイド型リガンドの創製と同様，レチノイン酸をリード化合物として，その構造を大幅に変えた化合物を設計し，種々の RAR および RXR 選択的アゴニスト，アンタゴニストの創製に成功した（図2）[6]。このうち，RAR 選択的なアゴニストである Am80 は，RAR のうち $α$, $β$ サブタイプにのみ選択的に結合すること，RXR や細胞質レチノイン酸結合蛋白（CRABP）に結合しないという性質を持つこと，何よりもレチノイン酸や既存の誘導体と比べて体内動態の点で優れ，毒性も軽減されているという知見から，医薬展開が検討され，再発および難治性の急性前骨髄球性白血病（APL）の治療薬（一般名：タミバロテン）として日本で認可された[7]。現在，Am80 のさまざまな難治疾患に対する適応拡大に関する基礎，応用研究が進んでいる[8]。いくつかの心・血管系疾患，自己免疫疾患で，Am80 の有効性が動物レベルで確認されている。また，アルツハイマー病を始めとする神経変性疾患治療へ応用も検討されている。レチノイン酸とは全く異なる，新たな構造，物性を有する合成レチノイドの創製がレチノイドの

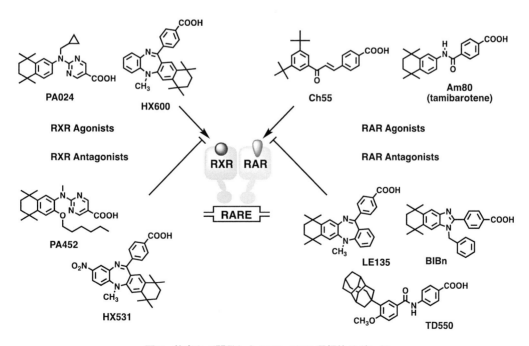

図2 筆者らが開発した RAR，RXR 選択的リガンド

医療工学研究の最前線

医療応用を幅広く展開させている。

一方，RAR・RXRヘテロダイマーにおけるRXRリガンドの役割は，RXR選択的リガンドの機能を解析することで理解できるようになった。すなわち，RAR・RXRヘテロダイマーはRARアゴニストでは活性化されるが，RXRアゴニスト単独では活性されない。一方，RXRアゴニストは低濃度のRARアゴニストと共存するとその作用を増強するシナジスト活性を発揮する。一般に，RARアゴニストは活性が強く，時として副作用を生じることから，RXRとRARのアゴニストの併用は，RARアゴニストの用量を低く抑えることができるため，有効なレチノイド療法になると考えられる。

さらに，RXRはRAR以外にも，甲状腺ホルモン受容体（TR），ビタミンD受容体（VDR），種々の代謝制御を行う核内受容体（PPAR，LXR，FXRなど）といった，様々な核内受容体とヘテロダイマーを形成することが知られている（図3）。RXRアゴニストはRAR・RXRヘテロダイマーではシナジストとして働くがPPAR，LXR，FXRとのヘテロダイマーに対しては，RXRアゴニストも単独で活性化する。すなわち，RXRアゴニストはレチノイドシナジストとしてだけでなく，これらのヘテロダイマーパートナー受容体のアゴニストの同効物質としても機能する。RXRの作用が複雑なため，その医療応用は難しいと思われるが，興味深い化合物もいくつか報告されている。たとえば，筆者らが開発した化合物（図2）のうち，ジアゼピン誘導体HX630は，PPAR・RXRヘテロダイマーを活性化するが，LXR・RXRヘテロダイマーは活性化しない。LXRは肝臓においてトリグリセライド合成に関わることから，その作用を軽減する可能性を有している[9]。また，アンタゴニストにおいても，ジアゼピン誘導体HX531は，

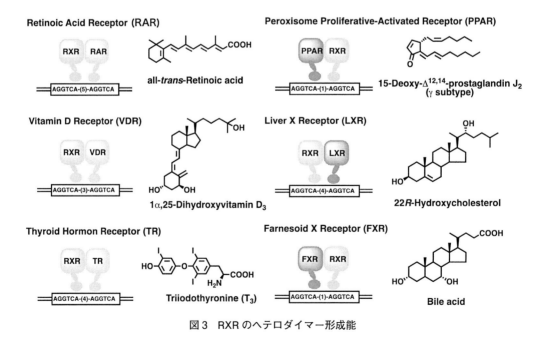

図3　RXRのヘテロダイマー形成能

第4章 核内受容体の医薬化学―新たな構造を追求した低分子創薬研究―

PPARγ・RXRヘテロダイマーの活性化を抑制するものの，PPARα・RXRヘテロダイマーの機能を抑制しない。HX531は動物モデルにおいて抗糖尿病および抗肥満活性を示し，その作用にPPARサブタイプ選択性が寄与している可能性が示唆されている[10]。このように，基本骨格を変えることでヘテロダイマーにおけるパートナー受容体を識別する機能が見出されている。このような化合物の創製は基礎的にも医薬応用という観点からも興味深い課題である。

4　カルボキシル基の代替構造：新しい生物学的等価性基

以上でも示したように，新たな構造や物性を導入した合成リガンドは，特徴的な活性を発揮するのに有効な手段である。医薬品開発に使われる部分構造の拡張は今後の低分子創薬に重要である。上述したレチノイドの構造展開でいえば，もともとのレチノイン酸から大きく構造は脱却したものの，一連の化合物は図4左に示す一般式の範疇におさまる。しかも，末端のカルボキシル基は，スルフォンアミドやテトラゾールなどの，一般的にカルボキシル基の生物学的等価性基と考えられている官能基で代替することはできなかった。そこで，カルボキシル基の新たな生物学的等価性基の探索として3つの手法を試みた（図4）。

1つは，他の核内受容体の構造の精査である。核内受容体群は構造や機能が類似しており，スーパーファミリーを形成している。したがって，リガンドの構造においても類似性があると考えられる。抗糖尿病薬として知られるチアゾリジンジオン系化合物をリガンドとする核内受容体PPARγにプロスタグランジンJ_2などのカルボン酸誘導体が結合することに着目し，レチノイド

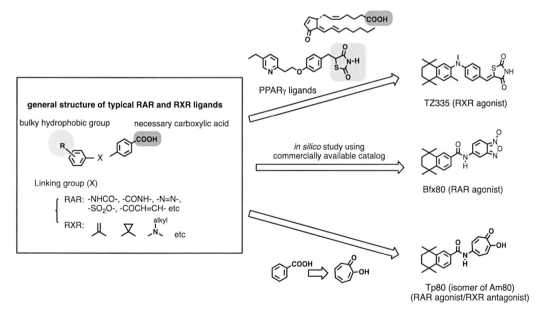

図4　カルボキシル基の代替構造の探索

医療工学研究の最前線

構造のカルボン酸をチアゾリジンジオンに変える試みを行った。その結果，芳香族アミドにチアゾリジンジオンを導入した化合物の中に，高い RXR アゴニスト（レチノイドシナジスト）活性を有する化合物 TZ335 を見いだした[11]。

　コンピュータを用いた医薬分子設計は古くから行われている。受容体-リガンド複合体の結晶構造などによる相互作用様式の解析による論理的な手法に加え，バーチャルスクリーニング法などによる新たなリガンドの探索が行われており，さらに最近では，AI 創薬と呼ばれる手法が急速に進展している。筆者らは，市販品データベースを用いたバーチャルスクリーニングにより，ユニークな構造を持つ RAR アゴニストとしてベンゾフロキサン誘導体 Bfz80 をみいだした。ベンゾフロキサンは安息香酸の生物学的等価性基と捉えることができる。そのような観点から，筆者らは安息香酸の異性体にあたるトロポロンに着目した。トロポロンは 7 員環構造をもち，酸性度は安息香酸よりは弱いが，フェノールよりは強い。天然にもヒノキチオールやコルヒチンなど多くの化合物が知られており，医薬品としても応用されている。一方で，安息香酸のミミックとして用いられた報告はなかった。安息香酸をトロポロンに代替した化合物 Tp80 はレチノイド活性の指標に用いられるヒト白血病細胞 HL-60 の分化誘導活性において，パーシャルアゴニスト的な用量作用曲線を示した[12]。Tp80 の作用機構を解析した結果，Tp80 は RAR に対してはアゴニストとして機能するのに対して，RXR に対してはアンタゴニストとして働くことが明らかとなった。Tp80 に RXR アゴニストを共存させると，その用量作用曲線はフルアゴニストと同様になる。Tp80 を適度な活性を発揮するパーシャルアゴニストとして用いるほか，RXR アゴニストとの併用療法という可能性もあり，興味深いレチノイドの 1 つといえる。

5　新たな疎水性ファーマコフォアの探索

5. 1　ケイ素の特性を活用した構造展開

　図 4 左に示す合成レチノイドの一般式において，カルボキシル基ともう一つ，重要な構造要素は疎水性構造である。核内受容体は疎水性シグナル分子をリガンドとすることから，リガンドの疎水性構造は受容体結合の鍵ともいえる。医薬化学の世界で用いられてきた疎水性構造は炭化水素骨格に限られると言っても過言ではないことから，疎水性構造の拡張は未開拓の分野であった。筆者らは，RAR アゴニストの構造展開の過程で，Am80（図 2）の左側の環状アルキル基をトリメチルシリル基やトリメチルゲルミル基に変えても強力な活性を持つことを示し，ケイ素，ゲルマニウムなどの元素に興味をもった。生理活性物質の構造展開でもしばしば炭素を同族元素であるケイ素に置き換えた報告は多い。筆者らは，有機合成に用いられる保護基の目的で，種々の形状の三置換シリルクロライドが入手可能であること，この試薬を用いて，ケイ素官能基を容易に芳香環に導入できることから，疎水性構造の最適化を容易に行えると考えた（図 5）。実際，レチノイドの構造にさまざまな三置換シリル基を 1 つもしくは 2 つ導入した誘導体のライブラリーを構築し，高活性な化合物を得た[13]。なお，ケイ素やゲルマニウムを含む置換基は対応する

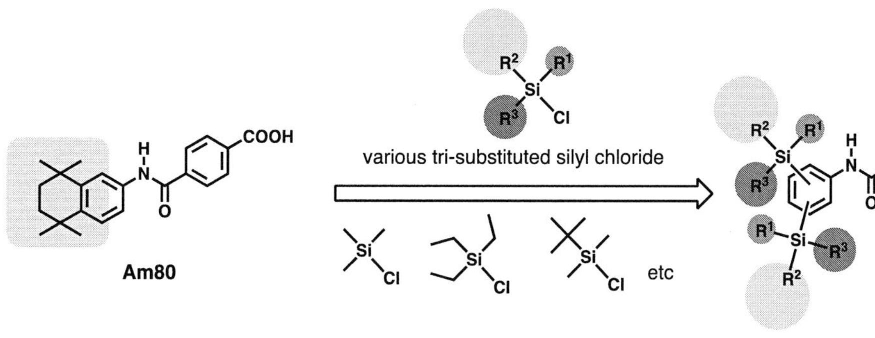

第 4 章　核内受容体の医薬化学—新たな構造を追求した低分子創薬研究—

図 5　ケイ素置換基を用いた疎水性構造の最適化

炭素置換基と比べて高い疎水性（log P にして約 0.6 大きい）を持ち，若干ではあるが電子吸引性基として働くことも分子設計する上で重要な性質である[14]。

5. 2　カルボランをコア構造として用いた核内受容体リガンドの創製

　ケイ素誘導体の研究は，炭化水素以外の元素を含む脂溶性構造も有用であることを示している。筆者らは，この着想から，ホウ素クラスターであるカルボランに注目した（図 6）。カルボランは，炭素原子 2 個，ホウ素原子 10 個，水素原子 12 個からなる 20 面体構造をとり，非常に安定で，取り扱いも容易で，脂溶性が高い。カルボランの炭素，ホウ素原子上に種々の置換基を導入することも容易であることから，機能性分子の有用な三次元ビルディングブロックになる。医薬化学の分野ではホウ素中性子捕獲療法のプローブとしての有用性が検討されていたものの，分子構築という観点からは検討されていなかった。筆者らは，Am80 の構造をもとに，カルボランを芳香環に導入することで，RAR アゴニスト活性を持つカルボラン誘導体の創製に成功した[15]。さらに，カルボランが様々な核内受容体リガンドのコア構造となることを示した（図6）[16〜18]。

　ビタミン D 受容体（VDR）については，これまで多くの誘導体が骨疾患や皮膚疾患治療薬開発を目的に合成され，実際にいくつかの化合物が医薬品化されたが，そのほとんどすべてが内因性リガンドである活性型ビタミン D_3 と同じセコステロイド構造であり，構造のバリエーションが乏しかった。カルボランをコア構造とするビタミン D 誘導体は数少ない非セコステロイド型の高活性 VDR アゴニストである[18, 19]。カルボランに，鎖状のヒドロキシアルキル基を 2 つ結合させただけの，単純な構造で活性型ビタミン D_3 と同じ機能を発揮するのは興味深い。また，同様の球状コア構造として［2,2,2］ビシクロオクタン環を持つ化合物と比較してもカルボラン誘導体の活性は非常に高く[20]，また，誘導体合成の容易さからも，疎水性ファーマコフォとしての重要な構造単位であるといえる。これらのカルボラン含有核内受容体リガンドは，それぞれの核内受容体のリガンドとして機能を制御するだけでなく，核内受容体を標的とした中性子捕獲療法としての新たな治療法へ展開できると考えている。

217

医療工学研究の最前線

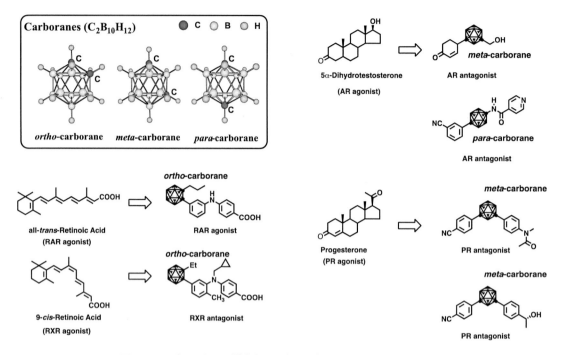

図6 カルボランをコア構造として用いた核内受容体リガンドの創製

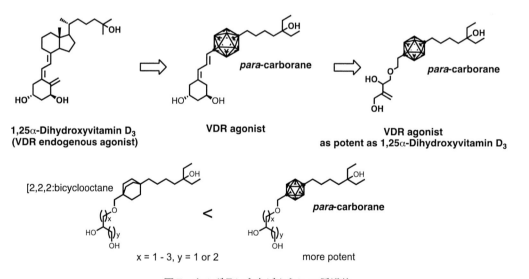

図7 カルボラン含有ビタミンD誘導体

5.3 六配位フッ化硫黄構造を用いた構造展開

医薬化学の構造展開において，しばしば水素原子をフッ素原子に置き換えることが行われる。フッ素は比較的小さい原子であり，立体的な影響は少ないものの，電気陰性度が高い。また，代謝を受けやすい部位にフッ素を導入することでそれを防ぐ目的で導入する場合も多い。同様に，メチル基をトリフルオロメチル基に変換した構造展開も行われてきた。レチノイドにおいては，疎水性部位をトリフルオロメチル基に置き換えるとアゴニスト活性が消失し，アンタゴニストとして働く。一方，フッ素を含有する官能基としてペンタフルオロスルファニル（SF$_5$）基などの六配位フッ化硫黄構造が知られている[21]。硫黄もフッ素も生理活性化合物ではありふれた元素ではあるが，これらが超原子価構造を取った構造は，これまでの創薬研究ではみられない構造要素である。SF$_5$基はCF$_3$基と比べて高い電子求引性と疎水性を示し，t-Bu基にも匹敵する嵩高さを有している。最近，六配位フッ化硫黄構造の合成法も種々開発され，また，芳香環にSF$_5$基を導入した，様々な誘導体が入手可能であることから，疎水性官能基としての有用性を検討した。その結果，SF$_5$基をもつレチノイドやステロイドホルモン誘導体を創製することができた（図8）。また，レチノイドにおいては，*trans*-テトラフルオロスルファニル（*trans*-SF$_4$）基を直線上のリンカーとして用いることができることを示した。これらの超原子価構造は従来の構造には見られない特異な性質の付与と分子構造の構築を可能とする。

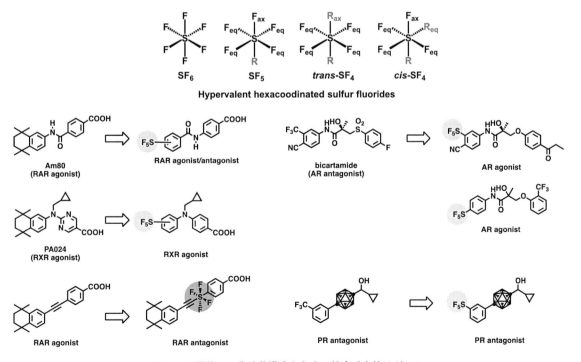

図8 六配位フッ化硫黄構造を有する核内受容体リガンド

6 おわりに

本稿では，核内受容体の医薬化学を題材とし，医薬化学において，有用な新規構造要素の探索とその有用性について筆者らの研究を紹介した。カルボランや六配位フッ化硫黄構造など，これまで医薬分子設計としては顧みられなかった構造が様々な核内受容体リガンドの鍵構造となる。新たな元素や構造単位の開発は，低分子創薬における構造多様性を大きく拡張し，他の技術と融合することで画期的な創薬展開を可能にすると考えている。

文　　献

1) V. Laudet & H. Gronemeyer, The Nuclear Receptor Factsbook, Academic Press (2001)
2) Y. Chen et al., Curr. Opin. Pharmacol., 8, 440-448 (2008)
3) S. Fujii & H. Kagechika, Esp. Opinion Ther. Patents, 29, 439-453 (2019)
4) M. B. Sporn et al., Eds., TheRetinoids (2nd ed), Raven Press (1994)
5) R. Huang et al., Chem. Rev., 114, 233-254 (2014)
6) H. Kagechika & K. Shudo, J. Med. Chem., 48, 5875-5883 (2005)
7) M. Ishido & H. Kagechika, Drugs of Today, 43, 563-568 (2007)
8) 藤井晋也，影近弘之，Vitamins, 94, 137-142 (2020)
9) T. Nishimaki-Mogami et al., Biochem. Pharmacol., 76, 1006-1013 (2008)
10) T. Yamauchi et al., J. Clin. Invest., 108, 1001-1013 (2001)
11) M. Ebisawa et al., Bio. Pharm. Bull., 21, 547-549 (1998)
12) M. Ebisawa et al., Chem. Pharm. Bull., 49, 501-503 (2001)
13) T. Oikawa et al., ChemMedChem, e202200176 (2022)
14) S. Fujii et al., J. Med. Chem., 56, 160-166 (2023)
15) Y. Endo et al., Chem. Pharm. Bull., 47, 585-587 (1999)
16) S. Fujii et al., Med. Chem. Commun., 3, 680-684 (2012)
17) S. Mori et al., Chem. Pharm. Bull., 65(11), 1051-1057 (2017)
18) S. Fujii et al., J. Am. Chem. Soc., 133, 20933-20941 (2011)
19) S. Fujii et al., Bioorg. Med. Chem., 22, 5891-5901 (2014)
20) A. Wongmayura et al., Bioorg. Med Chem. Lett., 22, 1756-1760 (2012)
21) 森修一，影近弘之，薬学雑誌, 143, 429-434 (2023)

第5章　タンパク質分解薬

石川　稔[*1]，友重秀介[*2]

1　はじめに

　これまでの低分子創薬は，疾患関連タンパク質のポケットに結合し，その機能を活性化もしく
は阻害する化合物の探索が主流であった。この鍵と鍵穴創薬によって，酵素に対する活性化薬・
阻害薬や，受容体に対する作動薬・拮抗薬が開発され，多くの疾患に対する薬剤貢献度や治療満
足度を向上させてきた。しかしながら，ヒトのタンパク質約30,000種のうち，疾患に関連する
タンパク質は約10%，また薬らしい（druglikeな）化合物が結合できるポケットを有するタン
パク質も約10%であり，鍵と鍵穴創薬で対応できるタンパク質は全タンパク質の5%との試算
もある。このことからも，全ての疾患を鍵と鍵穴創薬で解決するのは難しいと考えられており，
新たな創薬モダリティの必要性が高まっている。鍵と鍵穴創薬で対応が難しい疾患関連タンパク
質の一例として，アルツハイマー病の原因タンパク質アミロイドβが挙げられる。アルツハイ
マー病の発症原因は，天然構造のアミロイドβ本来の機能ではなく，アミロイドβの異常凝集
と考えられている。

　このような背景のもと，ペプチド・核酸・抗体・抗体薬物複合体など，様々な創薬モダリティ
が成長している。これらに加えて，標的タンパク質分解（targeted protein degradation）も新
しい創薬モダリティとして近年注目されている。本章では，標的タンパク質分解薬PROTAC
（proteolysis targeting chimeric molecule）について概論し，また著者らの研究成果を中心に紹
介したい。

2　標的タンパク質分解薬PROTAC

　標的タンパク質分解薬は，生体内に備わっているタンパク質分解経路へ，標的タンパク質を誘
導し，これを分解する。ユビキチン–プロテアソーム系は，細胞内のタンパク質を分解する経路
の一つである。不要となった細胞内タンパク質は，ヒトでは600種以上存在するユビキチンリ
ガーゼによって特異的に認識され，ユビキチン化という翻訳後修飾を受ける。プロテアソーム
は，ユビキチン化されたタンパク質を認識し，加水分解する。最も有名な標的タンパク質分解薬
であるPROTACは，ユビキチンリガーゼリガンドと標的タンパク質リガンドをリンカーで連結

---

*1　Minoru ISHIKAWA　東北大学　大学院生命科学研究科　活性分子動態分野　教授

*2　Shusuke TOMOSHIGE　東北大学　大学院生命科学研究科　活性分子動態分野　助教

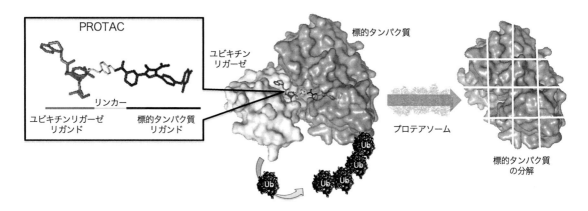

図1 PROTAC の概念図

した分子である（図1）。PROTAC は，ユビキチンリガーゼ-PROTAC-標的タンパク質の三者複合体を誘導し，標的タンパク質のユビキチン化・プロテアソーム分解を誘導する。

2001年，Yale 大学の Crews 博士らは，ユビキチンリガーゼ SCF（Skp1-Cullin1-F-box）複合体の一種 $SCF^{\beta\text{-}TRCP}$ や VHL（von Hippel Lindau）が認識するペプチド配列と，標的タンパク質リガンドを連結した半ペプチド性高分子が，標的タンパク質を分解することを示し，これを PROTAC と命名した[1,2]。先駆的な報告であったものの，ペプチド構造や高分子量に由来する細胞膜透過性などの課題があった。

3　cIAP1 を利用した低分子 PROTAC の創製

一方著者らのグループは，上記の PROTAC 研究を知らずに，同じ作業仮説を立てて研究を 2008年に開始した。当時東京大学分子細胞生物学研究所の内藤博士（現東京大学薬学系研究科）と日本化薬㈱のグループは，ベスタチンメチルエステル（1a，図2a）が，ユビキチンリガーゼ cIAP1（cellular inhibitor of apoptosis protein 1）に結合することを発見した[3]。cIAP1 に 1a が結合すると，cIAP1 は自己をユビキチン化・プロテアソーム分解し，がん細胞のアポトーシスを促進する。筆者が当時所属していた東京大学分子細胞生物学研究所の橋本祐一研究室では，内藤博士との共同研究にて 1a の構造活性相関に取り組み，メチルエステルを嵩高い置換基に変換しても cIAP1 に結合することなどを明らかにしていた[4]。ユビキチンリガーゼによる基質認識は厳密であるものの，cIAP1 と標的タンパク質からなるヘテロ二量体を形成させることができれば，標的タンパク質が本来の基質でなくともユビキチン化される可能性に期待した。今でこそ基本的な分子設計になったが，リンカーを介して二種の低分子リガンドを連結した分子が，当該ヘテロ二量体を形成できる根拠は当時乏しかった。しかし研究開始当時，二種類の生物活性化合物をリンカーで連結するツイン薬が知られていた。また，生物活性化合物の標的タンパ

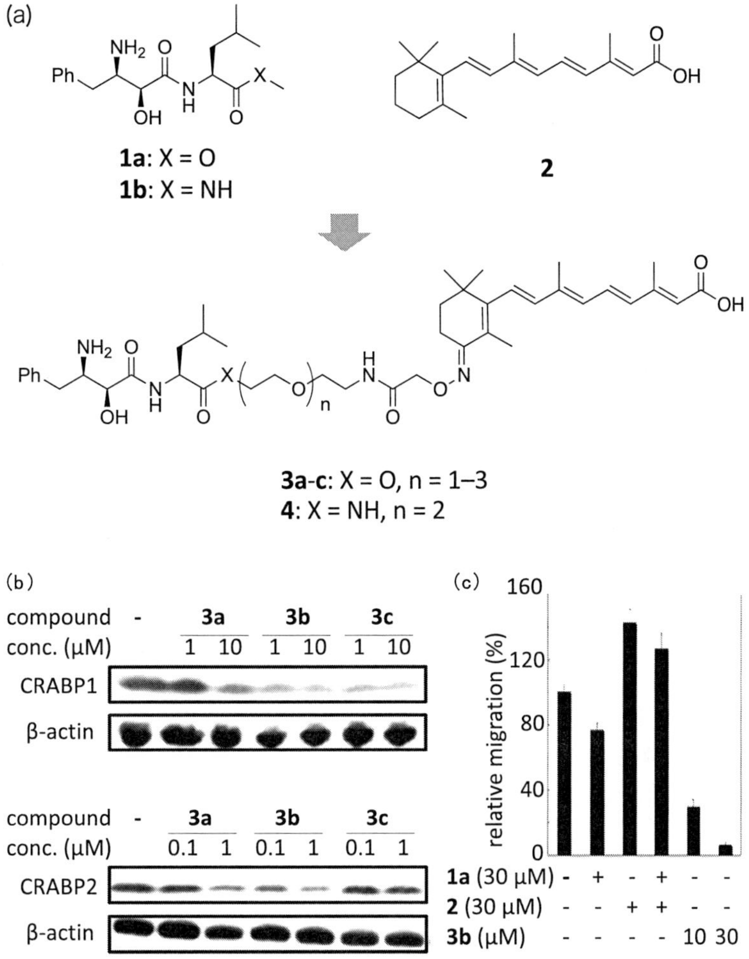

第 5 章　タンパク質分解薬

図 2　cIAP1 リガンドを用いた低分子標的タンパク質分解薬
(a)cIAP1 リガンド 1a-b，標的タンパク質 CRABP2 リガンド 2，CRABP2 分解薬 3a-c，4 の構造，(b)分解薬 3 処理後の細胞内 CRABP 量，(c)分解薬 3b の神経芽腫 IMR-32 細胞遊走阻害作用。

ク質を同定するケミカルバイオロジー手法において，化合物の生物活性を大きく損なわない位置にエチレングリコールリンカーを導入し，ビーズと連結させ，標的タンパク質に対するアフィニティカラムを作製するアフィニティ精製法が知られていた。これらの先行研究を参考にして筆者らは，リンカーを介して 1a と標的タンパク質リガンドを連結させた低分子を設計した。

　次に標的タンパク質の選定においては，鍵と鍵穴創薬との差別化を意識した。そして，機能のないリガンドを選択すること，また cIAP1 リガンド 1a が有するがん細胞増殖抑制活性との相加効果を期待してがん関連タンパク質を選択することを計画した。細胞内レチノイン酸結合タンパク質 2（cellular retinoic acid binding protein 2，CRABP2）は，リガンドである全トランス型

レチノイン酸（2, 図 2a）を核内へ輸送する機能が有名である。このほかに，CRABP2 が神経芽腫細胞の遊走に関与しているとの報告もあるが，この作用は 2 非依存的とされる。加えて，CRABP2 と 2 の解離定数が 60 nM と強いことや，2 にリンカーを導入した化合物が CRABP2 のアフィニティ精製に利用できるなどの橋本博士らのレチノイン酸関連の研究実績[5]も，研究を効率的に進める上で大切であった。以上より，CRABP2 を最初の標的タンパク質に選択した。上述の通り，1a と 2 ともに，リンカーを導入しても活性が保持される位置がわかっていたために，これらの位置を基点としてエチレングリコールリンカーで連結した 3a-c を設計した。なお，リンカー長や種類がユビキチン化効率に影響を与えると思われたが，適切なリンカーを論理的に設計できなかったため，先述のアフィニティ精製法で汎用されているリンカー長と種類を参考にした。

　研究を開始後，先述の高分子 PROTAC に関する先行研究に気付いた。加えて，低分子 PROTAC も 2008 年に発表された。すなわち，ユビキチンリガーゼ MDM2（murine double minute 2）の低分子リガンド nutlun-3 とアンドロゲン受容体（AR）リガンドを連結した低分子が，AR 量を減少させることを報告した[6]。しかし，AR は MDM2 の基質タンパク質である。加えて，nutlun-3 自身も MDM2 に結合すると AR 量を減少させるとの報告があるにもかかわらず連結構造が活性に重要なのか確かめられていなかったため，本連結分子が PROTAC として，もしくは nutlun-3 類縁体として AR 量を減少させたのか，さらなる検証が必要と考察した[7]。以上のように先行研究を分析した結果，もし低分子標的タンパク質分解薬によって，ユビキチンリガーゼの基質ではない標的タンパク質を一般性よく分解誘導することができれば，実用的な創薬モダリティになると期待し，研究を継続した。

　合成した 3a-c を細胞株に処理し，CRABP2 量をウェスタンブロットにて評価したところ，期待通り CRABP2 量が減少していることが確認された（図 2b）。興味深いことに，リンカー長によって分解活性が異なり，相同性の高い CRABP1 に対する分解選択性もリンカー長によって変化した。また，1a と同様に，3a-c も cIAP1 を減少させることも明らかになった。次にこの分解メカニズムを解析し，CRABP2 分解が cIAP1 依存的であること，cIAP1-3b-CRABP2 の三者複合体が形成されていること，CRABP2 のユビキチン化が亢進[8]し，プロテアソームによって分解されていること，1a と 2 の単独処理・併用処理では CRABP2 量に変化を与えないことからリンカーで両低分子を連結させることが CRABP2 分解活性に重要であることを確認した。

　CRABP2 は神経芽腫細胞の遊走を促進することから，CRABP2 を分解する 3b が遊走阻害作用を示すと期待し，これを評価した。ヒト神経芽腫 IMR-32 細胞において，3b は濃度依存的にがん細胞の遊走を阻害した（図 2c）。この結果は，生細胞の標的タンパク質を減少させる低分子により，当該標的タンパク質の表現系も変化させることを示したと評価できる。以上の結果より，阻害剤の知られていないがん関連タンパク質に対して，標的タンパク質分解薬が新しい分子標的薬になる可能性を提案した。著者らは生細胞において基質以外の標的タンパク質を分解誘導する低分子分解薬を 2010 年に報告[7]し，この創薬モダリティをタンパク質ノックダウン法，ま

第5章　タンパク質分解薬

たこの低分子を SNIPER（Specific and Nongenetic IAP -dependent Protein Erasers）と名付けた。

4　標的タンパク質選択的な分解薬の創製と IAP パンアンタゴニスト利用による分解活性向上

標的タンパク質分解薬 3b などは，cIAP1 と標的タンパク質の両方を分解誘導するため，がんに対する優れた治療効果が期待される一方，がん以外の疾患を標的にする場合は，cIAP1 減少作用が課題になることも想定された。そこで次に，cIAP1 を分解することなく標的タンパク質

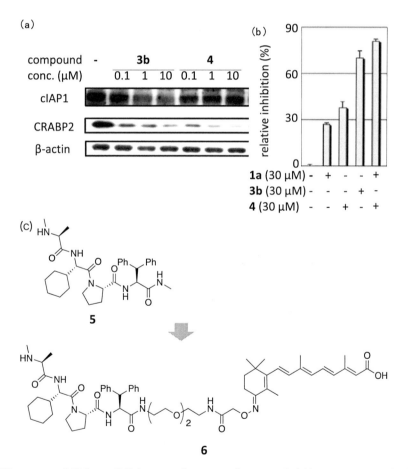

図3　選択的 CRABP2 分解薬 4 の薬効と，IAP パンアンタゴニスト 5 を連結した CRABP2 分解低分子 6 の構造
（a）CRABP2 分解薬 3b および 4 処理による細胞内 CRABP2/cIAP1 分解活性，（b）神経芽腫 IMR-32 細胞増殖抑制活性を指標とした CRABP2/cIAP1 デュアル分解の効果，（c）IAP パンアンタゴニスト MV-1（5）を連結した CRABP2 分解薬 6 の構造。

225

のみを選択的に分解誘導する方法の開発を目指した。詳細は割愛するが，ベスタチンメチルエステルのメチルエステルをメチルアミドに変換した 1b（図 2a）は，cIAP1 に結合するものの cIAP1 分解活性を示さない。そこで，3b のエステルをアミドに変換した化合物 4 を設計・合成した。アミド型標的タンパク質分解薬 4 は期待通り CRABP2 を分解し，10 μM の高濃度でも cIAP1 分解活性を示さないことが明らかになった（図 3a）。次に，創製した CRABP2 選択的分解薬 4 などを利用して，標的タンパク質 /cIAP1 デュアル分解の効果を検証した。cIAP1 選択的分解（1a 単独処理）もしくは CRABP2 選択的分解（4 単独処理）条件と比較して，cIAP1/CRABP2 デュアル分解（3b 単独処理もしくは 1a/4 併用処理）の方が，神経芽腫細胞増殖抑制活性が強いことが確認された（図 3b）。このことから，cIAP1 とがん関連タンパク質のデュアル分解は，抗がん薬として優れている可能性が示唆された[9]。

　cIAP1 とがん関連タンパク質のデュアル分解の有用性が示唆されたため，次に標的タンパク質に対する分解活性増強に取り組んだ。cIAP1・cIAP2・XIAP に結合する IAP パンアンタゴニストが知られている。IAP パンアンタゴニスト MV1（5，図 3c）の cIAP1 分解活性は，論文値での比較であるが 1a よりも強かった[10]。そこで，cIAP1 に対する分解活性が増強されること，また cIAP1・cIAP2・XIAP の三種のユビキチンリガーゼを利用すれば標的タンパク質に対するユビキチン化効率が向上することを期待し，3b のベスタチンを 5 で置換した CRABP2 分解低分子 6 を設計・合成した。その結果，6 は期待通り 3b より低濃度で CRABP2 を分解し，神経芽腫 IMR-32 細胞の増殖を強く抑制することが明らかになった。以上，IAP パンアンタゴニストを連結した標的タンパク質分解薬が，より強いがん関連タンパク質分解作用と，がん細胞増殖抑制作用を示すことを 2012 年に報告した[11]。このほか，IAP を用いる標的タンパク質分解薬が基質結合タンパク質以外に酵素[12]・受容体[13]を分解すること，局在としては細胞質[12]・核[12]・細胞膜[14]のタンパク質を分解できることを 2011 年から 2015 年に示した。

5　動物モデルで有効性を示す低分子 PROTAC の報告

　2015 年に複数の研究グループが，より低濃度で分解活性を示す低分子標的タンパク質分解薬を見出し，疾患動物モデルで有効性を示した。これが契機になり，標的タンパク質分解薬研究が一気に加速することになった。代表的な標的タンパク質分解薬を図 4 に示した。標的タンパク質分解薬に現在汎用されているユビキチンリガーゼは，IAP のほか，VHL，セレブロンであり，これらのリガンドとしてそれぞれ LCL161[15]，VH032[16]，サリドマイド[17]が汎用されている。このほかにも，別のユビキチンリガーゼを利用したタンパク質分解薬も報告されている。サリドマイドを連結した低分子分解薬は Degronimid，IAP リガンドを連結した低分子分解薬は SNIPER と呼ばれた時期もあったが，Crews 博士が開発した低分子標的タンパク質分解薬を低分子 PROTAC と呼んだこともあり，現在ではこれらも含めて PROTAC と呼ばれることが多くなっている。IAP を利用した PROTAC は IAP の分解が問題と総説などで論じられているが，がん

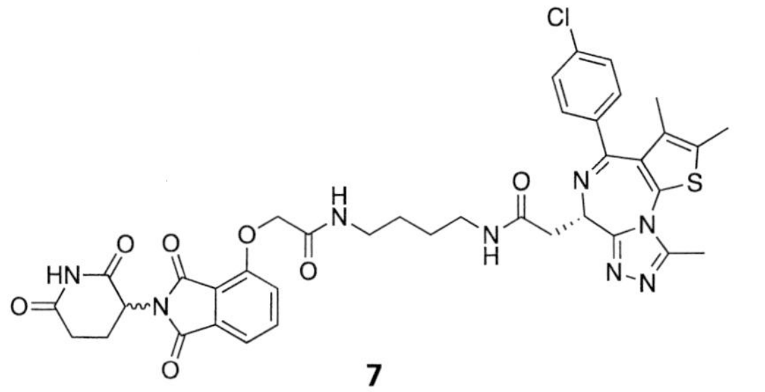

第 5 章　タンパク質分解薬

7

セレブロンリガンド
サリドマイド

標的タンパク質（BRD4）
リガンド

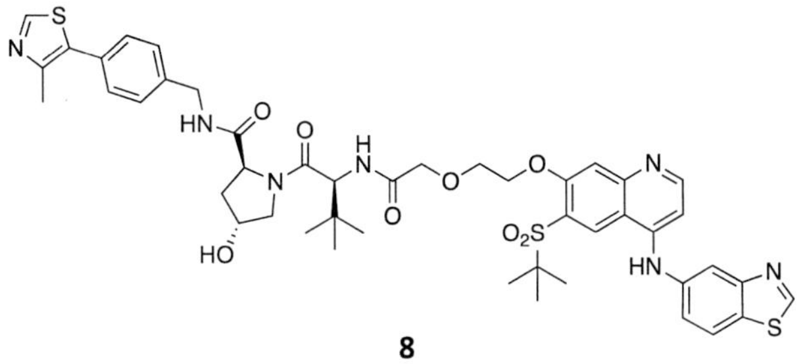

8

VHLリガンド
VH032

標的タンパク質（ERR）
リガンド

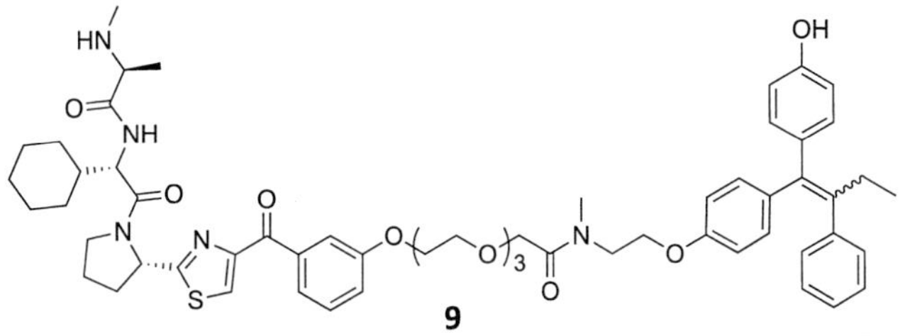

9

IAPパンアンタゴニスト
LCL161

標的タンパク質（ER）
リガンド

図 4　疾患動物モデルで有効性を示した低分子 PROTAC の構造

　を対象とした場合，IAP とがん関連タンパク質のデュアル分解は，むしろ長所と考えている。
対して VHL はがん抑制タンパク質であることから，基質に対するユビキチン化がもし
PROTAC により阻害されれば副作用をもたらす可能性も危惧される。またサリドマイドを利用
する PROTAC は催奇形成が危惧されるため，慎重な安全性試験が必要と思われる。他グループ
による PROTAC 研究は，優れた総説[18]を参照して頂きたい。

6 神経変性タンパク質を分解する低分子 PROTAC の創製

　著者らは，PROTAC 研究が盛んになる渦中において，アンドラッガブルな疾患関連タンパク質を標的にしたいと考え，神経変性疾患に着目した。神経変性疾患は，神経細胞の脱落などにより，運動失調などの様々な神経・精神症状を呈する根治療法のない難病である。アルツハイマー病においてはアミロイド β，ハンチントン病においては変異ハンチンチン（mHtt）など，疾患原因タンパク質が，細胞内外で異常凝集することで発症すると考えられている。すなわち，神経変性タンパク質が β シートを多く含む構造に変性すると，これが凝集して高毒性のオリゴマーを経て，最終的には不溶性凝集体になり，脳に沈着する。そこで，これら神経変性タンパク質の凝集体を減少させるアプローチは神経変性疾患の根治療法として有望であるが，そのような医薬はほとんど存在しない。アルツハイマー病治療薬としてアミロイド β に対する抗体医薬レカネマブが 2023 年に承認され，初の根治療法として期待されているが，タンパク質医薬に起因する脳内移行性や医療経済性に課題を有し，ベストインクラスの薬剤が求められている。

　著者らは，神経変性タンパク質リガンドとユビキチンリガーゼリガンドを連結した PROTAC は，神経変性タンパク質を分解できると期待した。しかし，神経変性タンパク質に対するリガンドはほとんど知られていない。この理由として，天然構造の神経変性タンパク質の機能を制御する低分子化合物は，凝集構造に由来する神経細胞毒性を減弱できないため，神経変性タンパク質に対する低分子リガンド探索が行われていないことが考えられる。一方，神経変性タンパク質の凝集構造に特徴的な連続する β シート構造へ，特異的に結合する神経変性疾患診断薬が知られている。そこで著者らは，神経変性タンパク質リガンドの代わりに，神経変性疾患診断薬を活用することを着想した。そして，神経変性疾患診断薬と cIAP1 リガンドを連結した PROTAC 10，11 が，オリゴマーなどの凝集体を分解誘導することを期待した（図 5a）。そして，標的とする神経変性タンパク質を mHtt に設定した。ハンチントン病はポリグルタミン病にも分類される神経変性疾患であり，遺伝的にグルタミン繰り返し配列が 40 を超えて異常伸長した mHtt が細胞内で凝集することで発症すると考えられている。グルタミンがそれぞれ 68，47 伸長した mHtt を発現する二種類のハンチントン病患者由来線維芽細胞に PROTAC10，11 を処理したところ，生細胞内の mHtt が減少した。この結果の一部を図 5b に示した。次に mHtt 減少の分子メカニズムを解析した結果，PTOTAC は *HTT* mRNA 量を減少させていないこと，cIAP1-PROTAC-ポリグルタミン凝集体の三者複合体を形成すること，cIAP1 に結合できないネガティブコントロールでは mHtt 分解活性を有さないこと，mHtt がプロテアソーム依存的に分解されること，cIAP1 リガンドや神経変性疾患診断薬の単独処理・併用処理では mHtt 分解が起こらないこと，などを確認した。これら結果は，10，11 が cIAP1 と mHtt 凝集体の三者複合体を形成し，mHtt をプロテアソーム分解しているとの筆者らの仮説を支持する。次に，より凝集性の高いグルタミンが 145 伸長した mHtt のエクソン 1 に緑色蛍光タンパク質を融合した mHtt-Q145-EGFP を，HeLa 細胞に遺伝子導入し，10 の薬効を評価した。その結果，10 はより重篤

第5章　タンパク質分解薬

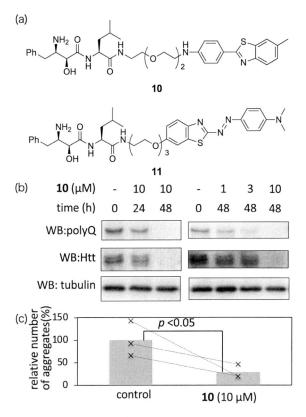

図5　神経変性タンパク質を分解する低分子 PROTAC
(a) PROTAC の構造，(b) 患者由来繊維芽細胞に 10 を処理した際の mHtt 分解作用，(c) mHtt-Q145-EGFP 発現 HeLa 細胞に 10 を処理した際の mHtt 凝集体減少作用。

な本モデル系においても mHtt 分解作用を示した。さらに 10 は，蛍光顕微鏡で輝点として観測される mHtt 凝集体数も減少させることが明らかになった（図5c）。以上，著者らは神経変性タンパク質を分解する初めての低分子 PROTAC を創製し，標的タンパク質分解薬を神経変性タンパク質にも適用できることを示した[19]。

7　脳内移行性を示す神経変性タンパク質分解薬の創製

神経変性タンパク質を分解する低分子 PROTAC を創出できたものの，中枢薬らしさ（CNS (central nervous system) druglileness）の指標である，分子量・水素結合受容体数/供与体数・極性表面積などの物理化学的性質に着目すると，PROTAC は中枢薬らしい性質とはいえず，脳内移行性を示さないことが危惧された（図6）。実際，11 をマウスに静脈注射して薬物動態を評価したところ，脳内薬物濃度は検出限界未満であり脳内移行性は観測されなかった。一方

229

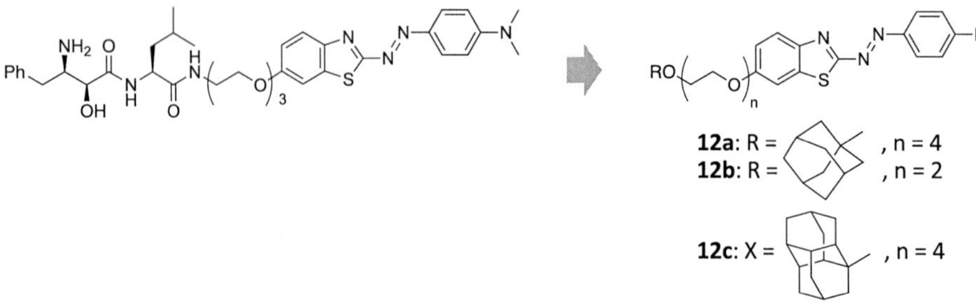

医療工学研究の最前線

Compound	molecular weight	No of hydrogen bond donors	No of hydrogen bond acceptors	$\mathrm{Log}D_{7.4}$	polar surface area (Å^2)	Caco-2 (A-B) permeability (10^{-6} cm/s)	Mice $K_{p, brain}$
for CNS drug	<500	<3		2-5	<90		
11	720	4	11	5.0[a]	172.5	1.03	ND
12a	609	0	9	9.8	86.5	0.098	ND
12b	521	0	7	10.3	68.0	ND	4.89
12c	661	0	9	12.3	86.5	5.32	0.13

[a] CLogP with ChemDraw ver 20

図6 mHtt を分解する疎水性タグ連結低分子と，それらの物理化学的性質と薬物動態

Caco-2 細胞を用いた膜透過性試験においては，幸運にも 11 は moderate に分類される透過性を示した。そこで次の課題として，脳内移行性を示す PROTAC の創製に着手した。

疎水性タグ法は，アダマンチル基などの疎水性タグと標的タンパク質リガンドを連結した分子を用い，タンパク質の品質管理機構を利用して，標的タンパク質のポリユビキチン化・プロテアソーム分解を誘導する方法である[20]。PROTAC 11 のベスタチンをアダマンチル基に置換した疎水性タグ連結低分子は，上記中枢薬らしさの指標である物理化学的性質が改善することから，この低分子 12a を設計・合成した。疎水性タグ連結低分子 12a は，期待通り細胞内の mHtt を分解し，その凝集体量を減少させた。しかしその膜透過性およびマウス脳移行性は不十分であった。そこで次に，分子量・水素結合受容体数・極性表面積を減少させるべく，リンカー長を短くした 12b と，疎水性を向上させるべくアダマンチル基をジアマンタンに置換した 12c を設計・合成した。これら 12b, c も，12a と同様の mHtt 分解活性を示した。また 12b, c をマウスに静脈投与したところ，脳内移行性を示すことが明らかになった。以上，脳内移行性を示し，神経変性タンパク質を分解誘導する PROTAC 類縁体を創製することができた[21]。現在，他グループからも神経変性タンパク質を対象とした PROTAC や TPD 技術が報告されてきており[22]，神経変性疾患を対象とした TPD は，今後の発展が期待される。

第 5 章　タンパク質分解薬

8　おわりに

　本章では，標的タンパク質分解薬 PROTAC について，著者らの研究を中心に，外部情報も加えながら記載した。新創薬モダリティとして現在注目されている PROTAC には，様々な利点が期待されている。例えば，触媒作用を示し低濃度で薬効を示すこと，基質結合タンパク質や神経変性タンパク質，転写因子，足場タンパク質などのアンドラッガブルな疾患関連タンパク質も標的にできること，タンパク質分解（event driven）は阻害（occupancy driven）よりも薬効が持続し，また薬剤耐性化が起きにくい可能性があること，複数の標的タンパク質に結合するリガンドを PROTAC 化することで，各結合親和性に依存せずに分解選択性を変更できる可能性，などが指摘されている。PROTAC の課題としては，分子量が大きく薬物動態が危惧されること，投与量が多い際に，三者複合体よりも PROTAC とどちらかのタンパク質との二者複合体の形成が優先されてしまい，分解活性が減弱するフック効果が生じること，などが挙げられる。これら PROTAC の発展には，多くの研究者が貢献している。著者らも，PROTAC の低分子化・IAP が PROTAC に利用できること・IAP とがん関連タンパク質のデュアル分解が抗がん薬として有望である可能性・アンドラッガブルな基質結合タンパク質や神経変性タンパク質にも PROTAC が適用できること・脳内移行性を示す PROTAC 類縁体を創製したことなどを通じて，微力ながら本モダリティの発展に貢献できたと自負している。2019 年に米国ベンチャー企業によって PROTAC の第 I 相臨床試験が，2023 年に第 III 相臨床試験が，がんを対象に開始されており，PROTAC の医薬応用も将来実現するかも知れない。

　ユビキチンリガーゼと標的タンパク質を近接させる PROTAC 以外にも，様々な標的タンパク質分解薬が報告されている。本稿で触れた疎水性タグ法は，タンパク質品質管理機構によって標的タンパク質がプロテアソーム分解される方法である。またプロテアソームを直接標的タンパク質と近接させる TPD 手法も開発されている[23]。ほかにも，オートファジーを誘導して細胞質タンパク質やミトコンドリアを分解する AUTAC・AUTOTAC，エンドサイトーシスによって細胞膜また細胞外の分泌タンパク質を分解する LYTAC など，ユビキチン-プロテアソーム系以外のタンパク質分解経路を利用した TPD も報告された[24]。さらに，リボヌクレアーゼ（RNase）に結合するオリゴヌクレオチドと，RNA に結合する化合物をリンカーで連結した RIBOTAC は，標的とする RNA を分解し，タンパク質以外の生体分子の分解も可能になった[25]。上記分解薬はどれも，リンカーを介して標的タンパク質リガンドとタンパク質分解に関わるタンパク質リガンドを連結した分子である。これに対して分子糊分解薬は，タンパク質分解に関わるタンパク質と標的タンパク質の相互作用を誘導するが，二種のタンパク質が共存しない条件では少なくともどちらかのタンパク質に結合できず，また構造中にリンカーを有していない。分子糊分解薬サリドマイドは，ユビキチンリガーゼセレブロンに結合し，基質タンパク質を分解誘導する[26]。分子糊分解薬 ATTEC は，オートファジー関連タンパク質微小管関連タンパク質 1 軽鎖 3（LC3）に結合し，mHtt を分解する[27]。以上，PROTAC をはじめとする TPD は今後の発展が期待される

医療工学研究の最前線

が，この益々の発展に，著者らも注力していきたい。

文　　献

1)　K. M. Sakamoto *et al.*, *Proc. Natl. Acad. Sci. U. S. A.*, **98**, 8554-9 (2001)

2)　J. S. Schneekloth *et al.*, *J. Am. Chem. Soc.*, **126**, 3748-3754 (2004)

3)　K. Sekine *et al.*, *J. Biol. Chem.*, **283**, 8961-8 (2008)

4)　S. Sato *et al.*, *Bioorg. Med. Chem. Lett.*, **18**, 3354-3358 (2008)

5)　R. Shimazawa *et al.*, *Biochem. Biophys. Res. Commun.*, **179**, 259-265 (1991)

6)　A. R. Schneekloth *et al.*, *Bioorg. Med. Chem. Lett.*, **18**, 5904-5908 (2008)

7)　Y. Itoh *et al.*, *J. Am. Chem. Soc.*, **132**, 5820-5826 (2010)

8)　K. Okuhira *et al.*, *FEBS Lett.*, **585**, 1147-52 (2011)

9)　Y. Itoh *et al.*, *Bioorg. Med. Chem.*, **19**, 3229-41 (2011)

10)　E. Varfolomeev *et al.*, *Cell*, **131**, 669-81 (2007)

11)　Y. Itoh *et al.*, *Bioorg. Med. Chem. Lett.*, **22**, 4453-7 (2012)

12)　S. Tomoshige *et al.*, *Org. Biomol. Chem.*, **13**, 9746-9750 (2015)

13)　Y. Itoh *et al.*, Bioorg. *Med. Chem.*, **19**, 6768-6778 (2011)

14)　K. Okuhira *et al.*, *Mol. Pharmacol.*, **91**, 159-166 (2017)

15)　N. Ohoka *et al.*, *J. Biol. Chem.*, **292**, 4556-4570 (2017)

16)　D. P. Bondeson *et al.*, *Nat. Chem. Biol.*, **11**, 611-617 (2015)

17)　G. E. Winter *et al.*, *Science.*, **348** (6241), 1376-1381 (2015)

18)　A. C. Lai *et al.*, *Nat. Rev. Drug Discov.*, **16**, 101-114 (2017)

19)　S. Tomoshige *et al.*, *Angew. Chem. Int. Ed.*, **56**, 11530-11533 (2017)

20)　T. K. Neklesa *et al.*, *Nat. Chem. Biol.*, **7**, 538-543 (2011)

21)　K. Hirai *et al.*, *ACS Med. Chem. Lett.*, **13**, 396-402 (2022)

22)　S. Tomoshige & M. Ishikawa, *Angew. Chem. Int. Ed.*, **60**, 3346-3354 (2021)

23)　C. Bashore *et al.*, *Nat. Chem. Biol.*, **19**, 55-63 (2023)

24)　V. Haridas *et al.*, *iScience*, **27**, 109574 (2024)

25)　M. G. Costales *et al.*, *J. Am. Chem. Soc.*, **140**, 6741-6744 (2018)

26)　T. Ito *et al.*, *Science*, **327**, 1345-1350 (2010)

27)　Z. Li *et al.*, *Nature*, **575**, 203-209 (2019)

第6章　リン酸化ペプチドおよびその等価体と創薬

辻　耕平[*1]，小早川拓也[*2]，玉村啓和[*3]

1　はじめに

　ペプチドとは，アミノ酸がアミド結合を介して2個以上連なった分子であり，連結したアミノ酸の数が増えるにつれ，ジペプチド（2個のアミノ酸），トリペプチド（3個のアミノ酸），ポリペプチド，タンパク質となる。ポリペプチドとタンパク質の分類に厳密な基準はない。ペプチドは単なるタンパク質の分解物ではなく，高度に時空間制御され，特異的な生理作用を有する生体機能分子である。このようなペプチドをシーズとして，またはペプチドそのものを用いた創薬研究が世界中で精力的に行われている。近年，合成化合物に代表される低分子医薬品と抗体に代表される高分子医薬品の利点を併せ持つ新たな創薬モダリティ，中分子医薬品としてペプチドはますます注目を集めている[1]。

　リン酸は我々の生体内において必須の分子であり，その用途は非常に多岐にわたる。無機物としてハイドロキシアパタイトのように歯や骨の形成に関与する。また，有機物としてリン脂質（細胞膜の形成），核酸（DNA や RNA などの遺伝情報伝達物質，リン酸ジエステルの重合体），アデノシン三リン酸（エネルギーの貯蔵，利用に関わる高エネルギーリン酸化合物）などの重要な生体構成要素を担っている。さらに，タンパク質の翻訳後修飾の一種としてリン酸化が知られている。タンパク質はリン酸化により細胞内シグナル伝達やその機能調整などを行っている。このようなリン酸化タンパク質を模倣することは，そのタンパク質の機能解明研究やそのタンパク質を標的とした創薬研究において非常に有用なアプローチである[2]。リン酸化タンパク質はその多くにおいてリン酸部位を相互作用領域に含むため，当該のリン酸化アミノ酸を含むタンパク質のフラグメントがその相互作用領域を抽出したリン酸化ペプチドとして見出される。しかし，リン酸化タンパク質やリン酸化ペプチドは生体内ではホスファターゼにより容易にそのリン酸エス

---

*1　Kohei TSUJI　東京科学大学[旧 TMDU]　総合研究院　生体材料工学研究所
　　　　　　　　　メディシナルケミストリー分野　准教授

*2　Takuya KOBAYAKAWA　東京科学大学[旧 TMDU]　総合研究院　生体材料工学研究所
　　　　　　　　　メディシナルケミストリー分野　所内講師

*3　Hirokazu TAMAMURA　東京科学大学[旧 TMDU]　総合研究院　生体材料工学研究所
　　　　　　　　　メディシナルケミストリー分野　教授

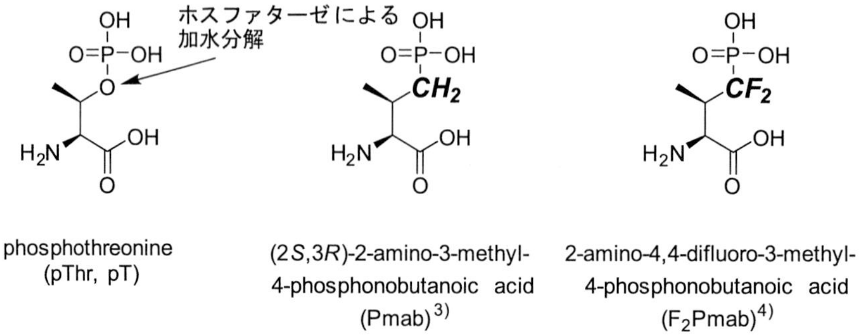

医療工学研究の最前線

図1 リン酸化スレオニン（pT）と非水解性リン酸化スレオニン誘導体 Pmab および F₂Pmab の構造

テル結合が分解されてしまう。この問題の解決法として，リン酸エステル結合（P-O）をメチレン（P-CH₂-）やジフルオロメチレン（P-CF₂-）に置換した非水解性リン酸化アミノ酸を導入した非水解性リン酸化ペプチドの利用が挙げられる（図1）[3, 4]。

本章では筆者らが推進してきたリン酸化アミノ酸やその誘導体を含むペプチドを基盤としたがん関連タンパク質の一種である polo-like kinase 1（Plk1）阻害剤の創製について述べる。

2 Polo-like kinase 1

Polo-like kinase 1（Plk1）は有糸分裂の調節に関与するセリン/スレオニンキナーゼの一種である。乳がん，大腸がん，非小細胞肺がん，前立腺がんなど多くのがん細胞において発現の亢進がみられ，Plk1 の活性阻害は顕著な抗がん活性を示すことが知られている[5]。キナーゼ阻害剤の開発は，生体内に存在する数百種類のキナーゼ間で高度に保存された酵素活性部位（kinase domain, KD）のため，その標的特異性がしばしば問題となる[6]。現在までに Plk1 の KD を標的とした多くの阻害剤が開発されており，臨床試験に進んでいる阻害剤もある。しかし，いずれの阻害剤においても標的がん細胞のみならず，off-target 効果による細胞毒性（副作用）が問題となり，承認には至っていない[7]。

Plk1 は KD, interdomain linker（IDL），polo-box domain（PBD）で構成されており，PBD は KD と分子内相互作用することにより Plk1 の活性および有糸分裂中の局在を高度に制御している[8]。PBD の機能阻害は Plk1 の酵素活性阻害と同様に標的がん細胞のアポトーシスを誘導し，抗がん活性を示すことが知られている[9]。また，現在までに Plk ファミリーメンバーとして Plk1 から Plk5 までの5種類が報告されている[10, 11]。そのなかで，Plk4 は Plk1 とは構造的に大きく異なる PBD を有している。また，Plk5 は活性のある KD を有していない。Plk2 はがんの増悪因子およびがん抑制タンパク質のどちらの機能も報告されているが，Plk3 はがん抑制タンパク質として機能することが報告されているため[12, 13]，PBD を標的とした阻害剤開発に

第6章　リン酸化ペプチドおよびその等価体と創薬

おいては Plk1，Plk2，Plk3 について特にその選択性を考慮する必要がある。一方で，生体内には数百種類のキナーゼが存在しており，その ATP 結合部位は高度に保存されているため，Plk1 選択的な阻害剤の開発にあたり，PBD は魅力的な創薬ターゲットと考えられる。

3　Plk1 PBD 結合性ペプチドの発見と高親和性リン酸化ペプチドの開発

　Plk1 の PBD はそのリガンドとしてリン酸化セリンもしくはリン酸化スレオニンを有するタンパク質やペプチドを認識する。代表的なものに polo-box interacting protein 1（PBIP1，別名 MLF1IP，KLIP1，CENP-50，CENP-U）がある。National Institutes of Health，National Cancer Institute の Kyung S. Lee 博士，Terrence R. Burke, Jr. 博士らの研究グループは，PBIP1 の 78 番目スレオニンがリン酸化されることにより，PBD と結合することに着目し，当該リン酸化スレオニン（pT）を含む PBIP1 部分ペプチドを精査した結果，PLHSpT の五残基からなるペプチドが PBD に有為に結合することを見出した（図 2a，b）[14]。さらに，非水解性リン酸化スレオニン誘導体として（2S,3R)-2-amino-3-methyl-4-phosphonobutyric acid（Pmab）や 2-amino-4,4-difluoro-3-methyl-4-phosphobutanoic acid（F_2Pmab）を導入した PLHS-Pmab および PLHS-F_2Pmab-A が PBD に結合することも報告している[14]。

　さらに，Burke 博士らは，ヒスチジン側鎖イミダゾールの $N(\pi)$ 位にフェニルオクチル基（-$(CH_2)_8$Ph）を導入した非天然アミノ酸（H*）を PLHSpT 導入することにより，PLHSpT よりも 2000 倍以上 PBD 親和性の向上した PLH*SpT の開発に成功した（図 2a）[15]。これはフェニルオクチル基により結合ポケット内の Tyr481 の側鎖が開き，新たな結合ポケットを形成したためだと考えられる（図 2c）。ほぼ同時期に University of Cambridge の Chris Abell 教授らは Plk1 PBD 結合性ペプチドとして PBIP1 由来の 9 残基のペプチド FDPPLHSpTA を報告した[16]。本ペプチドはフェニルアラニン側鎖のベンゼン環が PLH*SpT のフェニルオクチル基と同じポケットに結合することで高い親和性を有していた（図 2a，c）。このことから天然のタンパク質-タンパク質相互作用においても本結合ポケットの関与が示唆された。また，Burke 博士らは PLH*SpT に PEG 修飾およびリン酸化スレオニンの非水解性リン酸化スレオニンアナログである Pmab への置換を行い，ホスファターゼ抵抗性を獲得した PLH*S-Pmab 誘導体の開発に成功した[15, 17]。

4　Plk1 PBD 高親和性ペプチド PLH*SpT の誘導体展開

4. 1　環状 PLH*SpT 誘導体の開発

　これまでに PLHSpT や PLH*SpT をリード化合物とした種々の合成展開がなされている。リン酸化スレオニン誘導体やリン酸ミミックによる置換[17, 18]，リン酸部位のプロドラッグ化[19]，ヒスチジン側鎖イミダゾール基のジアルキル化[20] などが報告されているが，その詳細は各原著論文

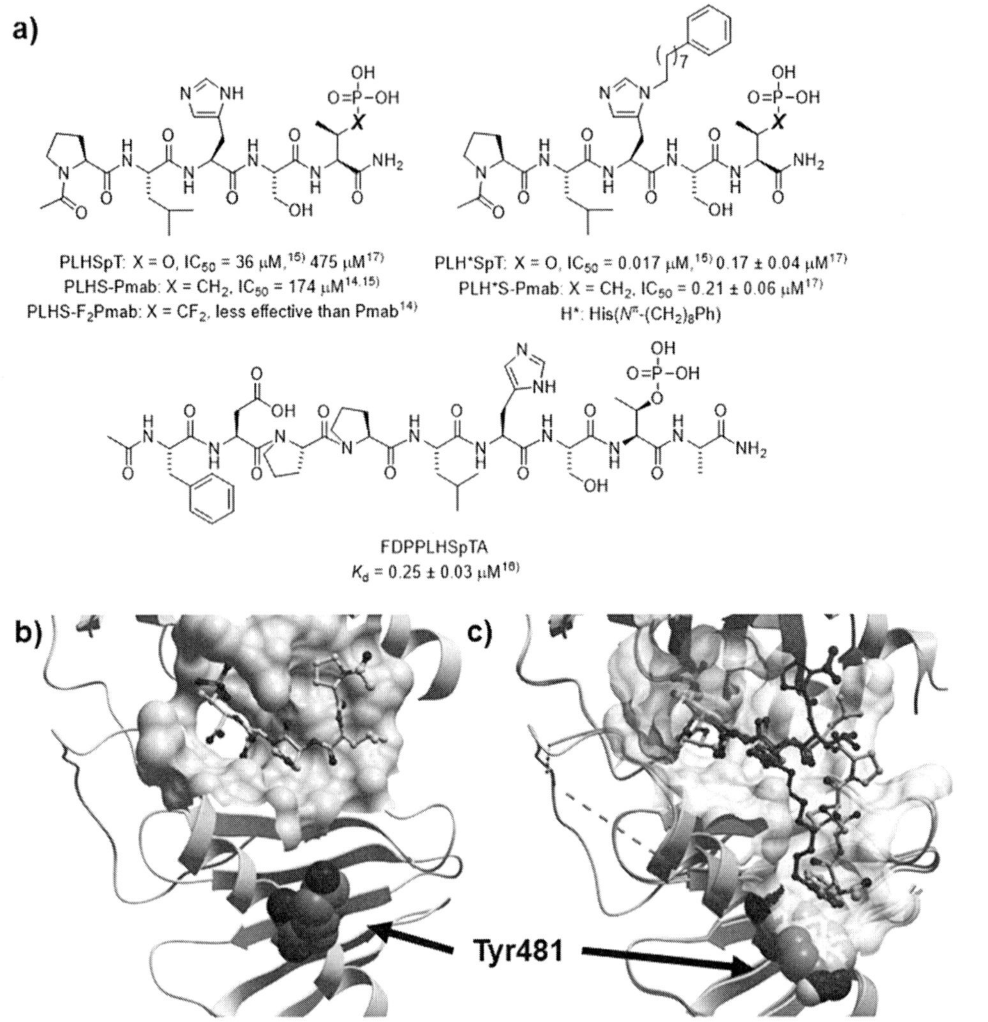

医療工学研究の最前線

図2　(a) Plk1 PBD 結合性ペプチドの構造，(b) PLHSpT（スティック）と Plk1 PBD の共結晶構造（PDB：3HIK），(c) PLH*SpT（白スティック）または FDPPLHSpTA（黒スティック）と Plk1 PBD の共結晶構造（PDB：3RQ7，3P37）。Tyr481 の側鎖（ボール）が 120 度回転し，新たな結合ポケットを形成している。

をご参照いただきたい。

　ここでは，特に環状ペプチドとしての PLH*SpT 誘導体について述べる。環状ペプチドはコンフォメーションの固定化による標的分子への結合親和性の向上，化学的および生物学的安定性の向上，細胞膜透過性の向上などの利点があり，現在のペプチド性中分子創薬研究の中心を担っている。PLH*SpT をリード化合物とした環状ペプチド誘導体として 1-3 が報告された（図3）[21]。これらはペプチド N 末端側とヒスチジン側鎖イミダゾール間をオレフィンメタセシスと

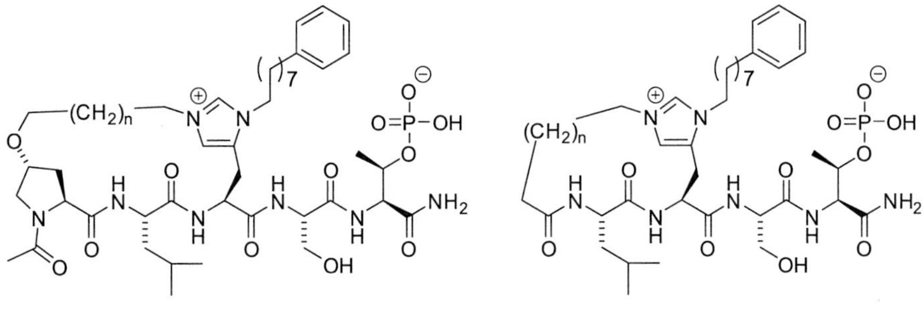

第 6 章　リン酸化ペプチドおよびその等価体と創薬

1: n = 4, IC$_{50}$ = 0.015 µM[21)]
2: n = 6, IC$_{50}$ = 0.014 µM[21)]
3: n = 8, IC$_{50}$ = 0.140 µM[21)]

図 3　N 末端側環状 Plk1 PBD 結合性ペプチドの構造

生じたオレフィンの還元によりアルキル鎖で連結した環状構造を持つペプチドである。ELISA
アッセイによる Plk1 PBD 結合親和性評価および X 線結晶構造解析の結果，これらは親化合物
である PLH*SpT と同等の活性を有し，PBD に対し同様の結合様式にて結合することが明らか
となった。

　そこで，先ほどとは逆にペプチド C 末端側とヒスチジン側鎖イミダゾール間をアミド結合に
より連結した環状ペプチド 4-7 を着想した（図 4a）[22)]。5 および 6 において Plk1 親和性は向上
したものの，親化合物 PLH*SpT に比べ，Plk2 および Plk3 に対する選択性が低下していた。X
線結晶構造解析の結果，5 は親化合物である PBD に対し PLH*SpT と同様の結合様式にて結合
していた（図 4b）。一方で，PLH*SpT の N 末端プロリンおよびロイシンを欠失した 7 は
PLH*SpT よりも Plk1 親和性は低下したものの，直鎖状ペプチド 8 よりも高い親和性を維持し
ていた。また，7 は PLH*SpT に比べ，Plk2 および Plk3 に対する選択性が向上していた。

　次に，ヒスチジンを用いない新規環状ペプチド 9 および 10 を設計した（図 4a）[23)]。これまで
に開発した Plk1 PBD 結合性ペプチドはいずれもヒスチジン残基を有しており，その側鎖イミ
ダゾールを起点としたアルキル化や環構造の形成により Plk1 親和性を確保していた。そこで筆
者らは，グルタミン酸側鎖 γ 位にフェニルオクチル基を導入することで，ヒスチジン残基を有
しない初めての Plk1 PBD 高親和性環状ペプチド 9 の開発に成功した。X 線結晶構造解析の結
果，9 において導入したグルタミン酸アナログの側鎖カルボニルと PBD の Tyr485 側鎖 OH の
間に新たな水素結合が確認された（図 4c）。さらに，9 のリン酸化スレオニンを非水解性リン酸
化スレオニンアナログ Pmab に置換した 11 においても親化合物である PLH*SpT と同程度の
PBD 親和性を有していることを確認した。

　以上のように，適切な環化戦略を用いることにより，親化合物の高親和性を損なうことなく
種々の環状 Plk1 PBD 結合性ペプチドの開発に成功した。今後，*in cellulo* や *in vivo* でのさら
なる展開が期待される。

医療工学研究の最前線

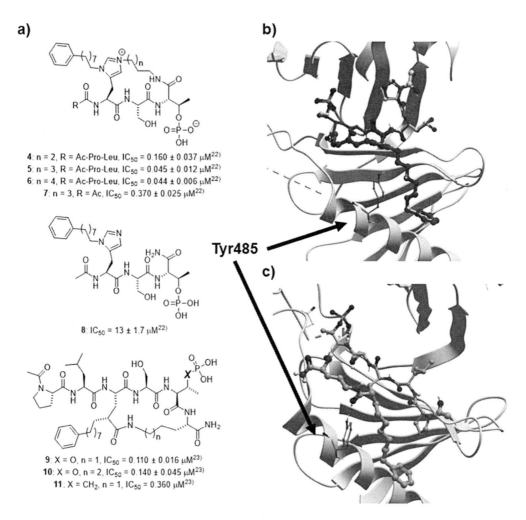

図4 （a）C末端側環状Plk1 PBD結合性ペプチドの構造，（b）PLH*SpT（白スティック）および環状ペプチド **5**（黒スティック）とPlk1 PBDの共結晶構造（PDB：3RQ7, 6AX4），（c）**9**（灰スティック）とPlk1 PBDの共結晶構造（PDB：7MX1）。**9**とTyr485の側鎖の間に新たな水素結合が形成している。

4.2 二価型阻害剤

　前項でも述べたように，これまでにPLH*SpTをリード化合物とした種々の合成展開がなされている。しかし，本リード化合物を大きく上回る新規誘導体は開発されていなかった。そこで著者らはそのブレイクスルーとなりうるアプローチとして二価型阻害剤に着目した。キナーゼ阻害剤開発において，二価型阻害剤は通常その酵素活性部位であるATP結合サイトを標的とした阻害剤とその基質結合部位を標的とした阻害剤，またはその近傍に位置する他の相互作用部位に結合する化合物を連結させたハイブリッド分子であることが多い[24]。Plk1は，その分子内に酵素活性部位（KD）とPBDを有しており，KDを標的とした阻害剤は数多く報告されている。

第6章 リン酸化ペプチドおよびその等価体と創薬

そのうちの一つに BI2536 という ATP 競合型阻害剤がある（図5）[25]。BI2536 は最初に Plk1 選択的阻害剤として報告された低分子化合物であり，最も広く研究されている Plk1 阻害剤の一つである。そこで著者らは BI2536 と PLH*SpT をハイブリッドした分子が Plk1 の KD および PBD に対する二価型阻害剤となりうると考えた。Plk1 の全長タンパク質構造は未だ解かれていないものの，高い相同性を有するゼブラフィッシュの Plk1 において，各ドメインタンパク質および接着剤としてショウジョウバエ由来の Plk1 PBD 結合性タンパク質 Map205 中の PBD 結合モチーフ（Map205[PBM]）を共発現させることにより，その三者複合体の共結晶構造が報告されている（PDB：4J7B）[26]。そこで，本構造を基に Plk1 二価型阻害剤 12-15 のデザイン，合成を行うこととした[27]。当該の結晶構造にヒト Plk1 KD と BI2536 の共結晶構造（PBD：2RKU）および PBD と PLH*SpT の共結晶構造（PDB：3RQ7）を重ね合わせ，その距離を算出した（図5a）。BI2536 のピペリジン部位は溶媒側に露出しているため，当該部位の活性への影響は少ないと考えた。本モデル構造から PLH*SpT の C 末端側が BI2536 により近接していると考えられる。一方で，実際の全長 Plk1 の構造は不明であるため，PLH*SpT の C 末端側および N 末端側双方向から二価型阻害剤を合成することとした（図5b）。これら二価型阻害剤 12-15 はペプチド化学合成に汎用される Fmoc 固相合成法を用いて合成した。全長 Plk1 を用いた PBD 親和性評価の結果，親化合物 PLH*SpT に比べ，これら二価型阻害剤は 100 倍以上の PBD 親和性を有していた（図5c）。また，過剰量の BI2536 存在下において PBD 親和性を評価した際にはその親和性の低下がみられた。さらに，PBD のみの部分タンパク質を用いた PBD 親和性評価においては，これら二価型阻害剤は親化合物 PLH*SpT と同程度の PBD 親和性であった（図5d）。これらの結果から，本二価型阻害剤は Plk1 の KD および PBD を同時に標的としていることが示唆された。二価型阻害剤についてリンカー長の精査を行った結果，予想に反してリンカーとして PEG ユニットを有しない二価型阻害剤であっても他のリンカー長の二価型阻害剤と同様に顕著な PBD 親和性の向上を示した。さらに，14 のリン酸化スレオニンを非水解性リン酸化スレオニンアナログ Pmab に置換した 16 においても親化合物である 14 と同様に PLH*SpT に比べ顕著な PBD 親和性の向上を確認した。さらに 16 はヒト子宮頸癌由来の HeLa 細胞に対して 14 よりも強い細胞毒性を示した。また，二価型阻害剤 14 および 15 を用いて全長 Plk1 との分子動力学シミュレーションを行ったところ，前述のゼブラフィッシュ Plk1 の構造を基にしたモデル構造とは異なる新たな構造を示し，これらの構造においても 1000 ナノ秒以上安定に存在することが示唆された（図5e, f）。すなわち，全長 Plk1 においてはいまだ解明されていない KD-PBD 間における新たな相互作用様式の全長タンパク質構造が存在する可能性がある。今後，これら二価型阻害剤を利用した全長タンパク質の構造解析研究が期待される。

医療工学研究の最前線

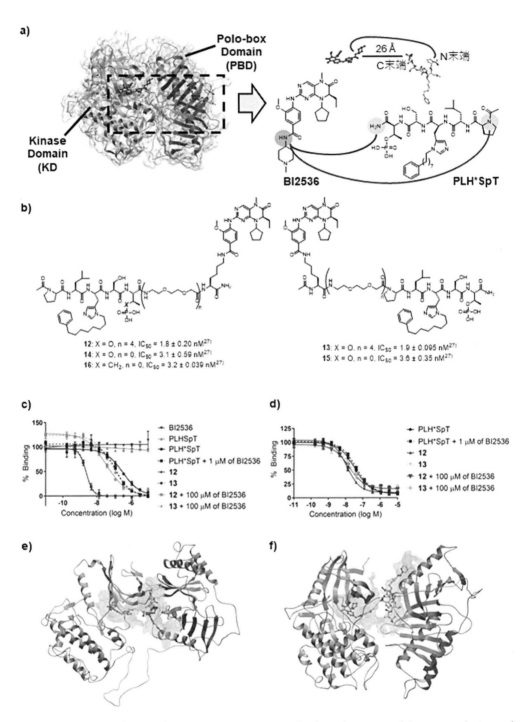

図5 (a)全長Plk1モデル構造（PDB：4J7B-2RKU-3RQ7重ね合わせ），BI2536（黒スティック）とPLH*SpT（白スティック）の構造および二価型阻害剤の設計，(b)Plk1二価型阻害剤の構造，(c, d)全長Plk1またはPlk1 PBDを用いた蛍光偏光による親和性評価結果，(e, f)14または15とホモロジーモデリングにより生成した全長Plk1とのMDシミュレーション結果。

240

第 6 章　リン酸化ペプチドおよびその等価体と創薬

5　おわりに

　本稿では著者らが取り組んできた，がん関連キナーゼ Plk1 を標的としたリン酸化アミノ酸含有ペプチド阻害剤について紹介させていただいた。近年の新たな創薬モダリティとしてペプチドはますます注目を集めている。特に従来の直鎖状ペプチドでは難しかった細胞内タンパク質を標的とした薬剤や経口投与可能な薬剤の開発戦略として，環状ペプチドなどペプチド鎖の化学的な変換が大きな成果を上げている。今後，タンパク質のリン酸化をはじめとするタンパク質翻訳語修飾を標的とした創薬研究においてもペプチド化学が活躍することが期待される。

謝辞

　本稿で紹介した研究成果は，米国 National Institutes of Health, National Cancer Institute, Terrence R. Burke, Jr. 博士の下で始めたものであり，また，共同研究として National Cancer Institute at Frederick, Frederick National Laboratory for Cancer Research, Buyong Ma 博士および Ruth Nussinov 博士にお世話になりました。また，本稿の執筆にあたりご助力いただいた東京医科歯科大学生体材料工学研究所メディシナルケミストリー分野の職員の皆様および学生諸氏に深く感謝いたします。

文　　　献

1) H. Tamamura *et al., Springer Briefs in Pharmaceutical Science & Drug Development*, 1 （2018）
2) T. Bilbrough *et al., Chem. Soc. Rev.*, **51**, 5691-5730 （2022）
3) M. Ruiz *et al., Tetrahedron Lett.*, **35**, 4551-4554 （1994）
4) A. Otaka *et al., J. Org. Chem.*, **65**, 4888-4899 （2000）
5) K. S. Lee *et al., Trends Pharmacol. Sci.*, **36**, 858-877 （2015）
6) G. Manning *et al., Science*, **298**, 1912-1934 （2002）
7) R. E. A. Gutteridge *et al., Mol. Cancer Ther.*, **15**, 1427-1435 （2016）
8) A. E. H. Elia *et al., Cell*, **115**, 83-95 （2003）
9) J. E. Park *et al., F1000 Res.*, **6**, 1024 （2017）
10) X. Lv *et al., Eur. J. Med. Chem.*, **184**, 111769 （2019）
11) S. Y. Lee *et al.,Dev. Reprod.*, **18**, 65-71 （2014）
12) M. V. R. Reddy *et al., Bioorg. Med. Chem.*, **24**, 521-544 （2016）
13) G.d Cárcer *et al., Mol. Cell. Biol.*, **31**, 1225-1239 （2011）
14) S.-M. Yun *et al., Nat. Struct. Mol. Biol.*, **16**, 876-882 （2009）
15) F. Liu *et al., Nat. Chem. Biol.*, **7**, 595-601 （2011）
16) P. Śledź *et al., Angew. Chem. Int. Ed.*, **50**, 4003-4006 （2011）
17) D. Hymel *et al., ChemMedChem*, **12**, 202-206 （2017）

241

18) W.-J. Qian *et al., Bioorg. Med. Chem.*, **21**, 5996-4003 (2013)

19) W.-J. Qian *et al., Amino Acids*, **45**, 1143-1148 (2013)

20) W.-J. Qian *et al., Biopolymers Pept. Sci.*, **102**, 444-455 (2014)

21) W.-J. Qian *et al., Biopolymers Pept. Sci.*, **104**, 663-673 (2015)

22) D. Hymel *et al., Bioorg. Med. Chem. Lett.*, **28**, 3202-3205 (2018)

23) D. Hymel *et al., Org. Biomol. Chem.*, **19**, 7843-7854 (2021)

24) Z. B. Hill *et al., ACS Chem. Biol.*, **7**, 487-495 (2012)

25) M. Steegmaier *et al., Curr. Biol.*, **17**, 316-322 (2007)

26) J. Xu *et al., Nat. Struct. Mol. Biol.*, **20**, 1047-1053 (2013)

27) K. Tsuji *et al., RSC Chem. Biol.*, **3**, 1111-1120 (2022)

第7章　新規創薬標的探索のための
光親和性標識プローブの開発

坂田優希[*1]，細谷孝充[*2]

はじめに

　医薬品をはじめとする生物活性化合物の多くは，タンパク質などの生体分子と相互作用し，その機能を阻害あるいは活性化することでその効果を発揮する。そのため，生物活性化合物の標的分子を明らかにすることができれば，医薬品の作用機序の解明および，それに基づいた論理的な構造展開が可能になるうえ，新規標的分子をターゲットとする魅力的な創薬展開までもが期待できる。生物学的な標的分子同定の手法として，古くから遺伝子改変動物の表現型解析が用いられている。それでは解決できない場合に，生物活性化合物の構造を一部改変することで，標的分子を捕獲・検出するための機能を付与したプローブ分子を用いる化学的手法が取られる。例えば，磁気ビーズなどに生物活性化合物を固定化することで，その化合物と親和性の高い生体分子の同定が達成されてきた。このような化学的手法の中で，とくに生物活性化合物が drug-like な低分子の場合に有効な手法の一つが光親和性標識法である。本稿では，光親和性標識法について概説するとともに，筆者らが，異なる種類のアジド基の特性に着目して開発したジアジドプローブ法および，それに関連するジアジド化合物の合成手法の開発研究について紹介する。

1　光親和性標識法

　光親和性標識法は，紫外光照射によって引き起こされる光化学反応を利用し，プローブ分子と，その近傍に存在する分子との間に共有結合を形成することで標的分子を同定する手法である[1,2]。1962 年に Westheimer らにより報告されて以降，光反応性官能基を生物活性化合物に導入した光親和性標識プローブを利用することで，数多くの生物活性化合物の標的分子が明らかにされてきた（図1）。光親和性標識プローブには，標的分子と結合を形成するための光反応性官能基に加え，結合が形成されていない多数の生体分子の中から結合形成に成功した微量の分子だけを見つけてくるための目印となる検出用官能基が必要となる。

＊1　Yuki SAKATA　工学院大学　先進工学部　生命化学科　助教

＊2　Takamitsu HOSOYA　東京科学大学[旧 TMDU]　総合研究院　生体材料工学研究所
　　　　生命有機化学分野　教授

医療工学研究の最前線

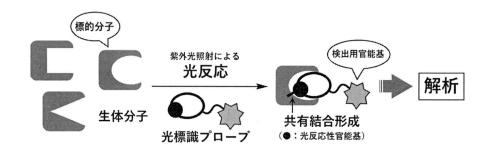

図1 光親和性標識法の原理

1.1 光親和性標識法に利用される光反応性官能基

光親和性標識法によく利用される光反応性官能基は，芳香族アジド，ジアジリン，ベンゾフェノンなどである。これらの官能基を導入することで元の化合物から化学構造が変化するため，元の生物活性を保持できるプローブを設計できるかどうかが重要となる。以下に，それぞれの光反応性官能基の特徴を示す。

1.1.1 芳香族アジド基

光照射により窒素の放出を伴うニトレンの発生を経て，環拡大によりジデヒドロアゼピンが生成する。その際，近傍に標的タンパク質の求核性アミノ酸残基があると，求核攻撃を受け，共有結合が形成される（図2A）。求核性官能基以外とは反応しづらく，共有結合を形成し得る生体分子側の構成要素に制限がある。光活性化には比較的強いエネルギーをもつ紫外光（254 nm）を短時間照射するだけで十分な場合が多い。アジド基は，窒素原子3つが直線状に並んだ小さく低極性な置換基であるため，元の化合物の生物活性を保持しやすい。

1.1.2 トリフルオロメチルジアジリン

トリフルオロメチルジアジリンは光活性化により窒素を放出してカルベンを生じる。生成したカルベンは高い反応性を示し，炭素-水素結合など，ほとんどの結合と反応し得るが，水とも反応する（図2B）。タンパク質への影響が少ない長波長領域（365 nm付近）の光で活性化できるが，比較的長時間の光照射が必要な場合が多い。プローブ分子の合成には，他の光反応性官能基と比べると多くの工程数を要する。また，比較的大きな置換基であるため，元の化合物が有する生物活性を低下させてしまう場合がある。

1.1.3 芳香族カルボニル基

ベンゾフェノンなどの芳香族カルボニル化合物は，光照射によってカルボニル基が励起され，ビラジカル活性種を生じる。ここから，標的分子の炭素-水素結合の水素を引き抜いて酸素がプロトン化された後に，炭素ラジカルが標的分子と結合形成する（図2C上式）。このとき，紫外光による活性化の過程が可逆であるため，光分解しない。さらに，水などとは反応しにくいため，標的分子と比較的効率よく結合形成できる。長波長領域（＞300 nm）での活性化が可能だ

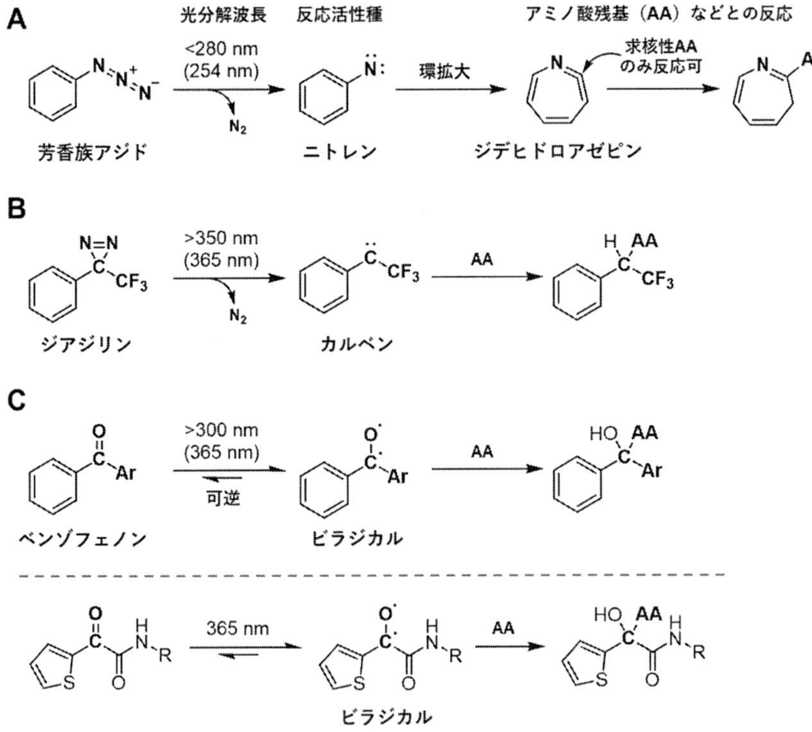

第7章　新規創薬標的探索のための光親和性標識プローブの開発

図2　代表的な光反応性官能基

が，比較的長時間の光照射を要する場合が多い。また，ベンゾフェノン部位は大きい極性官能基であり，とくに，小分子のプローブ化に利用した場合には活性の大幅な低下が懸念される。最近では，よりコンパクトで疎水性の低い 2-チエニル置換型 α-ケトアミド誘導体が短時間の 365 nm の光照射により活性化でき，選択的な光標識に有効であると報告されている（図 2C 下式）[3, 4]。

1. 2　クリック反応による検出用官能基の導入

　光クロスリンクに成功した微量の分子だけを見つけてくるためには，目印となる検出用官能基が必要となる。光親和性標識法の黎明期によく用いられたのは放射性同位元素（RI）である。検出感度が高く，最小限の構造改変ですむことから，元の生物活性を維持したプローブ分子を開発しやすい利点がある。一方で，専用の実験施設が必要であるほか，核種固有の半減期に応じて崩壊することから，プローブの長期保存には不向きであり，核種によってはその都度合成が必要になる。

　RI 法の問題を回避できる non-RI 法として，ビオチンを検出部位として利用する手法も汎用されている。アビジンなどとの極めて高い親和性を利用することでほぼ不可逆な結合形成が可能

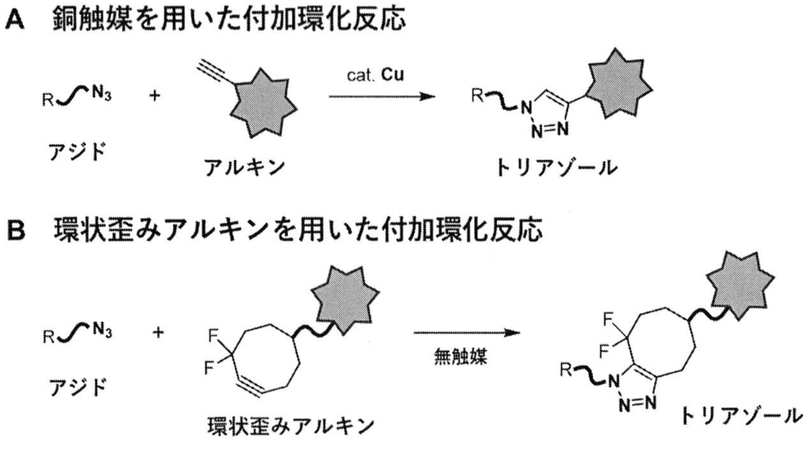

医療工学研究の最前線

A 銅触媒を用いた付加環化反応

アジド　　　アルキン　　　　　　　　　　トリアゾール

B 環状歪みアルキンを用いた付加環化反応

アジド　　　環状歪みアルキン　　　　　　　　　　　トリアゾール

図3　アジドとアルキンの「クリック反応」

であることから，高い検出感度を誇る。一方で，ビオチンの化学構造は大きく，とくに，小分子のプローブ化に利用した場合には生物活性の損失が懸念される。

これらの課題を解決する手法として筆者らのグループは，検出用官能基の代わりにアジド基やエチニル基（アルキン）などの bioorthogonal な（生体直交性を有する）官能基をもたせたプローブ分子を利用し，クリック反応[5]によって，目印となる検出部位を後から導入する手法を考案した。クリック反応は二つの分子を信頼性高く連結する反応の総称である。医薬品や高分子材料の合成，生体組織の化学修飾など幅広く利用され，2022年のノーベル化学賞の受賞対象になった。なかでも，アジドとアルキンの付加環化反応は銅触媒を用いることで著しく加速されることが報告[6,7]されて以降，代表的なクリック反応として幅広い分野で汎用されている（図3A）。また，2004年に Bertozzi らによって，環状歪みアルキンとアジドとのクリック反応が，銅触媒を必要とせず，室温で速やかに進行することが明らかにされた（図3B）[8]。クリック反応という工程が一つ増えるため，検討すべき事項が増えるものの，任意の機能性部位を後から導入できることから，検出や精製など多目的に使用できる。さらに，アジドやアルキンは低極性かつ小さな官能基であることから，生物活性化合物に導入しても元の生物活性を維持しやすい。

2　ジアジドプローブ法

2004年に筆者らは，生物活性化合物の部分骨格としてよく見られるベンゼン環上にアジド基（-N$_3$）とアジドメチル基（-CH$_2$N$_3$）を導入するジアジドプローブ法を開発した[9]。本手法では，ベンゼン環と直結した芳香族アジド基が光反応性官能基として働き，窒素放出を伴うジデヒドロアゼピンへの環拡大を経て，標的タンパク質との共有結合を形成した後，残存した脂肪族アジド

第7章　新規創薬標的探索のための光親和性標識プローブの開発

基を足掛かりに検出用官能基を導入する（図4）。

本手法は二種のアジド基の反応性が異なることを利用している。フェニルアジドとベンジルアジドの等モル混合溶液に対して光照射（254 nm）したところ，フェニルアジドが完全に消費した時点で，ベンジルアジドの約90％が残存していた（図5A）。また，芳香族アジド基と脂肪族アジド基を同一分子内に併せ持つ化合物に対して，ジエチルアミン存在下，光照射（254 nm）したところ，芳香族アジド基が光反応により環拡大を起こした後，ジエチルアミンに捕捉されたジヒドロアゼピン誘導体が得られた（図5B）。残存した脂肪族アジド基に対してクリック反応により，ビオチンや蛍光色素といった検出用の官能基を簡単に導入することができる。

ジアジドプローブ法を利用することで，これまでにいくつかの生物活性化合物の標的分子同定

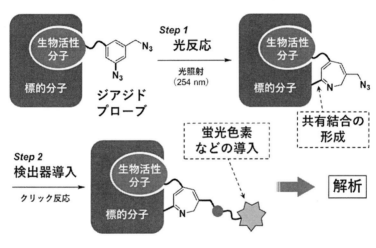

図4　ジアジドプローブ法の概略

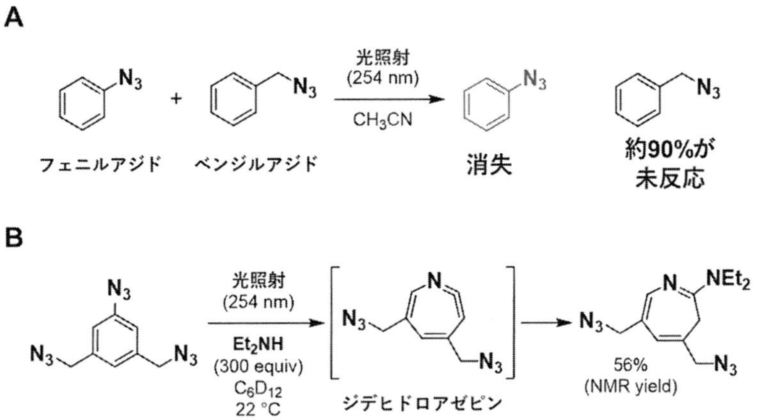

図5　芳香族アジドと脂肪族アジドの光反応性の比較

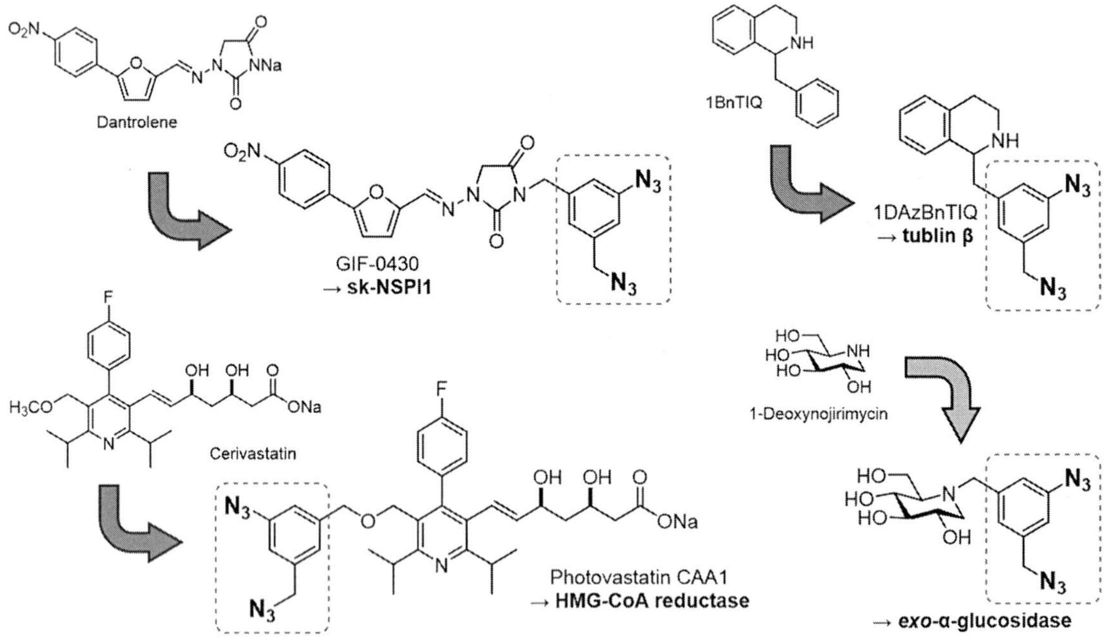

医療工学研究の最前線

図6 これまでに標的分子同定に利用されたジアジドプローブの例

または結合部位の特定に成功した（図6）。例えば，筋弛緩薬 dantrolene をプローブ化した GIF-0430[10, 11]，あるいは熱帯果実から単離された Parkinson 病関連の内在性神経毒 1BnTIQ をプローブ化した 1DAzBnTIQ[12]を用いることで，それぞれの標的分子の同定に成功した。さらに，高脂血症治療薬として臨床利用されていた cerivastatin をプローブ化した photovastatin CAA1 を用いることで，その標的分子である HMG-CoA 還元酵素上での結合部位を予測することにも成功している[9]。最近では他の研究グループによる利用も報告されており，α-glucosidase の阻害剤である 1-deoxynojirimycin のジアジドプローブ化などが行われている[13]。

3 ジアジドビルディングブロックの簡便合成

　多彩な生物活性化合物を迅速かつ効率的にジアジドプローブ化するために，アジド基とアジドメチル基を有するベンゼン環に様々な連結用官能基をもたせたジアジドビルディングブロックの簡便合成法の開発に成功した[14, 15]。具体的には，分子連結の足掛かりとなる官能基（**FG**）と，のちにアジドメチル基へと誘導できる一炭素官能基（**C[1]**）を有する前駆体 **1a-d** に対し，まず，イリジウム触媒を用いる位置選択的ボリル化および銅触媒によるアジド化を連続的に行う，形式的な C-H アジド化反応により芳香族アジド誘導体 **2a-d** を得た（図7A）。続いて，一炭素官能基であるエステル部位を水素化ジイソブチルアルミニウムにより還元した後，光延-Merck 法で

248

第7章 新規創薬標的探索のための光親和性標識プローブの開発

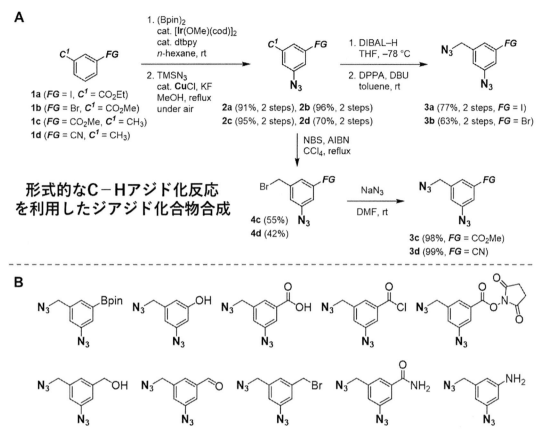

図7 様々なジアジドビルディングブロックの簡便合成

ヒドロキシ基をアジド基へと変換することでジアジド化合物 3a，3b を効率的に合成できた。さらに，メチル基（-CH₃）を有するものは，ブロモ化後，アジ化ナトリウムを用いる置換反応によってジアジド化合物 3c，3d に変換した。得られた4種のジアジド化合物のさらなる官能基変換により，多様なジアジドビルディングブロックの高効率合成に成功した（図7B）。筆者らは現在も異なる連結用官能基を有する様々なジアジドビルディングブロックの開発を継続しており，これらを活用することで幅広い生物活性化合物の迅速なプローブ化に役立てている。

4 ジアジドビルディングブロックを用いた分子連結手法の開発

ビルディングブロックを有効に活用するためには，アジド基を損なうことなく基質と連結する必要がある。また，スクリーニングヒット化合物の標的同定研究は，提示された生物活性分子そのものの合成からスタートする場合が多く，効率的にプローブ分子合成へと展開していくために

は，合成終盤でジアジドベンゼン構造を導入する経路が望ましい。そのため，アジド基だけでなく，生物活性化合物が有する多彩な官能基を損なうことなく分子連結するための温和な手法の開発が求められる。さらに，このような連結手法の開発は既存薬を再開発するドラッグリポジショニングに役立つことが期待される。すなわち，既存の医薬品をジアジドフェニル化したプローブ分子ライブラリーを作製し，これを用いてスクリーニングアッセイを行うことで，既存薬の新たな生物活性を見出すとともに，ジアジドプローブ法により新たな創薬標的を探索できると考えられる（図8）。

筆者らはこのような背景のもと，医薬品や生物活性分子に散見されるアミン類のプローブ化を目的に，C-N結合形成反応の温和な条件を見出した[16]。これまでに報告されているアリールハライドのアミノ化反応は，100℃以上といった高温で行うことが多く，実際にアジド基を有する

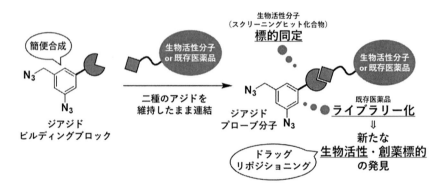

図8　ドラッグリポジショニングのためのジアジドプローブ分子ライブラリー

表1　芳香族アジドを基質としたアミノ化条件の最適化

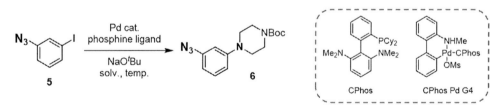

entry	Pd cat./phosphine ligand	solv.	temp. (°C)	yield (%)
1	Pd$_2$(dba)$_3$/CPhos	toluene	100	78
2	CPhos Pd G4	toluene	100	78
3	CPhos Pd G4	1,4-dioxane	100	81
4	CPhos Pd G4	1,4-dioxane	50	89

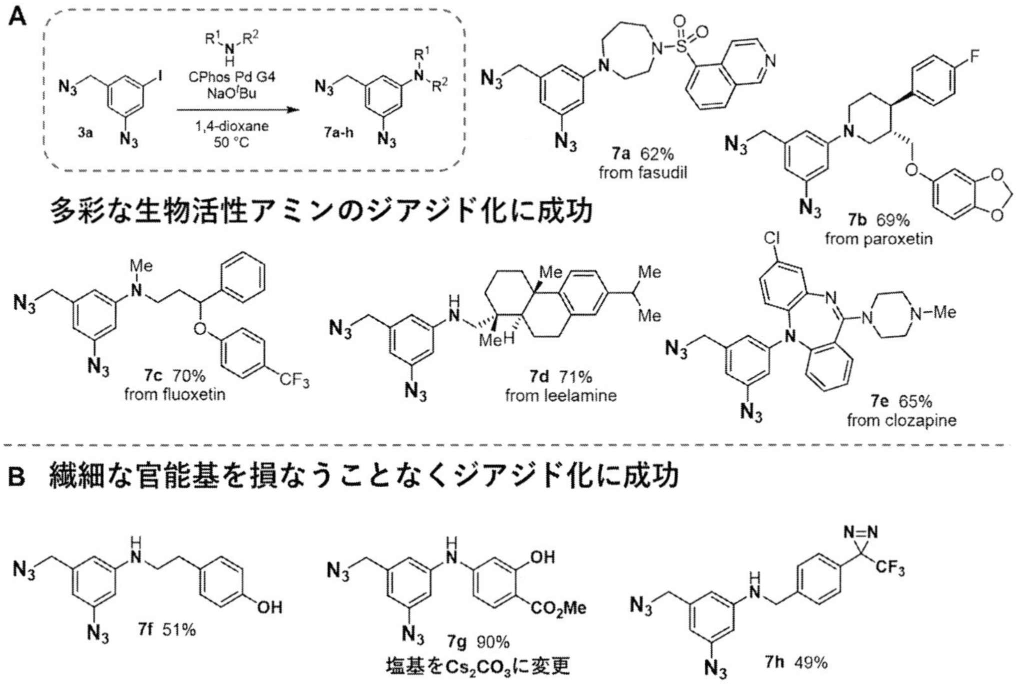

第 7 章　新規創薬標的探索のための光親和性標識プローブの開発

A

多彩な生物活性アミンのジアジド化に成功

7a 62%
from fasudil

7b 69%
from paroxetin

7c 70%
from fluoxetin

7d 71%
from leelamine

7e 65%
from clozapine

B　繊細な官能基を損なうことなくジアジド化に成功

7f 51%

7g 90%
塩基をCs₂CO₃に変更

7h 49%

図 9　多様なジアジドアニリン類の合成

基質を用いて検討したところ，特に芳香族アジド基がほとんど損なわれてしまうことが分かった。そこで，芳香族アジド 5 を基質としてパラジウム触媒とホスフィン配位子の様々な組み合わせを検討した（表 1）。かさ高いホスフィンである Buchwald 配位子を中心に検討を進めた結果，CPhos を配位子として用いた場合に効率的にアミノ化が進行することを見出した（entry 1）。さらに，配位子があらかじめ導入された触媒前駆体である CPhos Pd G4 を用いると，反応温度を 50℃ まで下げることができ，収率も改善されることが分かった（entry 4）。

　最適化したアミノ化条件は，既存の生物活性化合物を含む多彩な官能基を有するアミン分子のジアジドフェニル化に適用することができた。具体的には，脳血管攣縮治療のための血管拡張剤として知られる fasudil，選択的セロトニン再取り込み阻害剤である paroxetin，fluoxetin などの二級アミン類，ピルビン酸デヒドロゲナーゼキナーゼの阻害剤である leelamine のような一級アミン，統合失調症治療薬である clozapine のような芳香族アミンの効率的なジアジドフェニル化に成功した（図 9A）。また，フェノール性水酸基を有する分子や，芳香族アジド基と同様に優れた光反応性官能基として知られているトリフルオロメチルジアジリン構造を有する分子も効率的にジアジドフェニル化できた（図 9B）。本手法はアミノ基を有するスクリーニングヒット化合物の迅速なプローブ化に役立つだけでなく，アミノ基を有する既存薬剤の新たな分子標的の

251

医療工学研究の最前線

発見につながると期待される。

おわりに

　近年の創薬開発研究は，大規模な化合物ライブラリーを用いたハイスループットスクリーニングから見出されたヒット化合物を起点に構造最適化を進めるのが一般的である。とくにスクリーニングがフェノタイプアッセイの場合には，そこから得られてくるヒット化合物の標的は未知であることが多い。標的が明らかにできれば，昨今進展が著しいタンパク質の構造解析や *in silico* ドッキングシミュレーションなどの最先端の手法と組み合わせることで創薬研究の大幅な加速が期待されることから，標的未知生物活性化合物の標的同定はますます重要な課題になっている。筆者らの開発したジアジドプローブ法は，数ある標的同定法の一つに過ぎず，万能な手法であるとは言えないが，今後も本手法に磨きをかけることで，一つでも多くの標的同定研究に貢献したいと考えている。

文　　　献

1)　吉田優，細谷孝充，ケミカルバイオロジー 成功事例から学ぶ研究戦略（長野哲雄，萩原正敏／監訳），89，丸善（2013）
2)　G. Dormán, "Bioorganic Chemistry of Biological Signal Transduction"（H. Waldmann/ed.），169，Springer-Verlag（2001）
3)　G. Hirai *et al., ACS Chem. Biol.*, **13**, 876（2018）
4)　K. Usui *et al., Chem. Eur. J.*, **28**, e202103925（2022）
5)　K. B. Sharpless *et al., Angew. Chem., Int. Ed.*, **40**, 2004（2001）
6)　M. Meldal *et al., J. Org. Chem.*, **67**, 3057（2002）
7)　V. V. Fokin *et al., Angew. Chem., Int. Ed.*, **41**, 2596（2002）
8)　C. R. Bertozzi *et al., J. Am. Chem. Soc.*, **126**, 15046（2004）
9)　M. Suzuki *et al., Org. Biomol. Chem.*, **2**, 637（2004）
10)　T. Hosoya *et al., Bioorg. Med. Chem. Lett.*, **15**, 1289（2005）
11)　T. Ikemoto *et al., Diabetes*, **58**, 2802（2009）
12)　Y. Kotake *et al., J. Neurochem.*, **114**, 1291（2010）
13)　K. A. Stubbs *et al., Chem. Commun.*, **47**, 5037（2011）
14)　T. Hosoya *et al., Eur. J. Org. Chem.*, 3991（2014）
15)　S. Yoshida *et al., Heterocycles*, **99**, 1053（2019）
16)　T. Hosoya *et al., J. Org. Chem.*, **86**, 15674（2021）

第8章　光機能分子

平野智也[*]

1　はじめに

　照射する時間，場所を制御することができる光は様々な分析や生物学などの基礎研究だけでなく，診断，治療という医療の分野にも応用されている。光を利用する際には，照射された光を吸収して，様々な機能を発揮する分子である光機能分子が利用されている。光機能分子は液晶パネルなど表示装置としての工業的な利用が多いが，本稿では主に生物学などの研究で利用されている光機能分子に関して，その種類と利用例について概説する。光を広義の電磁波としてとらえると，波長が長いマイクロ波，ラジオ波から，波長が短いX線なども含まれるが，本稿では特に200 nm付近の紫外光から900 nm付近の近赤外光の光を吸収して機能する光機能分子について述べる。この200 nm～900 nmの光のエネルギーは，多くの分子の最高被占軌道（Highest Occupied Molecular Orbital：HOMO）と最低空軌道（Lowest Unoccupied Molecular Orbital：LUMO）のエネルギー差に相当する。そのため，この波長領域の光を吸収した分子では，HOMOを占有する電子がLUMOへと遷移し，基底状態から励起一重項状態となる。この励起一重項状態の分子から元の基底状態（もしくは構造が変化した後の分子の基底状態）へと戻る過程において，そのエネルギーがどのような分子プロセスへと変換されるかで，それぞれの光機能分子が発揮する機能が変わる。例えば，光の放射に変換される分子は蛍光物質（もしくはりん光物質）であり，共有結合の切断という化学反応に変換される分子は光分解性保護基となる。以下にそれぞれの光機能分子の代表例を挙げる。

2　蛍光物質と蛍光センサー

　光の吸収によって生成した励起一重項から基底状態に戻る際の発光が蛍光であり，効率よく光を吸収して強い蛍光を発することができる分子は，蛍光物質として利用される。代表的な蛍光物質としては100年以上前より用いられているフルオレセインや，天然物より得られたクマリン，長波長化および光安定性の向上などを志向して開発されたBODIPY類などがある（図1）。それぞれの蛍光物質には最も強い蛍光を発するために適した励起波長と蛍光波長があり，それらは極大励起波長，極大蛍光波長と呼ばれ，目的や使用する機器に応じた蛍光物質を選ぶ際の基準となる。

　こうした有機小分子からなる蛍光物質に加えて，緑色蛍光タンパク質（Green Fluorescent

---

[*]　Tomoya HIRANO　大阪医科薬科大学　薬学部　医薬分子化学研究室　教授

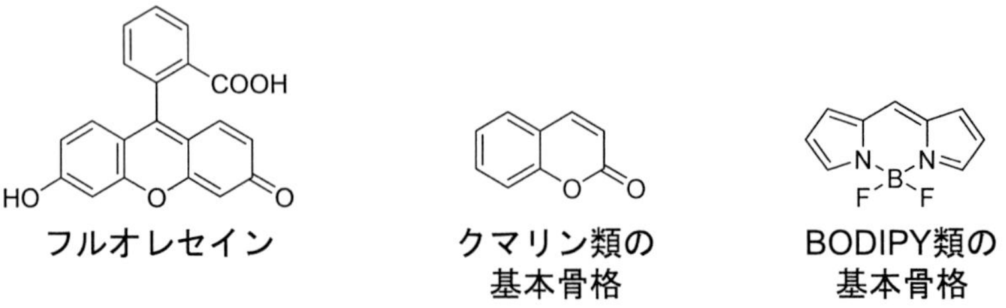

医療工学研究の最前線

フルオレセイン　　　　クマリン類の　　　　BODIPY類の
　　　　　　　　　　　　基本骨格　　　　　　基本骨格

図1　有機小分子からなる蛍光物質の例

protein：GFP）をはじめとする蛍光タンパク質群もある。GFP はオワンクラゲから採取された
タンパク質だが，遺伝子変異の導入や別の生物種からの探索，採取などにより，現在では様々な
波長，特性の蛍光タンパク質が報告されている。さらに半導体材料を基に開発された量子ドット
は液晶パネルなどの工業的な用途に用いられることが多い。蛍光タンパク質は 2008 年，量子
ドットは 2023 年にそれぞれノーベル化学賞の受賞対象となっているなど，その利用価値は非常
に高い。有機小分子からなる蛍光物質，蛍光タンパク質，量子ドットはそれぞれ分子の大きさ，
形成過程などに応じた利点，欠点があり，使用する目的に応じて使い分けられている。

　蛍光物質は適切な誘導体化によって，特定の分子種と結合または反応したときに蛍光特性が変
化する機能を持たせることができる。こうした蛍光物質は蛍光センサーと呼ばれ，変化を引き起
こす分子種を測定対象として検出することができる。蛍光センサーを生きた細胞，組織，個体に
用い，蛍光顕微鏡などによって蛍光像を連続的に取得する蛍光イメージングは，測定対象の分子
種の時空間的な変化をリアルタイムに解析することにより，その生理機能を解析するための手法
である。1980 年代に開発されたカルシウムイオンを検出する蛍光センサー（図 2）がカルシウ
ムイオンの生理機能の解明に大きく貢献して以来，一酸化窒素などの分子種，プロテアーゼなど
の酵素活性などを検出する蛍光センサーが次々と開発された。その測定対象は分子種だけにとど
まらず，細胞膜の電位などの生理的な変化，極性，温度，粘性などの微小環境の変化を検出する
センサーも開発されている。

　蛍光センサーは，測定対象となる分子種と選択的に結合または反応する分子団が蛍光物質の
様々な部位に導入された構造をとることが多い。センサーとして機能するためには，測定対象と
の結合が蛍光の変化へと変換される必要がある。当初は，蛍光物質のどの部位のどのような置換
基を導入すると蛍光がどう変化するかなどの測定結果，経験則に基づき，蛍光センサーの構造が
デザインされることが多かった。例えば，フルオレセインの安息香酸部にアミノ基などの電子供
与性基が導入されると蛍光強度が著しく減弱するが，電子供与性が低減したアミド基では蛍光が
強いことが知られていた（図 3）。そのためこの部位に一酸化窒素（NO）と反応するオルトジア
ミノ基を導入したジアミノフルオレセイン（DAF）は同様にほとんど蛍光を持たず，NO と反応
して電子供与性が下がったトリアゾール環となると蛍光強度が増大することが予測された。こう
してデザイン，合成された DAF は期待通りの蛍光の変化を示し，NO によって蛍光強度の増大

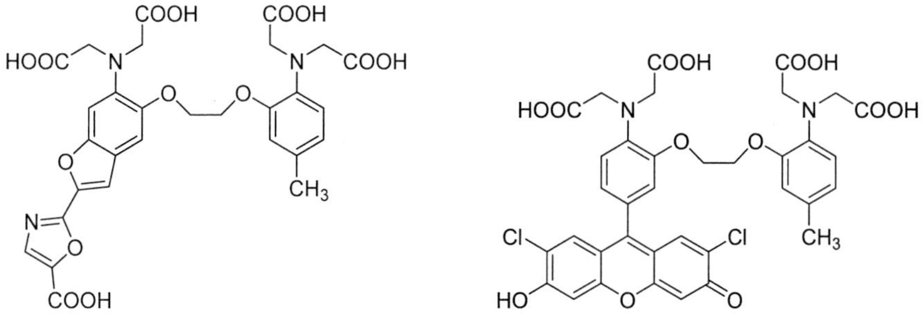

第8章　光機能分子

Fura-2

Fluo-3

図2　カルシウムイオン蛍光センサーの例[1,2]

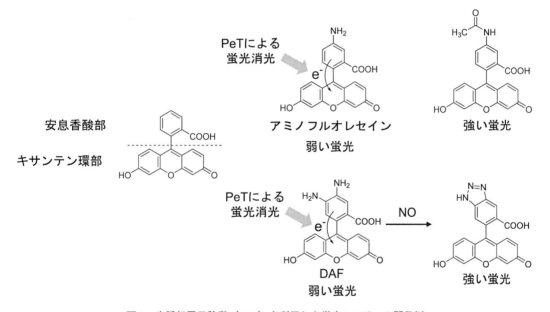

図3　光誘起電子移動（PeT）を利用した蛍光センサーの開発例

によって検出する蛍光センサーになることが明らかとなった[3]。こうしたセンサーが開発されるのに伴い，蛍光を制御する原理も明らかとなり，それに基いてより論理的な分子デザインによる開発も行われるようになった。例えば，先に述べた「フルオレセインの安息香酸部にアミノ基などの電子供与性基が導入されると蛍光強度が著しく減弱する」ことに関しては，光化学の分野において古くから知られていた光誘起電子移動（Photo induced electron Transfer：PeT）が関与していることが示唆された。PeT は分子間，同一分子内の部分構造間で起こる電子移動であり，それぞれの酸化電位，還元電位などからなる Rehm Weller の式によって規定される。PeT はアントラセンなどの一部の蛍光物質の蛍光を消光する機構であることは以前より知られていたが，フルオレセインにおいても蛍光を消光しうる機構であることが明らかとされた[4,5]。そもそもフ

255

ルオレセインは，三環性のキサンテン環部が蛍光物質としての本体であり，安息香酸部は蛍光強度を増減させる制御部位として機能する。先に述べたアミノフルオレセイン，DAFにおいては，光吸収によって生成したキサンテン環部の励起一重項状態が，アミノ基などを有する安息香酸部位からの電子移動PeTにより打ち消され，蛍光を発することができなくなる。この過程では安息香酸部位は電子を失い，酸化される。そのため，PeTが起こらなくなるような酸化電位の変化を測定対象が引き起こすことができれば，蛍光がOFFからONへと変化する。NOによるオルトジアミノ基からトリアゾールへの変換はまさにこうした変化であったため，DAFはNOによって蛍光強度が増大する蛍光センサーとなった。すなわち，安息香酸部位，キサンテン環部のそれぞれの酸化電位，還元電位に着目することにより，様々な蛍光センサーの論理的なデザイン，開発が可能となった。現在では，より長波長で励起が可能な蛍光物質においても，同様の戦略により種々の蛍光センサーの開発が可能になっている。

　蛍光物質の蛍光を変化させる機構としては，二つの蛍光物質間でのエネルギー移動である蛍光共鳴エネルギー移動（Fluorescence resonance energy transfer：FRET）がある。一方の蛍光物質の蛍光スペクトルともう一方の蛍光物質の吸収スペクトルとの重なり，蛍光物質間の距離と向きに主に依存するFRETは，蛍光タンパク質を利用した蛍光センサーの蛍光変化制御原理として利用されることが多い。蛍光物質の分子内で起こる分子内電荷移動（Intramolecular Charge Transfer：ICT），ICTに分子構造の変化が伴うねじれ型分子内電荷移動（Twisted Intramolecular Charge Transfer：TICT），プロトンの移動を伴う励起状態分子内プロトン移動（excited-state intramolecular proton transfer：ESIPT）は，蛍光スペクトルの変化とその溶媒依存性に関与するが，これらの機構も蛍光センサーの開発に利用されている。さらに，蛍光物質が疎水性相互作用などによって凝集が起こった際に蛍光強度が増大するという，凝集誘起発光（Aggregation-Induced Emission Enhancement：AIEE）などの機構も新たに見いだされ，蛍光センサー開発に利用されている。

　蛍光センサーの測定対象は，がんなどの疾患組織やiPS細胞などの特定の組織，細胞にまで拡張されている[6,7]。蛍光を基にした画像解析すなわち蛍光イメージングは，その空間分解能がポジトロン断層撮像法（Positron Emission Tomography：PET）や核磁気共鳴イメージング（nuclear magnetic resonance imaging：MRI）などの他のイメージングと比較して優れている。そのため，一細胞レベルでのがん組織を見逃すことなく検出できるという利点を有する。一方，蛍光イメージングには光を利用するために避けられない空間分解能の限界がある。検出する光の波長の半分が分解能の限界とする，回折限界以上の空間分解能を得ることは不可能とされてきたが，この限界を超えた空間分解能の蛍光イメージング法が開発された。超解像イメージングと呼ばれるこうした手法には，STED（Stimulated Emission Depletion）などがあり，いずれも光学系および蛍光物質に工夫を施すことによって開発された[8]。蛍光センサーと蛍光イメージングの有用性は今後もますます高まっていくと考えられる。

第8章 光機能分子

3 光分解性保護基と Caged 化合物

　光分解性保護基とは，光の照射によって共有結合の切断という化学反応が起こる光機能分子である。光分解性保護基を生理活性分子の活性に必須な部位に導入した分子は Caged 化合物と呼ばれる。Caged 化合物は，任意の時間と部位への光の照射によって生理活性分子を生成させることができる。すなわち，時間と空間を限局した生理作用を引き起こすことが可能になる（図4a）。

　光分解性保護基としては古くからニトロベンジル類やクマリン類が用いられている。これらの光分解反応を引き起こす光の波長はそれぞれ約 260 nm，約 360 nm と紫外光領域である。紫外光は，生きた細胞，組織に障害を引き起こしやすいため，より長波長の光で光分解が可能な光分解性保護基の開発も進んでいる。Caged 化合物を用いた時空間選択的な生理活性分子の生成は，中枢神経系の解明に非常に有用であるため，神経伝達物質に光分解性保護基を導入した分子が当初より開発され，利用されてきた。図 4b に示した Caged グルタミン酸はその一つである[9, 10]。

　近年においては，特定の生体分子存在下もしくは環境選択的に光分解反応が起こる光分解性保護基が開発されている。例えば，図5に示した pH の変化に伴い，光分解反応効率が OFF-ON-OFF と変化する光分解性保護基などである[11]。弱酸性，低酸素などの疾患組織特有の環境選択的に機能する光分解性保護基は，医薬品を疾患組織選択的に光放出させることを可能にするため，副作用を低減させた治療法への展開が期待される。蛍光物質が発する蛍光と，光分解性保護基で起こる光分解反応はともに光の吸収によって生成する励起一重項を経由している。そのため，こうした環境選択的な光分解性保護基の開発には，蛍光センサー開発で培われてきた蛍光変化制御原理が利用できると考えられる。図5に示した光分解性保護基も pH の増大に応じて蛍光

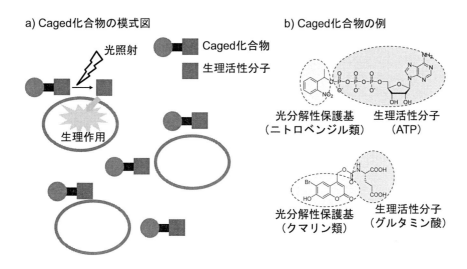

図4　光分解性保護基と Caged 化合物の例

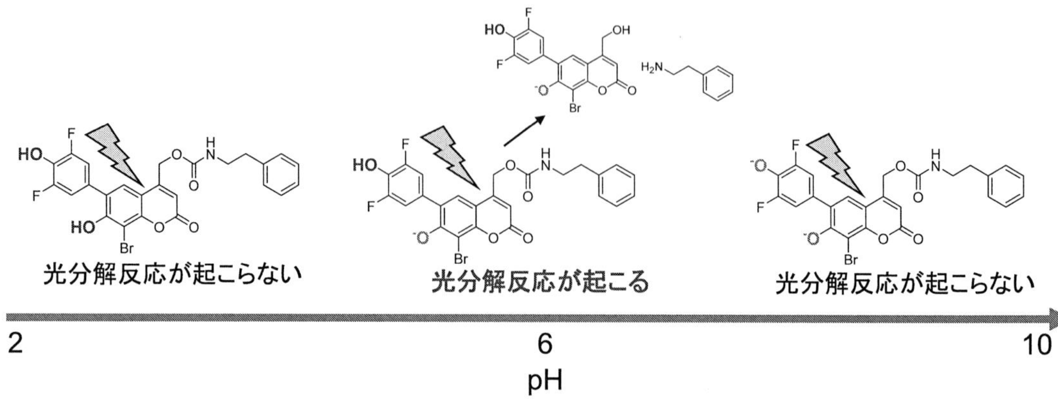

医療工学研究の最前線

図5 環境選択的に機能する光分解性保護基の例

強度が OFF-ON-OFF 型の変化を示す蛍光センサーとその蛍光変化制御原理である PeT に基づいて開発されている。多種多様の蛍光センサー開発で培われた知見，戦略を利用することにより，今後，様々な機能を付与した光分解性保護基の開発が期待される。

4 光増感剤と光線力学療法

光を吸収して得たエネルギーを他の物質に渡す光機能分子は光増感剤と呼ばれる。こうした分子のうち，酸素を活性酸素の一つである一重項酸素に変換する分子がある。光線力学療法（Photodynamic Therapy：PDT）と呼ばれる光治療法では，こうした光増感剤を腫瘍組織へ集積させ，光照射によって生成する活性酸素によって腫瘍組織を死滅させる。PDT に用いられる光増感剤には，腫瘍組織への集積性があるポルフィリン骨格を持つレザフィリンなどが用いられている。さらに光増感剤の活性酸素生成能が，外部環境の変化に応答して変化する分子も開発されている。弱酸性などの疾患組織選択的に機能する光増感剤は，副作用を低減した治療への応用が期待される。また，PDT に用いる腫瘍組織は低酸素環境になることがある。そのような場合では，酸素濃度自体が低いため活性酸素の生成量が少なくなり，治療効果の低減が懸念される。こうした問題を克服するために，活性酸素ではない反応性の官能基を生成する光増感剤も開発されている。こうした光増感剤は type I とされ，活性酸素を生成する type II とともに，近年，開発が盛んになっている[12]。

5 おわりに

この他にも様々な種類の光機能分子がある。例えば，光照射により分子構造が変化する光異性化分子がある。アゾベンゼンは紫外光の照射によりその構造が安定な trans 型から cis 型に変換

第 8 章　光機能分子

される光異性化分子であり，生理活性分子の適切な部位に導入すると，生理活性を光照射によって変化させることができる。Caged 化合物が光照射によって生理活性が OFF から ON になることと比較して，光異性化分子を導入した生理活性分子は OFF から ON への変換を繰り返すことができるという利点がある。光異性化はロドプシンなどの光を感知するタンパク質内でも起こっている。こうしたタンパク質を遺伝子導入によって任意の部位に発現させると，生理作用を光によって制御することができる。オプトジェネティクスと呼ばれるこうした手法は中枢神経系を研究する分野において革命的な新手法とされている。光を用いた治療法には，PDT 以外にも光免疫療法（Photoimmunotherapy）[13]があり，光照射による構造変化で免疫反応を惹起することにより，治療効果をもたらす。

　光を用いる手法においてしばしば問題となることは，光を生体内の任意の場所にいかに届かせるか？ということである。生体深部には，光が透過しにくいためであるが，組織透過性が高い近赤外光に対応した光機能分子の利用や，内視鏡などのハード面の進展によって，こうした問題は克服できると考えられている。

　光機能分子の開発は，物理化学，有機化学，生物学という基礎科学，光学系をはじめとする工学，疾患治療という薬学，医学という多くの研究分野の連携によって発展してきた。今後も，新たな分子の開発の利用が続くことが期待される。

文　　　献

1)　G. Grynkiewicz *et al.*, *J. Biol. Chem.*, **260**, 3440-3450（1985）
2)　A. Minta *et al.*, *J. Biol. Chem.*, **264**, 8171-8178（1989）
3)　H. Kojima *et al.*, *Anal. Chem.,* **70**, 2446-2453（1998）
4)　T. Miura *et al.*, *J. Am. Chem. Soc.*, **125**, 8666-8671（2003）
5)　Y. Urano *et al.*, *J. Am. Chem. Soc.,* **127**, 4888-4894（2005）
6)　Y. Urano *et al.*, *Nat. Med.*, **15**, 104-109（2009）
7)　N. Hirata *et al.*, *Cell Rep.*, **6**, 1165-1174（2014）
8)　K. I. Willig *et al.*, *Nature*, **440**, 935-939（2006）
9)　J. H. Kaplan *et al.*, *Biochemistry*, **17**, 1929-1935（1978）
10)　T. Furuta *et al.*, *Proc. Natl. Acad. Sci. USA*, **96**, 1193-1200（1999）
11)　D. Kato *et al.*, *J. Org. Chem.*, **86**, 2264-2270（2021）
12)　W. Fan *et al.*, *Chem. Soc. Rev.*, **45**, 6488-6519（2016）
13)　M. Mitsunaga *et al.*, *Nat. Med.*, **17**, 1685-1691（2011）

医療工学研究の最前線
～近未来のバイオ医用機器，生体材料，創薬科学～

2024 年 11 月 13 日　第 1 刷発行

監　　修	三林浩二，影近弘之，岸田晶夫	（T1273）
発 行 者	金森洋平	
発 行 所	株式会社シーエムシー出版	
	東京都千代田区神田錦町 1－17－1	
	電話 03（3293）2065	
	大阪市中央区内平野町 1－3－12	
	電話 06（4794）8234	
	https://www.cmcbooks.co.jp/	
編集担当	池田識人／町田　博	

〔印刷　日本ハイコム株式会社〕
© K. MITSUBAYASHI, H. KAGECHIKA, A. KISHIDA, 2024

本書は高額につき，買切商品です。返品はお断りいたします。
落丁・乱丁本はお取替えいたします。

本書の内容の一部あるいは全部を無断で複写（コピー）することは，
法律で認められた場合を除き，著作者および出版社の権利の侵害
になります。

ISBN978-4-7813-1821-9　C3047　¥70000E